Hans-Ulrich Grimm

DIE ERNÄHRUNGSLÜGE

Wie uns die Lebensmittelindustrie um den Verstand bringt

KNAUR TASCHENBUCH VERLAG

Besuchen Sie uns im Internet:
www.knaur.de

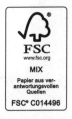

Vollständig überarbeitete und aktualisierte
Taschenbuch-Neuausgabe Februar 2011
Copyright © 2003 by Droemer Verlag
Ein Unternehmen der Droemerschen Verlagsanstalt
Th. Knaur Nachf. GmbH & Co. KG, München.
Redaktion: Annerose Sieck
Alle Rechte vorbehalten. Das Werk darf – auch teilweise – nur
mit Genehmigung des Verlags wiedergegeben werden.
Umschlaggestaltung: ZERO Werbeagentur, München
Satz: Adobe InDesign im Verlag
Druck und Bindung: GGP Media GmbH, Pößneck
Printed in Germany
ISBN 978-3-426-78393-1

2 4 5 3 1

INHALT

1. Katastrophe im Kopf 9
Essen wir uns dumm?
Frühstück mit Aussicht: Warum der Professor schon morgens an sein Gehirn denkt/Von der Epidemie der Vergesslichkeit/ Wenn die grauen Zellen schrumpfen: Kehrt sich die Evolution des Gehirns um?/Der Supermarkt als Drohkulisse fürs Denkorgan/ Und: Wann kommt die Pille gegen die Dummheit?

2. Bizarres Verhalten 33
Die Chemie des Charakters
Warum der kleine Junge plötzlich verstummte/Magere Zeiten: Wie das Agribusiness das Hirn aushungert/Über die unbestimmte Traurigkeit – und den Mangel am guten Fett, dem Baustoff fürs Glück/Wo wohnt die Leidenschaft?/Wenn Brot und Milch zur Droge werden/Gibt es eine Diät gegen Autismus?

3. Götterdröhnung 59
Glutamat: Der Geschmack, der Hirnzellen töten kann
Außer Kontrolle: Wie der Geschmacksverstärker die Hirnfunktionen stört/Vom langsamen Tod der grauen Zellen: Was eine 5-Minuten-Terrine mit Alzheimer zu tun hat/Appetit ohne Ende: Wie das weiße Pulver die Instinkte irritiert/Von groteskem Übergewicht und Problemen beim Sex

4. Süße Keule 87
Geld und Macht: Wie die Industrie gegen Kritik vorgeht
Wie gefährlich ist Cola light fürs Gehirn?/Ein Süßstoffkonzern reagiert sauer: Als ein Wissenschaftler vor Gericht kam/ Von gefälschten Studien und gefälligen Forschern/Was kostet

die Wahrheit? Der Hohenheimer Glutamatkonsens/Warnung für
Piloten: Wenn im Cockpit Ohnmacht droht

5. Nahe null   117
Was Kindern auf den Geist geht
Leerer Bauch: Warum manche Kinder in der Schule ans Lernen
nicht denken können/Das wundersame Treiben im kindlichen
Gehirn/Fanta, Eistee, Gummibärchen – und später dann Gedächtnisschwund?/Warum Emily plötzlich aggressiv war/Geist und Gläschen:
Hipp, Alete und der Mangel im Gehirn/Macht Zucker dumm?

6. Unheimlich gruselig   137
Kinder unter Drogen: Das Ritalinexperiment
Drogen für den Zappelphilipp?/Betäubungsmittel Ritalin:
So schlimm wie Kokain – findet die US-Rauschgiftbehörde/
Nichts gegen Speed: Der heitere Alltag des Nobelpreisträgers/
Ein grüner Trank, der tote Wörter lebendig werden lässt/Was macht
die Smarties so schön bunt?/Die Chemie und der Horror im Hirn

7. Aus der Dose   165
Zum Beispiel Alzheimer:
Die Zerstörung des Gehirns durch Nahrung
Die Aldi-Diät: Eine Kampfansage ans Gehirn?/Als die alte Dame
plötzlich die Wäsche der Nachbarn mitbrachte/Wie die Chemie
im Essen die Hirnzellen tötet/Das Terrorcamp im Kopf wird
langsam aufgebaut/Dämon Alkohol: Wie sich der Entertainer
um den Verstand brachte

8. Heiße Ohren   191
Essen und Psyche: Die Macht der Gefühle
Über den Mann mit dem Loch im Kopf/Der Zorn sei männlich,
weiblich die Freude/Warum ist Frauen Schokolade wichtiger als

Sex?/Die Macht des Unbewussten: Hatte Freud doch recht?/
Treu wie die Wüstenspringmaus – dank Kuschelhormon/
Die Grundlage der Vernunft aber ist das Gefühl

9. Organ des Jahres   215
Das Darmhirn: Der Bauch denkt mit

Vor dem Duell hatte der Professor ein mulmiges Gefühl im Bauch/
Der Beitrag des Bauches zum Geistesleben/Was tut es dort,
das Glückshormon?/Wehrlos gegen Eindringlinge: Pfanni-Püree
und die Löcher im Schutzwall/Auch ein Darm hat Träume/Ein Herz
kann man verpflanzen, den Verdauungstrakt nicht

10. Hört die Signale   237
Die Gourmet-Diät: Was klug und glücklich macht

Willenlos in Arabien: So viele Leckereien!/Künstliche Intelligenz –
oder doch lieber echte?/Der Chip im Hirn bleibt taub im Konzert der
Botenstoffe/Vitamine, Zink und Ginkgo: Hilft es dem Hirn?/Das lange
Garen des Bratens und das Glück, das aus der Suppe kommt/Auf der
Suche nach dem guten Geschmack/Und: Vergesst den Wein nicht!

11. Lexikon   261
Was nützt, was schadet: Das ABC der Hirnernährung

12. Literaturverzeichnis   311

13. Register   329

14. Quellenhinweis   347

1. KATASTROPHE IM KOPF

ESSEN WIR UNS DUMM?

Frühstück mit Aussicht: Warum der Professor
schon morgens an sein Gehirn denkt/Von der Epidemie
der Vergesslichkeit/Wenn die grauen Zellen schrumpfen:
Kehrt sich die Evolution des Gehirns um?/Der Supermarkt
als Drohkulisse fürs Denkorgan/Und: Wann kommt die Pille
gegen die Dummheit?

Die Sorge scheint ein bisschen übertrieben, gerade bei ihm. Sein Geist ist wach und rege. Seine Gene versprechen nur Gutes, denn sein Vater war bis ins 98. Lebensjahr geistig rege. Und einen anregenden Beruf hat er auch: Er ist Alzheimer-Forscher.
Aber das steigert eher die Sorge um die grauen Zellen.
Die Hirne, die er auf dem Bildschirm betrachtet, sehen nicht sehr schön aus. Sorgsam zerlegt und nach Art eines Carpaccios in feine Scheiben geschnitten, zeugen große braune Flecken von großflächigen Zerstörungen: dunkle Nester, die aussehen wie Misteln im Baum, dazwischen kleine Klumpen, die sich dem Denken wie Steine in den Weg legen, und geschwänzte Gebilde, wie Kaulquappen, die wachsen und den Geist durchwuchern.
Spuren des Vergessens.
Es ist nicht ansteckend, und dennoch breitet es sich aus wie eine Seuche.
Konrad Beyreuther kennt die Gefahr, und er nimmt sie ernst.
Beyreuther ist Hirnforscher, ein Wissenschaftler von Weltruf.

Er hat an der amerikanischen Elite-Uni in Harvard gearbeitet, er hat in den First-Class-Journalen publiziert, in *Nature, Science, Lancet*. Er wird zu Vorträgen in aller Welt eingeladen; zuletzt war er in Osaka im Süden Japans.

Für einen wie ihn ist der Gedanke unerträglich, Opfer jener zerstörerischen Kräfte zu werden, die das Bewusstsein auslöschen und die Handlungsfreiheit beseitigen.

Konrad Beyreuther ist gern Herr seiner Handlungen, er lebt bewusst und kultiviert seine äußere Erscheinung: Er ist ein Intellektueller mit Stil.

Der Professor trägt, je nach Stimmung, mal Fliege, mal ein vornehm graues, kragenloses Hemd mit silbernen Schließen; die Anzüge kauft er stets von seiner bevorzugten Designerin, die Schuhe in Italien. Eine Taschenuhr an goldener Kette, eine Hornbrille: auch die Accessoires passen ins Gefüge.

In der kühleren Jahreszeit zieht er noch einen eleganten plüschigen Mantel mit durchgehendem Reißverschluss über. Wenn er dann einen Termin hat irgendwo auf dem Heidelberger Campus, setzt er noch einen glänzenden schwarzen Schutzhelm auf und schwingt sich aufs Rad, und wenn es dann noch regnet, lenkt er mit der einen Hand und hält mit der anderen seinen Schirm. Es stört ihn überhaupt nicht, wenn andere das etwas seltsam finden.

Was elegant ist und was seltsam, das entscheidet er bitteschön selbst.

Und damit das so bleibt, achtet er sehr darauf, dass seine grauen Zellen fit bleiben, dass die Hirnkiller fernbleiben und er seine inneren Abwehrtruppen stärkt – und zwar schon beim Frühstück.

Der Professor wohnt hoch oben am Heiligenberg, in einer Villengegend in einem Haus aus dem Jahr 1935; es ist in einem warmen Gelb gehalten mit großen grünen Fensterläden. Vom Ess-

zimmer aus hat er einen weiten Blick über die Rheinebene, an klaren Tagen fast bis nach Frankreich.
Auf dem Esstisch stehen eine Karaffe mit Saft, ein Obstkorb, Joghurt, Tee.

Sie denken beim Frühstück schon ans Denken?

Selbstverständlich. Denken verbraucht wahnsinnig viel Energie. Ein Fünftel der Energie, die wir im Körper verbrennen, verbraucht das Gehirn, obwohl es gerade zwei Prozent unseres Körpergewichts ausmacht. Das Gehirn ist das teuerste Organ, vom Energieverbrauch pro Kilo betrachtet.

Und was bringt die Energie ins Hirn?

Das Hirn braucht reinen Zucker, Glukose.

Sie löffeln Zucker zum Frühstück?

Ich esse Zucker in Form von Obst. Morgens zum Beispiel einen Apfel. Ich bin ein sehr sinnlicher Mensch, ich dusche morgens gern warm, einfach um mit dem Gefühl der Wärme den Tag beginnen zu lassen. Und so habe ich auch gern diesen sinnlichen Apfel in der Hand.

Ein karges Mahl.

Keineswegs. Das Frühstück bei mir ist ein Genießerfrühstück. Ich trinke Früchtetee, Malve oder Brennnessel oder mal Kamille, das hängt von meiner Laune ab, so wie ich mir auch jeden Tag nach meiner Stimmung den Anzug aussuche.
Heute habe ich Feigen gegessen zum Frühstück. Feigen haben wahnsinnig viel Zucker. Aber ich schaue auf der anderen Seite auch, dass ich nicht zu viel Zucker bekomme. Zu viel ist ganz schlecht fürs Gehirn.

Lieber was Deftiges.

Ich esse dann meistens noch ein Schwarzbrot mit 'ner Tomate darauf. Und Joghurt. Heute habe ich auch noch Lust gehabt auf Joghurt. Da ist sehr viel Eiweiß drin …

Eiweiß fürs Hirn?

Das ist wahnsinnig wichtig. Der menschliche Körper kann bestimmte Eiweißbausteine nicht selbst herstellen. Wir sind da ganz arm dran. Wir können auch kein eigenes Vitamin C machen. Was das Pferd noch kann. Der Esel kann's schon nicht mehr. Wir gehören da wahrscheinlich zu den Eseln.

Und müssen Vitamine essen.

Bei den Vitaminen bin ich ganz heikel. Ich trinke meistens einen Obstsaft, handgepressten Orangensaft, die fünf Minuten nehm' ich mir. Wenn ich mal viel unterwegs war und nichts Gescheites gegessen habe, dann nehme ich auch so eine Multivitamintablette. Ich schaue, dass ich möglichst viel Vitamin E zu mir nehme, und da ich der Meinung bin, dass ich das mit normalem Essen nicht schaffe, nehme ich Vitamin E auch in Tablettenform. Ich bin da vielleicht übertrieben vorsichtig, weil ich eben dieses Alzheimer-Problem kenne.

Die Angst des Professors ist berechtigt.
Das Gehirn ist in Gefahr, Morbus Alzheimer breitet sich aus, und dabei spielt die Ernährung eine bislang völlig unterschätzte Rolle. Das Gehirn will wohlgenährt sein, sonst schrumpft es. Neuerdings häuft sich ein Mangel an hirnwichtigen Nährstoffen, neue Risiken entstehen zudem durch Schadstoffe im Essen, auch durch die Chemie, in der industriellen Nahrung. Problematisch sind vor allem die vielen Zusatzstoffe. Sie sollten künftig auf ihre »Neurotoxizität« geprüft werden, auf ihre Giftigkeit fürs Gehirn. Die amerikanischen Behörden arbeiten bereits an solchen Tests. Und auch europäische Aufsichtsbehörden prüfen die Chemikalien und fanden bislang übersehene Risiken, etwa durch industrielle Farbstoffe. Davon sind vor allem Kinder betroffen – sie reagieren mit Lernstörungen, auffälligem Verhalten.
Weltweit beschäftigen sich Forscher mit den positiven und negativen Auswirkungen der Nahrung aufs Gehirn – und ziehen auch persönlich Konsequenzen.
Der Amerikaner James Joseph beispielsweise, Neurowissenschaftler aus Boston, bevorzugt Heidelbeeren, weil er im Verlauf einer Studie mit älteren Leuten aus einem Altersheim feststellen konnte, dass deren Reaktionszeit sich durch den Verzehr der Beeren verbesserte. Seither rät er allen: »Esst Heidelbeeren!« Oder Walnüsse. »Walnüsse könnten zum Schutz vor nachlassenden geistigen und motorischen Fähigkeiten im Alter beitra-

gen«, sagt Joseph. Denn Walnüsse enthalten sogenannte Omega-3-Fettsäuren, und die sind, da sind sich alle einig, äußerst wichtig fürs Gehirn.

»Es ist ganz einfach«, betont David Perlmutter, Neurologe und Klinikchef in Naples im US-Staat Florida: »Nahrung ist DAS wichtigste Mittel, um geistig und körperlich fit zu bleiben – und es ist zugleich das am wenigsten genutzte Mittel.« Falsche Nahrung bedroht die geistige Fitness.

Es geht aber nicht nur um den Kampf gegen die Vergesslichkeit, um Intelligenz und Gedächtnis. Es geht auch um die Psyche, um den Kampf gegen Depression und Melancholie, um Wohlbefinden, ja Glück. Auch hier spielt die richtige Nahrung eine bisher völlig unterschätzte Rolle.

Selbst das Verhalten wird durch die Ernährung beeinflusst. Das beginnt mit der Hyperaktivität und Aggressivität bei Kindern, auch antisoziales Verhalten, ja sogar Gewaltkriminalität kann durch falsche Nahrung gefördert werden, wie Wissenschaftler jetzt herausfanden.

Durch hirnfreundliche Nahrung werden die Kinder klüger, die Erwachsenen glücklicher, die Alten weniger vergesslich.

Es mag vielleicht etwas übervorsichtig wirken, bei jedem Bissen Angst um die grauen Zellen zu haben. Aber wer die Forschungsergebnisse kennt, sollte daraus seine Schlüsse ziehen.

Käthe Keutel kannte sie nicht, jene alte Dame, die früher eine souveräne Person war, dann aber irgendwann die Wäsche der Nachbarn von der Leine holte, im Bus nicht mehr bezahlte und sich schließlich immer häufiger in der Stadt verirrte (siehe Kapitel 8). Käthe Keutel hat Alzheimer – und sie hat ein Leben lang so ziemlich genau das Gegenteil von dem gegessen, was der Alzheimer-Forscher zur Vorbeugung empfiehlt. Sie hat nur Obst aus Dosen, Gemüse aus Gläsern, nie Frisches gegessen. Sie hat nie auf dem Markt eingekauft. Sie hat ein Leben lang bei Aldi eingekauft.

Führt ein Weg von Aldi zu Alzheimer?

Sicher kein direkter Weg, und schon gar nicht nach einmaligem Einkauf. Aldi aber ist Inbegriff und Vorhut des weltweiten Trends zu immer billigeren Lebensmitteln. Billig und in Massen verfügbar, das ist die Maxime der industriellen Lebensmittelproduktion. Die Inhaltsstoffe der Nahrungsmittel, der innere Wert spielt dabei keine große Rolle mehr. Die industrielle Nahrungsproduktion hat den Lebensmitteln viele Nährstoffe, die lebenswichtig sind fürs Gehirn, ausgetrieben. Und dafür Chemikalien eingebaut, die ihm schaden.

Darunter leidet das Gehirn. Es leidet die Denkfähigkeit. Die Intelligenz zieht sich zurück. Mancherorts schrumpfen die Gehirne sogar.

Die Evolution des Gehirns, die über Hunderttausende von Jahren zu stetigem Wachstum des Denkapparats und der heutigen Größe geführt hat, droht sich, so fürchten Wissenschaftler, umzukehren. Mangels angemessener Nahrung.

Essen wir uns dumm? Mampft sich der Mensch zurück in die Steinzeit?

Natürlich führt nicht jede Tütensuppe unmittelbar zur Verblödung. Auch wird einer, der an der Milchschnitte nascht, nicht gleich zum geistigen Neandertaler. Doch die neuesten Erkenntnisse der Hirnforscher lassen einen Gang durch den Supermarkt als Risikoparcours erscheinen: Die Welt der 5-Minuten-Terrinen und der pulvrigen Kartoffelpürees, der Softdrinks und künstlichen Süßstoffe, der ganze Kosmos aus Cola, Knorr und Dany plus Sahne, aus Vivil Drops und Smarties, aus Maggis Brühwürfel und Noggers Eisstengel, all das wird, im Lichte jüngster neurowissenschaftlicher Publikationen, zur Drohkulisse fürs Denkorgan.

Die Zeichen stehen nicht gut. Der Hirnschwund breitet sich aus, stetig und scheinbar unaufhaltsam.

Morbus Alzheimer kann jeden treffen. Die Krankheit droht zur Geißel des neuen Jahrtausends zu werden:

»Wir stehen einer globalen Alzheimer-Epidemie gegenüber«, sagt Professor Ron Brookmeyer von der Johns-Hopkins-Universität in Baltimore im US-Staat Maryland: »Die weltweiten Kosten werden immens sein.«

Die Angst um die Geisteskraft trägt mancherorts schon fast panikartige Züge: »Vergesslichkeit«, notierte das Magazin *Newsweek,* »ist Amerikas neueste Gesundheits-Obsession«.

»Das Gedächtnis«, sagt die New Yorker Psychologin Cynthia Green, werde für viele Menschen zum Gegenstand einer »Lebenskrise«. Sie ist Gründungsdirektorin des »Gedächtnisverbesserungsprogramms« am New Yorker Mount Sinai Hospital. Das Krankenhaus, benannt nach jenem Berg, auf dem Moses von Gott die Zehn Gebote bekam, liegt zwischen Fifth Avenue und Madison Avenue: ein gigantischer Gebäudekomplex aus Stahl und Glas, mit einer riesigen Eingangshalle aus grauen Klinkersteinen und glänzendem Granit, mit Blick auf das üppige Grün des Central Parks. Im Innenhof thront ein Kunstwerk, das aussieht wie die metallene Gestalt des Gedächtnisschwunds: eine übermannshohe Kugel aus Kupfer, deren äußere Hülle zerborsten ist und den Blick freilegt auf ein Getriebe, dessen Zähne nicht mehr ineinandergreifen wollen.

»Ich konnte mir nicht mal mehr Namen merken«, klagt Michelle Arnove. Sie führte das auf ihr Alter zurück: »Ich dachte, oh nein, ich bin über 30. Von jetzt an geht's bergab.« Sie nahm Ginseng, Cholin, Johanniskraut – und machte dann noch einen Gedächtnistrainingskurs.

Clemens Mayer, in Oxford gekürter Gedächtnisweltmeister aus Oberbayern, achtet streng auf die hirnstärkende Nahrung: »Ich

esse viel Obst, zum Beispiel Bananen, Gemüse, Müsli.« Und auch das Trinken spielt eine große Rolle. Pro Tag trinkt er »mindestens 2,5 Liter Wasser«.
Vielleicht geht es bald einfacher – so versprechen jedenfalls Pharmakonzerne und die ihnen verbundenen Professoren. Sie arbeiten an der Entwicklung von Substanzen fürs Hirn-Doping: Die Pillen sollen die Geistesleistung verbessern und die Vergesslichkeit im Alter bremsen. Auch Konzerne wie Nestlé und Danone wollen Spezialnahrung für geistige Fitness und gegen Alzheimer auf den Markt bringen. Firmen wie Milupa wollen die Milch fürs Säuglingsfläschchen intelligenzfördernd aufwerten – wobei echte Muttermilch wie auch echte Nahrung im Allgemeinen nach Auffassung unabhängiger Experten stets besser fürs Hirn sind als die Erzeugnisse der Food- und Pharmafabriken.
Eine ganze Industrie sucht gewissermaßen nach dem Viagra fürs Hirn.
»Meine Freunde fragen immer wieder, wann die kleine rote Pille endlich fertig ist«, sagt Eric Kandel, der im Jahr 2000 den Medizin-Nobelpreis erhielt und Mitgründer der Firma Memory Pharmaceuticals ist. Er verspricht, dass es »Medikamente gegen altersbedingten Gedächtnisverlust« schon in wenigen Jahren geben wird.
Es geht um viel Geld: »Das große Ziel«, so James McGaugh, Neurowissenschaftler an der University of California in Irvine im Magazin *Forbes,* seien jene Millionen von Menschen in mittleren Jahren, die gar nicht an Demenz leiden, sondern nur dann und wann ein bisschen vergesslich sind. »Sie zielen in Wahrheit auf den Markt der nicht behinderten Menschen – den 44-jährigen Verkäufer, der versucht, sich an die Namen seiner Kunden zu erinnern.«
Dumm geboren, nichts dazugelernt ... das soll es künftig nicht mehr geben. Jeder kann künftig den IQ nach Belieben auf-

blähen: »Das Facelifting könnte durch ein Brainlifting ergänzt werden, und neben der Operation für den vollen Busen gibt es vielleicht künftig auch Pillen für die volle Geisteskraft«, prophezeite schon die Zürcher *Weltwoche*. Solche Pharma-Pusher für die grauen Zellen sind nicht ohne Risiko: Schon die jetzt auf dem Markt befindlichen Nahrungszusätze können, so warnen Fachleute, bei falscher Dosierung zu schweren Schäden im Gehirn führen (siehe Kapitel 10).

Noch problematischer sind die Psycho-Drops, an denen die Konzerne arbeiten. Die *Weltwoche* aus der Schweiz, einem Land, in dem die großen Pharmafirmen blühen, weiß schon von persönlichkeitsbildenden Pillen: »Es werden gezielt Medikamente entwickelt, die nicht nur Krankheiten heilen sollen, sondern bestimmte Charaktereigenschaften verändern.«

Eine Arbeitsgruppe deutscher Wissenschaftler hatte sich schon einmal Gedanken über das Hirn-Doping durch chemische Mittel, kurz »NEP« genannt (»Neuro-Enhancement-Präparate«), gemacht. Die Runde hatte im Grunde nichts daran auszusetzen: »Wir vertreten die Ansicht, dass es keine überzeugenden grundsätzlichen Einwände gegen eine pharmazeutische Verbesserung des Gehirns oder der Psyche gibt«, so ihr Fazit.

Eine erste solche Pille ist schon auf dem Markt – und wird weltweit an Hunderttausende von Kindern verabreicht: Ritalin, jenes Medikament des Schweizer Pharma-Multis Novartis, das gravierend in die Persönlichkeitsbildung von Kindern eingreift – und von der amerikanischen Drogenbehörde auf eine Stufe mit Rauschgiften wie Kokain gestellt wird (siehe Kapitel 6).

Die fieberhaften Bemühungen der Pharmakonzerne stützen sich auf einen bedenklich stimmenden Befund: Das Gehirn ist, so will es scheinen, in einer Krise.

Nicht nur, dass die Alten immer vergesslicher werden. Schon

bei den Kleinen stimmt vieles nicht. In Deutschland, dem Land der Dichter und Denker, leidet die Lesefähigkeit, und das Sprachvermögen lässt nach. Die Leistungen der Kinder in der Schule sind beklagenswert, wie die sogenannte PISA-Studie zum Schrecken der deutschen Nation gezeigt hat.
Schon im Kindergartenalter hapert es mit dem Spracherwerb – in der Muttersprache. 22,8 Prozent der deutschen Kinder zwischen dreieinhalb und vier Jahren hinken, so die Mainzer Klinik für Kommunikationsstörungen, bei der Sprachentwicklung hinterher. Sie sagen, zum Beispiel, »Batt« statt »Blatt«. Einer Studie des Stuttgarter Gesundheitsamtes zufolge können noch 12,6 Prozent der Erstklässler Wörter nicht richtig aussprechen, sagen »grei« statt »drei« und »klumm« statt »krumm« – Babygestammel im Klassenzimmer. Andere Schulkinder wollen nicht lernen, sind unaufmerksam und hyperaktiv.
Viele dieser Störungen entstehen durch Chemikalien im Essen, von denen die Kinder nach neuen Erhebungen weit mehr zu sich nehmen, als gut für sie ist. Manche Minderleistung kommt allerdings auch dadurch zustande, dass die Kinder morgens gar nichts zu essen bekommen – und mittags auch nicht viel: Erschreckend viele Kinder leiden – mitten in Deutschland – an Hunger (siehe Kapitel 5).
Bei Kindern wie Erwachsenen breiten sich rätselhafte Persönlichkeitsstörungen aus wie etwa der Autismus, und immer mehr Menschen leiden an Depressionen (siehe Kapitel 2). Auch angstbesetzte Krankheiten nehmen zu wie die Multiple Sklerose oder jene Krankheit namens ALS (Amyotrophe Lateralsklerose), an der Stephen Hawking leidet, der Astrophysiker. Und die alten Herrschaften werden auch immer zittriger: An Morbus Parkinson leiden weltweit immer mehr Menschen. Insgesamt 46 Millionen leiden in Europa an solchen Erkrankungen – mithin jeder zehnte Einwohner der 28 europäischen Staaten.

»Neurologische Erkrankungen zählen zu den wesentlichen Gesundheitsproblemen des 21. Jahrhunderts. Immer mehr Menschen sind davon betroffen«, sagt Professor Dr. Gustave Moonen vom Centre de Neurobiologie Cellulaire et Moléculaire der Universität Lüttich, der Präsident der Europäischen Neurologengesellschaft (ENS). All diese Leiden haben ihre Ursache im Gehirn, dem zentralen, dem vornehmsten Organ des Menschen.

Alles entsteht im Kopf: Die Gefühle und die Gedanken, die Angst und die Aggressionen, die Wünsche und die Wut, auch Lust und Liebe, Vernunft und Verstand. Das Gehirn gilt gemeinhin als Sitz des Geistes, der Psyche, es regiert den Körper, es steuert die Organe.

Und es hat eine bemerkenswerte Karriere hinter sich: Im Laufe der Jahrtausende hat der menschliche Geist die Weltherrschaft angetreten. Die Welt, wie sie heute ist, ist ganz wesentlich ein Produkt des menschlichen Denkens, des menschlichen Gehirns.

Am Anfang war das Feuer, der Faustkeil, die Höhle. Damit gab sich der menschliche Geist nicht zufrieden, er entwickelte neue Techniken und drängte die Natur zurück. Jetzt gibt es Häuser mit geheizten Wohnungen und Klimaanlagen, es gibt Autos, Schiffe und Flugzeuge, Computer und Internet, Fernsehen, Kino, Kunstwerke.

Es hat sogar einen gewissen Fortschritt in der Gefühlswelt gegeben, einen Prozess der Zivilisation, in dem der Mensch seine Affekte kultiviert hat, Selbstbeherrschung und Höflichkeit erfunden hat, Recht und Justiz.

Der Mensch hat seine Persönlichkeit entwickelt und Regeln für den sozialen Umgang. Es hat unglaubliche Fortschritte in der Kultur gegeben, in der Wissenschaft, der Literatur, Philosophie, den Religionen. Der Mensch hat sich aus dem Würgegriff der

Natur befreit und sein Selbstbewusstsein entwickelt. Die Schrift hat ihm ermöglicht, sogar die Zeit zu überlisten und Gedanken aufzubewahren.

Der menschliche Geist hat sich seine Lebensbedingungen selbst geschaffen und seinen Herrschaftsbereich immer weiter ausgedehnt. Und hat sich dabei selbst stetig vergrößert: Von einem knappen Pfund auf eineinhalb Kilo ist das menschliche Hirn im Laufe der Jahrtausende gewachsen.

Jetzt aber droht die Entwicklung zu kippen.

Es mehren sich die Anzeichen, dass der Zenit überschritten ist, dass es vielleicht schon wieder abwärtsgeht mit der Geistesleistung, und sogar mit dem Gehirnvolumen.

»Ich finde die gegenwärtige Entwicklung äußerst alarmierend«, sagt Professor Michael Crawford, Direktor des Instituts für Gehirnchemie und Menschliche Ernährung an der Universität von Nord-London. Er behauptet sogar, wissenschaftliche Belege dafür zu besitzen, dass sich die Evolution des Denkorgans umkehrt. »Die Kapazität des Gehirns nimmt nicht mehr länger zu, sondern tatsächlich ab«, sagt der Biochemiker.

In Indien sind nach einer Studie 56 Prozent der Schüler in ihrer Lernfähigkeit eingeschränkt, in Polen und Tschechien hat sich die Zahl der Sonderschüler verdoppelt, in Russland gibt es immer mehr Fälle mentaler Unterentwicklung, sie steigt in den Städten sogar doppelt so schnell wie auf dem sonst eher tumben Land. Besonders spektakulär: In einigen Regionen Brasiliens ist in den letzten 30 Jahren schon ein Schrumpfen der durchschnittlichen Gehirngröße zu beobachten.

Und auch das weltweit wachsende Übergewicht bedroht offenbar das Zentralorgan: Neueste Forschungen zeigen, dass mit wachsendem Bauchumfang das Gehirn schrumpft – das fand jedenfalls Paul Thompson von der Universität von Kalifornien in Los Angeles heraus. Dick macht doof: Ein weiteres Vorurteil gegen die Beleibten oder düstere Aussichten in einer Welt mit immer mehr Übergewichtigen?

Werden die Menschen wieder dümmer?

In den industrialisierten Regionen geht die Geistesleistung jedenfalls messbar zurück: »Die genetische Komponente der Intelligenz in Großbritannien sinkt etwa einen halben IQ-Punkt pro Generation«, klagt Crawford.

Was aber führt zum galoppierenden Schwund der Geisteskraft?

Der Geist sei selbst schuld, meint Crawfords Londoner Kollege Christopher Williams: »Das menschliche Gehirn ist aufgrund seines eigenen Verhaltens in Gefahr«, betont der Wissenschaftler.

Williams macht unter anderem die industrialisierte Landwirtschaft für den IQ-Verlust verantwortlich: Die »Grüne Revolution« mit Hochleistungsdünger und chemischen Giften habe zwar die Erträge explodieren lassen, aber auch zu einem relativen Schwund hirnwichtiger Bestandteile im Essen geführt wie etwa Eisen, Zink oder bestimmten Fetten (siehe Kapitel 2). Auch durch den langen Aufenthalt im Supermarkt schwinden hirnwichtige Inhaltsstoffe, etwa bestimmte Vitamine, dahin. Der Mangel an lebensnotwendigen Nährstoffen aber kann zu Hirnveränderungen beitragen. Und schließlich können moderne Lebensmittelzutaten zum Tod von Hirnzellen – und damit zu Krankheiten wie Alzheimer – beitragen: So zum Beispiel der praktisch in jeder Tütensuppe und Industriesauce enthaltene sogenannte Geschmacksverstärker Glutamat, der dem Weinhändler Wolfgang Becker aus Krefeld furchtbare Kopfschmerzen bereitet – und auch, ganz langsam und unbemerkt, in die Steuerungsfunktionen des Gehirns eingreifen kann (siehe Kapitel 3).

All das klingt erschreckend – und ist es doch wieder nicht: Denn jeder kann vorbeugen, die Risiken minimieren, durch die Wahl hirnfreundlicher Kost (siehe Kapitel 10). Das ist auch ratsam, meint Hirnforscher Beyreuther, weil schon das ganz normale Leben an den Hirnzellen nicht spurlos vorübergeht. Zum Beispiel der alltägliche Stress.

Stress tötet Hirnzellen?

Tierversuche deuten darauf hin, dass bei chronischem Stress Hirnzellen absterben. Stress ist ja eigentlich eine Körperreaktion auf vorübergehende Extremsituationen. Zum Beispiel: Sie gehen in einen dunklen Tunnel und es läuft jemand hinter Ihnen her. Der kommt immer näher. Da fangen Sie an zu rennen.

Zum Denken kommt das Hirn da nicht ...

... weil es ja nicht nötig ist. Stress bedeutet, dass man die gesamte Erfahrung wegwirft und das macht, was im Augenblick vordringlich ist. Stress führt also dazu, dass Nervenzellen außer Funktion gesetzt werden. Und wenn eine Nervenzelle auf Dauer keinen Kontakt mehr hat, löst sie sich auf. Das ist dann der Zelltod, die sogenannte Apoptose, das griechische Wort für das Fallen von Blättern im Herbst. Wenn Sie viel Stress haben, ist es umso wichtiger, genug Baumaterial zu haben für neue Zellen – und die bekommen Sie nur durch die Nahrung. Wenn Sie nicht das Richtige essen und vor allem trinken, wird der Stress Ihr Hirn ruinieren.

Wer nicht trinkt, wird dumm?

Im Grunde genommen muss man drei Liter trinken. Ich trinke jeden Morgen bereits schon einen Liter. Man weiß ja, wenn die Oma nicht genug trinkt, dann kann sie eine akute Verwirrtheit bekommen. Der Fachmann nennt das akute Demenz. Die tritt bei alten Leuten ganz schnell ein. Und die ist dann weg, wenn man wieder trinkt. Ich sehe es an meinem Vater, der ist 98, der trinkt viel zu wenig. Dann ist der Mund zu trocken, er kann nicht mehr richtig sprechen. Und er sagt, ich kann mich an nichts erinnern. Ich sage, trink mal wieder, dann wird's wieder besser.

Dass Essen und Trinken und Hirntätigkeit in einem engen Zusammenhang stehen, ist auch für die Experten neu. »Bis vor kurzem«, sagt die amerikanische Ernährungsspezialistin Jean Carper, »hielten es Wissenschaftler für abwegig, ja lächerlich, dass durch die Ernährung die Hirnchemie schnell und nachhaltig verändert werden kann. Stattdessen dachte man, dass das Gehirn von allen Organen am besten vor Veränderungen durch Nahrungszufuhr geschützt sei.« Jedoch: »Wie wir inzwischen wissen, reagiert gerade das Gehirn besonders sensibel auf Stoffe in der Nahrung«, sagt Carper.

Das Gehirn unterscheide sich von allen anderen Organen dadurch, dass schon »die Zusammensetzung einer einzigen Mahlzeit« seine Funktion »erheblich beeinflussen kann«, sagt Richard Wurtman von der Psychiatrischen Forschungsabteilung am Massachusetts Institute of Technology.

Hirnforscher Crawford hält es für »eine offenkundige Tatsache«, dass die Nahrung eine »treibende Kraft in der Evolution« des Gehirns sei: »Das Essen ist von so alltäglicher Natur, dass seine zentrale Bedeutung bisher übersehen worden ist.«

Die Ernährung ist für das Gehirn von fundamentaler Bedeutung. Für den Intellekt, aber auch für Gefühle und Emotionen, für die Produktion körpereigener Drogen, die über Wohlbefinden und Stimmung entscheiden. Denn ohne die entsprechenden Substanzen im Gehirn sind Gefühle nicht möglich, wie sich am tragischen Fall des Phineas Gage zeigte, der nach einem Unfall ein riesiges Loch im Kopf hatte, erstaunlicherweise überlebte, aber mangels Gefühlen sein Leben nicht mehr in den Griff kriegte (siehe Kapitel 8).

Früher nahm die Wissenschaft an, dass das Gehirn sich nach der Kindheit nicht mehr verändert. »Die aufregendste Erkenntnis des 21. Jahrhunderts« aber sei, »dass unser Gehirn in der Lage ist, sich zu verändern, sich zu reparieren und sogar zu wachsen«, sagt Bruce McEwen, Hirnforscher an der Rockefeller-University in New York. Der IQ, die Leistungsfähigkeit von Kindern und die Ausgeglichenheit ließen sich durch Ernährung um fünf Prozent steigern, so Keith Conners, Direktor des Forschungszentrums für Hyperaktive Kinder an der Duke-Universität im US-Staat North-Carolina.

Das Hirn braucht vor allem Energie – stolze 25 Watt, so viel wie eine kleine Glühbirne.

Der Gehirnbetrieb ist hochsensibel: »Wenn der Nachschub abgeklemmt wird, stirbt das Hirn schon nach fünf Minuten«, sagt Crawford. »Das Hirn ist ein hungriges Organ«, schreiben die US-Neurospezialisten Jay Lombard und Carl Germano.

Ist die Weisheit womöglich wirklich mit Löffeln zu fressen? Die Zeitschrift *Psychology Today* verspricht jedenfalls, dass »die richtige Ernährung« mit den »natürlichen Neurochemikalien« durchaus »die geistigen Fähigkeiten erhöhen« könne und imstande sei, das »Gedächtnis zu verbessern«.

Die amerikanische Autorin Jean Carper sieht gar ein neues Zeitalter aufleuchten, mit ungeahnten Möglichkeiten zu geistigen

Höchstleistungen. »Das große Ziel ist das Superhirn«, frohlockt Jean Carper. »Zum ersten Mal« biete die Wissenschaft die Möglichkeit, die biochemischen Vorgänge unter der Schädeldecke zu optimieren, um so »persönliches Glück, Leistungsfähigkeit und ein erfülltes Leben zu verwirklichen«.

Schon arbeiten Bataillone von Forschern an der Optimierung der grauen Zellen durch Speisen und Getränke: Eine neue wissenschaftliche Disziplin ist entstanden: die Lehre von der Hirnernährung, die auch ein eigenes Journal gleichen Namens hervorgebracht hat – das *Nutritional Neuroscience*.

Und weil sich heute vor allem Pharmakonzerne und Lebensmittelriesen für Ernährung zuständig fühlen, verfolgen diese Firmen die Entwicklung sehr genau. Sie hoffen auf neue Produkte mit Zusatzeffekten, sogenanntes »Functional Food«, das klug oder glücklich machen und im besten Fall sogar eine ganz intensive Markenbindung auslösen könnte. Denn viele glückauslösende Substanzen wirken wie Opium oder Kokain – und wenn dadurch eine leichte Abhängigkeit von einem Schokoriegel oder bunten Drops entstünde, dann hätte der Hersteller sicher nichts dagegen.

»Essen als Droge?«, fragte in diesem Zusammenhang eine Tagung schon 1999 in Potsdam, die sich mit solchen Fragen befasste – und die Phantasie der Produzenten offenbar schon beflügelte: »Nahrungsmittelhersteller hoffen auf Produkte, die Glücksgefühle auslösen«, berichtete die *Süddeutsche Zeitung*.

Pharmaunternehmen und Forschungsanstalten veranstalten Kongresse und Symposien zu Themen wie »Food and Mood« oder »Food and Nutrition«. Der weltgrößte Nahrungsmulti Nestlé hat sich 2006 für ein Fünf-Jahres-Bündnis mit der Eidgenössischen Technischen Hochschule in Lausanne (»École polytechnique fédérale de Lausanne«, kurz EPFL) entschieden, um die Zusammenhänge zwischen Nahrung und Gehirnfunktionen zu ergründen, und veranstaltet immer wieder Symposien zu diesen Themen.

Doch vor allem herrsche ein wachsender Bedarf an Hirnnahrung für die Älteren, proklamierten Marktforscher etwa vom britischen Institut Frost & Sullivan in einer Studie. Auch die in London ansässige Forschungsfirma Euromonitor sieht in den Älteren dankbare Kunden: »Sie fürchten nichts mehr als die Aussicht auf geistigen Abstieg, Gedächtnisschwund und, am schlimmsten von allem, irreversible Demenz.«

Schön wäre es ja, wenn auch Maggis 5-Minuten-Terrinen glücklich machen würden und Knorr-Suppen klug. Noch sieht es allerdings eher so aus, als ob die Erzeugnisse der Nahrungsmittelindustrie den Menschen – bei wachsender Beliebtheit – zunehmend auf den Geist gehen und aufs Gemüt schlagen. Industriell verarbeitete Lebensmittel könnten bei Depressionen eine Rolle spielen, so eine 2009 im *British Journal of Psychiatry* veröffentlichte Studie des University College in London.

Sie seien gar, warnt der Londoner Biochemiker Crawford, bedenklich für die geistige Entwicklung unserer Spezies: »Wir würden sicher niemals vorsätzlich unsere Hirnkapazität herabsetzen, aber wenn wir nicht aufpassen, könnte genau das passieren. Wissenschaftliche Experimente haben gezeigt, welche Nährstoffe für eine exzellente Hirn- und Körperentwicklung gebraucht werden. Die Lebensmittelindustrie hat mit aller Macht daran gearbeitet, billige Nahrung herzustellen.« Dabei allerdings sei die Qualität stetig verschlechtert und seien wesentliche hirnwichtige Bestandteile sogar eliminiert worden, so etwa die Omega-3-Fette, die fürs Gehirn lebensnotwendig sind – aber in der Lebensmittelindustrie unerwünscht, weil sie nicht so haltbar sind, wie die Supermarktketten sich das wünschen (siehe Kapitel 2).

Vermutlich sind diese Fette aber die wichtigste Substanz für das Gehirn. »Wenn wir zu wenig Omega-3-Fettsäure zu uns nehmen, sind die Folgen verheerend«, sagt Crawford. »Die Kapazität des Gehirns nimmt nicht mehr zu, sondern ab.« Von diesen wichtigen Baustoffen fürs Gehirn nehmen die Menschen aber immer weniger zu sich – eine verhängnisvolle Entwicklung, wie Crawford meint. Denn: Der Rückgang beim Verzehr dieser Fette gehe »Hand in Hand mit einem Aufschwung von Funktionsstörungen unseres Gehirns, einer Zunahme mentaler Erkrankungen und niedrigeren Intelligenzquotienten«.

Was überwiegend verzehrt wird, ist das ungesunde Fett, etwa in Hamburgern: »Ganze Generationen von Kindern leben überwiegend von Junkfood«, klagt der britische Gehirnforscher Basant Puri vom Londoner Hammersmith Hospital. »Und es ist furchtbar, wenn man sich vorstellt, was sie in ihrem Gehirn damit anrichten. Fettiges Fastfood-Essen verursacht nicht nur einen Mangel, sondern ist definitiv giftig für das Gehirn.«

Die Industrieprodukte können nicht nur der Intelligenz schaden, sie können auch das Verhalten beeinflussen und etwa zu Hyperaktivität führen.

Die Weltgesundheitsorganisation (WHO) sieht sogar Ernährung als Risikofaktor für die zunehmende Aggressivität und Kriminalität unter Kindern und Jugendlichen an, und empfiehlt daher in einem Welt-Report über Gewalt und Gesundheit, Gifte und Schadstoffe im Essen zu eliminieren, um so »das Risiko für Hirnschäden bei Kindern zu verringern«, die »indirekt zu Jugendgewalt führen können«.

Die weitreichendsten Auswirkungen haben vermutlich die in riesigen Mengen eingesetzten Zusatzstoffe in Lebensmitteln. Die Zitronensäure beispielsweise, die in zahlreichen Lebensmitteln und auch Süßigkeiten steckt – von Rama über Fanta bis hin zu Haribo-Gummibärchen –, kann die Aufnahme von Aluminium im Gehirn fördern. Und damit das Alzheimer-Risiko erhöhen (siehe Kapitel 7).

Besonders problematisch ist der Geschmacksverstärker Glutamat. Die Hersteller sind natürlich von der Unbedenklichkeit überzeugt und können dafür zahlreiche wissenschaftliche Gutachten namhafter Professoren ins Feld führen. Deren Glaubwürdigkeit leidet indessen mitunter daran, dass sie von interessierten Industriekreisen beauftragt werden.

Einer der bekanntesten Experten etwa, der Hohenheimer Professor Hans Konrad Biesalski, lud beispielsweise Professoren ein, um dem umstrittenen Geschmacksverstärker Glutamat absolute Unbedenklichkeit zu attestieren – im Auftrag der Glutamatindustrie (siehe Kapitel 3). Die Industrie-Studien sind dabei mitunter von unglaublicher Schlampigkeit, ja enthalten sogar Fälschungen, wie eine amerikanische Regierungsuntersuchung ergab (siehe Kapitel 4).

Zahlreiche Neurowissenschaftler finden Glutamat denn auch eher besorgniserregend, bezeichnen es gar als »Glutamat Nervenzellgift«. Es führt zur Zerstörung von Nervenzellen und kann daher bei neurodegenerativen Erkrankungen wie Alzheimer, Parkinson und der Multiplen Sklerose eine unheilvolle Rolle spielen (siehe Kapitel 3). Der chemisch verwandte Süßstoff Aspartam wirkt auf ähnliche Weise (siehe Kapitel 4).

Noch vor wenigen Jahren spielten diese Zutaten kaum eine Rolle. Doch im Zeitalter von Smarties und Chio-Chips, McDonald's und Milupa schlucken schon kleine Kinder bedenklich große Mengen potenziell hirnwirksamer Additive.

Ein Bericht der EU-Kommission brachte selbst für die Überwachungsbehörden alarmierende Verzehrmengen ans Licht. So nahmen dem Bericht zufolge etwa die Kids unter drei Jahren bis zu 560 Milligramm Farbstoffe am Tag zu sich – bislang waren die Experten von etwa 25 Milligramm am Tag ausgegangen.

Bisher genossen die Auswirkungen der Zusatzstoffe auf das Gehirn, namentlich das der Kinder, bei der behördlichen Zulassung nur »begrenzte Aufmerksamkeit«, beklagt Bernard Weiss von der Abteilung für Umweltmedizin an der Universität von Rochester im US-Bundesstaat New York, obwohl gerade »der Verlauf der frühen Hirnentwicklung einzigartige Risiken birgt«.

Die europäischen Gesetzgeber haben jetzt immerhin reagiert: Aufgeschreckt durch eine Studie aus dem britischen Southhampton über die schädlichen Auswirkungen bestimmter Farbstoffe auf die Gehirnfunktionen bei Kindern müssen seit 2010 bestimmte Farbstoffe einen Warnhinweis tragen: »Kann sich nachteilig auf die Aktivität und Konzentration von Kindern auswirken.«

Zu einem Verbot mochte sich die europäische Lebensmittelaufsicht indessen nicht durchringen.

Die neurotoxischen Effekte der Zusatzstoffe werden indessen immer noch nicht routinemäßig überprüft – und die Wechselwirkungen zwischen den verschiedenen Chemikalien in Joghurts, Gummibärchen, Eiscreme und Co. werden bei der rechtlichen Beurteilung erst recht nicht berücksichtigt.

Dabei genügen bei vielen Chemikalien winzige Mengen, um die Hirntätigkeit zu beeinflussen. Ein extremes Beispiel sei die Droge LSD, die in unvorstellbar kleiner Menge bewusstseinsverändernde und hirnzerstörende Auswirkungen habe, sagt Beyreuther: »Da braucht man unglaublich wenig, nur acht oder zehn Moleküle, das ist wahnsinnig, das kann man in Milligramm gar nicht ausdrücken, und das Hirn spielt verrückt, es gibt Halluzinationen, Persönlichkeitsveränderungen, Wahrnehmungsstörungen.«

> Nahrungsmittel wirken natürlich
> weit weniger drastisch.

Für mich wäre es aber sehr wichtig, dem nachzugehen. Weil ich der festen Überzeugung bin, dass Ernährung und geistige Aktivität sehr eng zusammenhängen.

> Brauchen wir neue Tests
> für mögliche Schäden im Gehirn?

Als Hirnforscher muss ich das für richtig halten. Man hat bisher nicht getestet, ob etwas neurotoxisch wirkt. Und die Amerikaner sagen jetzt, und das ist völlig richtig, das muss man auch machen. Wir müssen untersuchen, ob Lebensmittel oder Zusätze das Hirn schädigen können. Wir müssen das testen.

> Es wird aber auch Zeit: Wir essen das ja alles schon.

Die Wirkungen können positiv, negativ sein. Wir wissen einfach nichts. Das Gehirn ist ja ein ganz besonderes Organ, im Gehirn finden Stoffumwandlungen statt. Und wir haben sehr viele Lebensmittel, die heute mit anderen Methoden produziert werden als früher, die Konservierungsstoffe enthalten und andere Zusatzstoffe. Wir wissen ja nicht, was passiert, wenn ein Lebensmittel konserviert und längere Zeit aufbewahrt wird. Natürlich muss man jetzt untersuchen, ob sich das aufs Gehirn auswirkt. Und wir brauchen jetzt Tests im Hinblick auf Substanzen, die Neurotoxizität entfalten könnten, einfache Tests, der Staat muss die Dinge auch bezahlen können.

Wichtig wären solche Untersuchungen nicht nur der Intelligenz zuliebe. Denn die Substanzen im Essen wirken weit darüber hinaus, sie beeinflussen die Hirnchemie tiefgreifend – und mit schwerwiegenden Folgen, auch für die ganze Persönlichkeit.

Es klingt verrückt, aber die Erfahrungen mit persönlichkeitsverändernden Drogen wie LSD sprechen dafür: Was die Menschen zu sich nehmen, Drogen, chemische Zusätze, aber auch ganz normale Nahrungsbestandteile können den Charakter eines Menschen beeinflussen.

2. BIZARRES VERHALTEN

DIE CHEMIE DES CHARAKTERS

Warum der kleine Junge plötzlich verstummte/
Magere Zeiten: Wie das Agribusiness das Hirn
aushungert/Über die unbestimmte Traurigkeit – und den
Mangel am guten Fett, dem Baustoff fürs Glück/Wo wohnt
die Leidenschaft?/Wenn Brot und Milch zur Droge
werden/Gibt es eine Diät gegen Autismus?

Wenn jemand von New York City nach Norwegen zieht, in einen kleinen Ort mit 45 000 Einwohnern, muss es dafür schwerwiegende Gründe geben.

Gewiss, Norwegen kann auch schön sein; die atemberaubende Landschaft, tiefe Fjorde, eisblaue Gletscher. Dass es das halbe Jahr praktisch dunkel ist, wird durch die andere Jahreshälfte aufgewogen, in der es ständig hell ist. Dass es fast pausenlos regnet, das Bier teuer ist und der Wein auch, dass es kalt ist und wärmere Gefilde weit weg sind, kann man in Kauf nehmen. Wer in Norwegen geboren und aufgewachsen ist, liebt dieses Land vermutlich sogar.

Aber sich freiwillig und auf Dauer anzusiedeln erfordert starke Motive.

Bei Karyn Seroussi war es eine verwickelte Geschichte, die mit einer Trennung zu tun hat, mit einer neuen Liebe, vor allem aber mit ihrem Sohn, den sie »Miles« nennen möchte, obwohl er in Wahrheit nicht so heißt. Auch dafür gibt es Gründe, die mit seiner Entwicklung zu tun haben und seiner Geschichte.

Als Miles zur Welt kam, entwickelte er sich zunächst ganz normal. Nun ja, seltsam war vielleicht, dass er als Erstes nicht »Mama« und »Papa« sagte, sondern, mit elf Monaten, Wörter wie »Katze«, »Fisch« oder »Tanz«. Danach lernte er keine neuen Ausdrücke mehr. Schlimmer noch: »Mit 15 Monaten hörte er auf, überhaupt irgendwelche Wörter zu benutzen, und gab nur noch befremdliche Laute von sich«, sagt seine Mutter.

Der kleine Junge hatte sich plötzlich auf rätselhafte Weise verändert. Manchmal, so meint seine Mutter, wirkte er wie unter Drogen.

> *»Er begann sich auch immer mehr zurückzuziehen. Unser glücklicher kleiner Junge schien mit einem Mal weder uns noch seine drei Jahre alte Schwester zu kennen.*
>
> *Miles hielt weder Blickkontakt mehr noch unternahm er irgendwelche Versuche, durch Zeigen oder Gestikulieren zu kommunizieren. Sein Verhalten wurde immer merkwürdiger. Er legte sich auf den Boden, um dort seinen Kopf zu reiben, er lief auf Zehenspitzen, er machte seltsame, gurgelnde Geräusche und verbrachte viel Zeit damit, eine einzige Handlung immer wieder zu wiederholen, wie zum Beispiel die Tür auf- und zuzumachen oder einen Becher mit Sand zu füllen, um ihn anschließend wieder in seinen Sandkasten zu entleeren. Er begann oft herzzerreißend zu weinen, doch gleichzeitig weigerte er sich, gehalten oder getröstet zu werden. Zudem bekam er chronischen Durchfall.*
>
> *Uns wurde gesagt, dass Miles schwer behindert sein würde. Er würde nie in der Lage sein, Freunde zu finden, einer bedeutungsvollen Konversation zu folgen, in einem regulären Klassenzimmer ohne spezielle Hilfen zu lernen oder unabhängig zu leben. Wir könnten nur hoffen, dass er mit Hilfe einer Ver-*

haltenstherapie einige soziale Regeln lernen würde, die er jedoch von sich aus nie erlernen würde.«

Karyn Seroussis Sohn leidet an Autismus, einer rätselhaften psychischen Störung, von der immer mehr Kinder betroffen sind. Die Gründe für diese rätselhafte Persönlichkeitsstörung lagen bisher völlig im Dunkeln.

Karyn Seroussi hat nach langen Recherchen herausgefunden, dass die Wesensveränderung ihres Sohnes mit der Ernährung zusammenhängt. Viele Eltern autistischer Kinder in aller Welt haben Ähnliches beobachtet.

Das lässt die Frage der Persönlichkeitsbildung in einem völlig neuen Licht erscheinen.

Bislang nahmen die Fachleute und auch die Laien an, dass es die frühkindlichen Erfahrungen seien, namentlich die familiäre Prägung, auch die Gene, die darüber bestimmen, wie ein Mensch sich entwickelt. Offenbar spielt es aber auch eine große Rolle, was einen Menschen nährt. Und: Es spielt eine große Rolle, wenn die Nahrungsmittel sich immer weiter von der Natur entfernen. Wenn sich immer mehr chemische Bestandteile in der alltäglichen Kost befinden, kann das auch dazu führen, dass die Körperchemie irgendwann verrücktspielt, aus den Fugen gerät.

Die moderne Hirnforschung hat völlig neue Zugänge zu psychologischen Fragen eröffnet – und dabei auch viele Einsichten des Psycho-Altvaters Sigmund Freud bestätigt (siehe Kapitel 8). Sie hat aber auch den Blick auf die Nahrung gelenkt. Denn sie wird im Körper in jene Substanzen verwandelt, die im Gehirn über Verhalten und Wesenseigenschaften eines Menschen entscheiden.

Der Charakter formt sich natürlich durch die Erfahrungen, die ein Mensch in seinem Leben macht, dabei spielen die Veranlagung und das soziale Umfeld eine Rolle. Doch die bestimmenden Prägungen müssen im Gehirn mit chemischen Mitteln sozusagen abgespeichert werden, ja sogar im ganzen Körper. Dabei spielt es eine große Rolle, welche psychowirksamen Substanzen dem Körper einverleibt werden. Die bekannten psychoaktiven Drogen können Empfinden, Verhalten und Persönlichkeit verändern. Und die tägliche Nahrung kann ganz ähnlich wirken.

Der Autismus ist sicher ein extremes Beispiel für auffällige Persönlichkeitsveränderungen, die zunächst unerklärlich und vor allem für die Mitmenschen auch anstrengend, ja belastend sind. Autisten sind in sich gekehrt, sie sind in sich gefangen, nicht in der Lage, Gefühle auf eine Weise auszudrücken, die anderen verständlich ist. Sie sind oft nicht fähig, allein durchs Leben zu gehen, sie sind hilflos, wenn sie nicht beständig begleitet werden. Und doch fühlen sie sich durch die anderen oft belästigt, sie reagieren aggressiv, weshalb die Eltern manchmal an ihren Kindern verzweifeln. Manche wissen sich irgendwann nicht mehr zu helfen, wie jene Christel N., von der die *Süddeutsche Zeitung* berichtete: 34 Jahre lang hatte sie nur für ihren Sohn Stephan gelebt. Dann, eines Tages, gab sie ihm Schlaftabletten. Sie badete ihn zuvor noch, sang Stephans Lieblingslied (»Wir treffen heute unsre Freundin Biene Maja, diese kleine, freche Biene Maja ... «). Und wartete auf die Wirkung der Tabletten. »Sie legte sich zu ihm ins Bett, streichelte ihn.« Schließlich hatte das Leiden ein Ende: »Gegen Mitternacht hatte sich das Leben davongeschlichen aus dem Körper des jungen Mannes.« Dann wollte die Mutter sich selbst das Leben nehmen – was allerdings misslang. Seither lebt sie in der geschlossenen Psychiatrie.

Autismus – eine Krankheit, mit der auch die Ärzte oft nicht zurechtkommen. Eine Krankheit, die sich nicht leicht zu erkennen gibt, weil der Körper offenbar verrücktspielt, Symptome entwickelt, die so gar nicht zusammenpassen wollen.

Ein Ohrenleiden mit einer übersteigerten Empfindlichkeit für Geräusche. Und gleichzeitig eine Neigung zu lautem Gebrüll. Dann ist da das Bedürfnis nach Für-sich-Sein und Stille, fast eine Allergie auf Gesellschaft. Oft auch aggressive Tendenzen gegen andere, aber auch gegen den eigenen Leib. Eine extreme Sensibilität einerseits, und andererseits eine Furchtlosigkeit, die anderen Angst macht. Und schließlich ein absonderliches Essverhalten, bei dem auch Plastikkügelchen, Steine, Spielzeug und dergleichen verspeist werden.

Die seltsamen Symptome finden ihren inneren Zusammenhang: im Gehirn. Bei Autisten sind jene Gehirnregionen gestört, die für die Wahrnehmung und Verarbeitung von Reizen und für die Gefühle zuständig sind, das Kleinhirn, der sogenannte Hippocampus und das limbische System.

»Die extreme Schwierigkeit, emotional zu kommunizieren, ist ein Grundkennzeichen des Autismus«, sagt der amerikanische Gehirnforscher John Ratey. »Autistische Kinder schrecken vor fast jedem Körperkontakt zurück. Die Ursache liegt darin, dass sie die Sinneseindrücke aus der Außenwelt im Gehirn nicht schnell genug verarbeiten können. Sie werden von den Reizen, die auf sie einströmen, buchstäblich überflutet. Eine typische Reaktion darauf ist der Rückzug nach innen, um der Reizflut zu entgehen.«

Autismus scheint ein relativ neues Krankheitsbild, es wurde 1943 erstmals beschrieben. Doch es scheint sich rapide auszubreiten, vor allem in jüngerer Zeit.

Das Center for Disease Control (CDC) in den USA gibt einen Anstieg der Fälle von Autismus um 57 Prozent allein zwischen 2002 und 2006 an. Im Jahr 2007 war eines von 150 Kindern im Alter von acht Jahren von Autismus betroffen. Im Jahr 2009 war es eines von 100. Jungs sind häufiger betroffen als Mädchen. Unklar ist, ob der Anstieg auf verbesserte Diagnostik und

höhere Sensibilität gegenüber der Krankheit zurückzuführen ist.
Amerikanische Experten sprechen schon von einer »Epidemie des Autismus«. Britische Wissenschaftler halten den Anstieg der Fallzahlen für einen »Mythos«. Ob Anstieg oder nicht: Für die amerikanische CDC-Direktorin Dr. Ileana Arias ist Autismus ein »dringendes Problem des Gesundheitswesens«. Und für die betroffenen Eltern ist es ohnehin ein alltägliches Problem.
Und auch andere Persönlichkeitsstörungen nehmen offenbar in alarmierendem Maße zu (siehe auch Kapitel 7). Schon sind zwölf Prozent aller Krankheiten weltweit, so die WHO in ihrem Weltgesundheitsbericht 2001, psychische Leiden und Verhaltensprobleme. 450 Millionen Menschen weltweit zeigten neuropsychiatrische Störungen.
Wenn die gesamte Lebensspanne betrachtet wird, sind die psychischen Störungen noch weiter verbreitet: Nach US-Statistiken wird nahezu jeder zweite Amerikaner (46,4 Prozent) irgendwann einmal in seinem Leben von einer psychischen Befindlichkeitsstörung heimgesucht. In Deutschland ist nach einem Bericht der Deutschen Angestelltenkrankenkasse (DAK) die Zahl der Krankheitstage aufgrund psychischer Probleme allein von 1997 bis 2001 um mehr als die Hälfte gestiegen.
»Seelische Krankheiten prägen das Krankheitsgeschehen«, stellte der Bundesverband der Betriebskrankenkassen in seinem BKK-Gesundheitsreport 2008 fest. Jeder zehnte, bei den Frauen sogar mehr als jeder achte Krankheitstag hatte als Ursache psychische Gründe. Vor allem die Bankangestellten scheinen zu leiden: Von 2005 bis 2009 stieg die Zahl der verordneten Antidepressiva um 132 Prozent.
Auch bei Kindern und Jugendlichen nehmen die seelischen Probleme offenbar zu: Zehn Prozent aller Kinder leiden nach einer

2007 veröffentlichten Studie des Berliner Robert-Koch-Instituts an Ängsten und Depressionen. Nach den Daten des Statistischen Bundesamtes mussten im Jahr 2000 knapp 50 000 aller 15- bis 20-Jährigen wegen »psychischer Verhaltensstörungen« stationär behandeln werden, im Jahr 2008 waren es über 70 000 – ein Anstieg von mehr als 40 Prozent.

Der amerikanische Psychologe Paul Pearsall stellte eine »unbestimmte Traurigkeit inmitten des Wohlstands« fest: »Viele Menschen kennen nur zwei Zustände: Sie sind entweder müde und gelangweilt oder gestresst und kaputt.« Das »Freudemangelsyndrom« breite sich aus.

Nun ist bei seelischen Störungen die Diagnose besonders schwierig, auch spielt die Wahrnehmung eine besondere Rolle, der Zeitgeist, die Mode und die Einstellung der Ärzte. Auch spielen die Lebensumstände eine Rolle, die sozialen Beziehungen, die frühkindlichen Erfahrungen (siehe Kapitel 8).

Neuerdings jedoch zeigen die Erkenntnisse der Hirnforscher, dass die persönlichkeitsbestimmenden Eigenschaften auch sehr viel mit Chemie zu tun haben. Und auch mit dem, was die Menschen jeden Tag zu sich nehmen.

Andrew Stoll, Direktor des pharmakologischen Forschungslabors am McLean Hospital in Belmont im US-Bundesstaat Massachusetts, glaubt gar, dass »die gewaltigen Veränderungen in unserer Ernährung zu den steigenden Raten psychiatrischer Erkrankungen in der westlichen Welt beigetragen haben«.

Die Persönlichkeitseigenschaften haben eine chemische Entsprechung im Gehirn. Das, was gemeinhin »Seele« genannt wird, der Wesenskern eines Menschen, scheint eine bestimmte, individuell ausgeprägte Mischung von Neurochemikalien zu sein und ein spezieller Stil bei der chemischen Verarbeitung von Erfahrungen.

Die Balance der verschiedenen Botenstoffe entscheidet über eine Persönlichkeit, die Art, wie ein Mensch sich verhält und ausdrückt: »Unsere Aktivität, unser Temperament, wie schnell wir denken oder reden – all dies ist davon abhängig, wie sehr beispielsweise die Neurotransmitter Noradrenalin oder Dopamin uns anfeuern oder in welcher Weise ein anderer Neurotransmitter – Serotonin – uns beschwichtigt oder zurückhält«, sagt der Arzt und Psychotherapeut Josef Zehentbauer.

Die Chemie im Gehirn, sie ist nicht bloß Chemie, nicht nur ein Spiel der Moleküle und Elemente. Die Chemie im Gehirn formuliert Gefühle, macht Erfahrungen spürbar, sie macht Liebe möglich und Hass, Aversionen und Aggressionen, Wünsche und Träume, Neid und Missgunst. Sie macht die Bewegungen möglich und das Handeln, sie erlaubt es, schöne Erfahrungen zu speichern und hässliche zu verdrängen.

Wenn ein Sonnenuntergang zu sehen ist oder eine schöne Frau das Begehren weckt, wenn das Kribbeln im Bauch beginnt, ein Herzklopfen anhebt und der Atem stockt, dann sind Hirnchemikalien im Spiel, die Hormone und Botenstoffe, von denen es 10 000 geben soll. Sie übermitteln Botschaften und erzeugen Stimmungen. Sie können wie Drogen wirken, beruhigend oder erregend, besänftigend oder antreibend, können Hungergefühle erzeugen und sexuelles Verlangen.

Die Chemie im Gehirn ist die Sprache der Persönlichkeit. Alle Erfahrungen, alle Erlebnisse und Bewegungen, Gefühle und Regungen werden im Körper gewissermaßen in chemische Formeln übersetzt. Die Chemie macht Emotionen möglich, Erinnerungen zugänglich. In diese chemische Form der Erfahrungsverarbeitung kann von außen durch Medikamente und Drogen eingegriffen werden (siehe Kapitel 6).

Doch die Chemie der Persönlichkeit wird auch beeinflusst durch das alltägliche Konzert der körpereigenen Drogen, durch das unablässige, mehr oder weniger harmonische Miteinander der Hormone und Botenstoffe.

Damit die Erfahrungen und Erlebnisse gemäß den Regeln der Gefühlsgrammatik in Chemie übersetzt werden können, müssen die nötigen Substanzen in ausreichender Menge vorhanden sein. Wenn es etwa an den Rohstoffen fürs Glückshormon fehlt, können die äußeren Umstände noch so sehr nach Glück schreien, es kann sich nicht einstellen.

Folgenreichstes Beispiel sind jene Omega-3-Fette, an denen heute die meisten Menschen Mangel leiden – weshalb viele in Trübsinn versinken, in Depressionen oder manchmal auch nur in milde Melancholie.

Michael Crawford vom Institut für Hirnchemie und menschliche Ernährung an der Universität von Nord-London meint, dass diese guten Fette in der Evolution des menschlichen Gehirns eine zentrale Rolle gespielt haben. Bei den Urahnen des Menschen, die vor Millionen von Jahren in den landumschlossenen Regionen Eurasiens lebten, fehlten diese Fette. So verharrte das Gehirn bei kümmerlichen 400 bis 500 Gramm. Vor 2,3 Millionen Jahren setzte dann ein langsames, aber gewaltiges Gehirnwachstum ein, bis zu den 1500 Gramm, die die Menschen heute unter ihrer Schädeldecke tragen. Erst durch adäquate Nahrung also konnte das menschliche Gehirn an Größe gewinnen. Ohne Nahrung bleibt das Wesen Mensch in seinen geistig-seelischen Möglichkeiten beschränkt.

Das Hirnwachstum, so Crawford, begann an den großen Süßwasserseen Afrikas, wo die Fische mit den guten Fetten verspeist wurden. Später entstanden die ersten großen Zivilisationen dort, wo diese Fette die gewachsenen Gehirne nähren konnten: Am Nil, wo die alten Ägypter eine erste Hochzivilisation aufbauten, an Euphrat und Tigris, wo die Mesopotamier lebten, am Tiber, Indus, Gelben Fluss in China.

Die Ernährung mit Omega-3-Fettsäuren, so glaubt Crawford, war der ernährungsphysiologische Anstoß, um eine sprungartige Zunahme der Gehirnmasse in Gang zu setzen.

Nicht nur Fische, auch Milch und Fleisch enthielten einst hohe Mengen dieser guten Fette. Die wilden Verwandten der Kühe, die Büffel in Busch und Savanne, hatten üppige 30 Prozent an Omega-3-Fetten in Milch und Fleisch, wie eine schon 1968 im Wissenschaftsblatt *Lancet* veröffentlichte, aber seitdem in Vergessenheit geratene Studie ergab.

Heute herrscht oft wieder Mangel an den guten Fetten. Denn seit einiger Zeit geht es mit der Omega-3-Versorgung stetig abwärts; 80 Prozent der Amerikaner etwa seien mit dem hirnwichtigen Stoff unterversorgt.

Der Grund dafür ist die moderne Lebensmittelproduktion. Die industrielle Landwirtschaft hat den Omega-3-Gehalt der Nahrungsmittel stetig verringert – unter anderem, weil die Nahrungsmittelkonzerne das feine Fett nicht mögen.

Das »Agribusiness«, sagt Artemis P. Simopoulos, Präsidentin des staatlichen Zentrums für Genetik, Ernährung und Gesundheit in Washington, »hat zum Rückgang der Omega-3-Fette bei den Tierkörpern beigetragen«. Ursache sei zum einen das Streben nach hohen Produktionsmengen, das zu geringeren Omega-3-Gehalten bei Fleisch, Milch, Eiern, Gemüse – und sogar bei Fisch geführt hat: Die Fische aus modernen Aquakulturen haben bis zu 30 Prozent weniger Omega-3-Fette als ihre wilden Kollegen.

Der Nahrungsmittelindustrie aber kommt dieser Rückgang sehr gelegen. Denn die Fabriken und Supermarktketten sind ohnehin nicht sehr scharf aufs feine Fett, jedenfalls in ihrer natürlichen Form. So haben sie die natürlichen Omega-3-Fette in der Nahrungskette nach Kräften eliminiert – und sind dann dazu übergegangen, diese Fette in verwandelter Form auf den

Markt zu bringen, als Zusätze, als Pillen, zu höheren Preisen – aber mit dem Risiko der Überdosierung und gefährlichen Nebenwirkungen (siehe Kapitel 10).

Denn diese Fette, im Fachjargon auch PUFA genannt (»Polyunsaturated Fatty Acids«, mehrfach ungesättigte Fettsäuren), sind in ihrer Naturform sehr empfindlich und halten nicht so lange, wie es die Supermarktketten gern hätten: »Alle Produkte mit diesen sehr langkettigen Fettsäuren verkürzen die Haltbarkeit«, monierte das Fachmagazin *Agro-Food-Industry High-Tech*.

Bei einer Konferenz in der Schweiz im Jahr 2001 klagten nach einem Bericht der *Neuen Zürcher Zeitung* die anwesenden Fachleute über die feinen Fette. »Wenn nur diese Pufas nicht wären!«, stöhnte Matthias Manzi von der staatlichen schweizerischen Agrarforschungsanstalt in Zürich-Reckenholz: »Solches Fett ist für die Herstellung von Dauerwurstwaren (Salami), aber auch für die Herstellung lang haltbarer, küchenfertiger Produkte (tiefgekühlte Pizza) nicht geeignet.«

Das ist bedauerlich, vor allem für die Konsumenten: »Wenn wir zu wenig Omega-3-Fettsäure zu uns nehmen, sind die Folgen verheerend«, sagt Michael Crawford. »Die Kapazität des Gehirns nimmt nicht mehr länger zu, sondern tatsächlich ab.« (siehe Kapitel 1). Und vor allem: »Geistige Defekte befinden sich auf dem Vormarsch.« Viele Persönlichkeitsstörungen gehen häufig mit einem Mangel an solchen Fetten einher. »Ich glaube, ein erhöhter Omega-3-Anteil in unserer Ernährung könnte bewirken, dass Depressionen und andere psychische Erkrankungen seltener vorkommen«, sagt Professor Andrew Stoll von der Harvard Medical School in Boston im US-Staat Massachusetts. So zeigte sich in vielen Untersuchungen: Depressionen sind oft mit kleinen täglichen Fettportionen positiv zu beeinflussen. Auch bei Manisch-Depressiven, bei hyperaktiven Kindern, ja

sogar bei chronisch aggressiven Straftätern bewirkten simple diätetische Maßnahmen überraschende Verbesserungen (siehe Kapitel 6 und 7).
Nun ist es sicher falsch, Persönlichkeitsstörungen oder gar psychische Krankheiten ausschließlich auf Mangelerscheinungen oder Disharmonien in der Hirnchemie zurückzuführen. Und es wäre auch etwas zu schlicht, solche Störungen ausschließlich durch Eingriffe in das Zusammenspiel der Botenstoffe heilen zu wollen. Der Mensch ist keine Marionette der Moleküle.
Andererseits: Bisher wurde gerade dieser Aspekt vollkommen vernachlässigt. Die neueren Erkenntnisse der Neurowissenschaftler lenken jetzt das Augenmerk auf die Gefühlssubstanzen, auf die Chemie des Charakters gewissermaßen (siehe Kapitel 8).
Die Aggressionen beispielsweise sind punktgenau im Gehirn zu lokalisieren: »Zumindest hinter der impulsiven Form der Aggression stecken vermutlich Fehler in jenen Schaltkreisen des Gehirns, mit denen wir unsere Gefühle regulieren«, sagt der Forscher Richard Davidson von der Universität von Wisconsin in Madison. Das kann organische Ursachen haben, ausgelöst durch Verletzungen, wie etwa bei jenem bedauernswerten Phineas Gage, bei dem eine meterlange Eisenstange das Gefühlszentrum auslöschte (siehe Kapitel 8). Der amerikanische Hirnforscher Antonio R. Damasio berichtet von jungen Leuten, die in früher Kindheit am Stirnhirn verletzt wurden und sich zu Soziopathen entwickelten.
Bei Mördern setzt offenbar die Gefühlskontrolle aus: 1998 hatte Adrian Raine von der Universität Südkaliforniens die Hirnaktivität von 41 Mördern untersucht und festgestellt, dass bei jenen, die im Affekt getötet hatten, Teile der Verstandeszone, des sogenannten präfrontalen Kortex, auffallend wenig aktiv waren. Ein Teil der Amygdala hingegen, der sogenannte Mandelkern, war besonders aktiv, jene Zone also, die verantwortlich für die Ver-

arbeitung negativer Gefühle wie Angst oder Furcht ist. »Das Stirnhirn ist wie eine Notbremse«, sagt Raine – und bei Gewalttätern ist diese offenbar ausgeschaltet.

Auch das sogenannte »Glückshormon« Serotonin spielt eine Rolle: Bei Männern, die aggressiv reagieren, scheint das Serotoninsystem im Stirnhirn gestört – und die Gefühle geraten außer Kontrolle.

Auch bei Autisten sind die Abläufe in der Hirnchemie gestört. Und gleichzeitig stimmt auch im Bauch etwas nicht. Das merkte Verena Karg aus Leimen bei Heidelberg bei ihrem Sohn Nico. Obwohl der nur an einer leichteren Form des Autismus leidet (»Asperger-Syndrom«), zeigte er einige Auffälligkeiten in der Magen-Darm-Region:

»Ja, er hat ständig einen Blähbauch gehabt, und furchtbar, furchtbar aus dem Mund gerochen, das war schon wirklich teilweise sehr unangenehm. Er hat wirklich immer so ausgesehen wie ein Dritte-Welt-Kind. Der war extrem runtergemagert. Da standen die Hüftknochen bei ihm wirklich so raus, und der Bauch war aufgebläht, dass ich gedacht habe, du liebes bisschen.«

Die Gefühle kommen aus dem Bauch – was der Volksmund schon immer wusste, wird jetzt auch von den Wissenschaften bestätigt. Es gibt auch zahlreiche Zusammenhänge, Interaktionen zwischen dem Gehirn und dem Bauch (siehe Kapitel 9). Im Bauch werden die wichtigen Hormone gebildet, vor allem das Glückshormon Serotonin. Und: Das Milieu im Verdauungstrakt wird ganz wesentlich dadurch bestimmt, was ihm einverleibt wird. Im Verdauungstrakt wird, wie schwedische Forscher 2006 herausfanden, auch das »Kuschelhormon« Oxytozin gebildet – und gerade dieses fehlt offenbar den Autisten: Mit Oxytozin reagieren auch Autisten mit mehr Vertrauen auf ihre Mitmenschen – das fanden Wissenschaftler in Frankreich 2010 heraus. Irgendetwas läuft also falsch im Bauch der Autisten – aber was? Und welche Nahrungsbestandteile könnten eine Rolle spielen?

Auch Karyn Seroussi, die Mutter des kleinen Miles, brauchte lange, bis sie auf die Ursachen gestoßen war – und fand in einer Bibliothek den Schlüssel zur Krankheit ihres Sohnes.

> *»Nach Miles' erster Diagnose verbrachte ich Stunden in der Bibliothek, um nach dem Grund zu suchen, warum er sich so dramatisch verändert hatte. Ich stieß dabei auf ein Buch über ein autistisch behindertes Kind, dessen Mutter glaubte, dass seine Symptome von einer Hirnallergie auf Milch herrührten. Von so etwas hatte ich noch nie gehört, doch dieser Gedanke ließ micht nicht mehr los, weil Miles unheimlich viel Milch trank, mindestens zwei Liter pro Tag. Da ich nichts zu verlieren hatte, beschloss ich, alle Milchprodukte aus seiner Nahrung zu entfernen.*
> *Da ich von Natur aus sehr skeptisch bin und mein Mann ein Wissenschaftler ist, entschieden wir uns, die Hypothese zu testen, dass Milch in Zusammenhang mit Miles' Verhalten stehen würde. Also gaben wir ihm am Morgen einige Gläser Milch zu trinken. Am Abend begann er wieder, auf Zehenspitzen zu laufen, seinen Kopf auf dem Fußboden zu reiben, seltsame Geräusche zu machen, und zeigte wieder die bizarren Verhaltensmuster, die wir teilweise schon vergessen hatten.*
> *Für uns stand nun fest, dass Milchprodukte irgendwie in Zusammenhang mit Autismus stehen. Ich musste nun herausfinden, ob andere Kinder die gleichen Erfahrungen gemacht haben. Ich entdeckte im Internet eine Gruppe zur Förderung*

autistischer Kinder. Ein bisschen verlegen fragte ich: ›Könnte der Autismus meines Kindes mit Milch zusammenhängen?‹ Die Antworten darauf waren überwältigend. Wo sei ich gewesen? Ob ich noch nie etwas von Dr. Karl Reichelt aus Norwegen gehört habe? Nichts von Dr. Paul Shattock aus England wisse? Diese Wissenschaftler hätten bewiesen, was Eltern schon seit über 20 Jahren berichten würden: Milchprodukte verschlimmern die Symptome von Autismus.

Mein Mann, ein promovierter Chemiker, ging all die Berichte aufmerksam durch. So wie er es mir erklärte, gibt es die Theorie, dass ein Teil der autistisch behinderten Kinder die Milchproteine (Kasein) nicht richtig in Peptide zerlegt, was zur Folge hat, dass das Gehirn in der gleichen Weise beeinflusst wird, wie es halluzinierende Drogen tun.

Mein Mann sagte mir dann, dass es noch eine zweite Gruppe von Proteinen gäbe, die in eine giftige Form aufgespalten werden können, und zwar das Gluten, welches man in Weizen, in Hafer, in Roggen und in Gerste finden würde. Tausende von Fertiggerichten würden diese Stoffe demnach auch enthalten. Mein wissenschaftlich arbeitender Mann hätte diese Theorie als weit hergeholt betrachtet, wenn er nicht selbst die dramatischen Veränderungen von Miles gesehen hätte.«

Der Arzt Karl Reichelt aus Norwegen gilt als Begründer dieser Theorie. Und er hat in gewisser Weise auch damit zu tun, dass Karyn Seroussi eines Tages von New York ins Land der Fjorde zog.

Mittlerweile beschäftigen sich weltweit Forschergruppen mit diesen Therapien, zu den Pionieren zählen neben Reichelt in Norwegen auch Paul Shattock in Großbritannien und William Shaw in den USA. Schon 1981 hatte Reichelt jene Unregelmäßigkeiten im Konzert der Neurotransmitter entdeckt, die bei

Autismus zu den bis dahin unerklärlichen Persönlichkeitsveränderungen führen. Damit wurde es möglich, so Reichelt, »psychische Erkrankungen auf eine biologische Grundlage zu stellen«. Das lässt auch andere Störungen in neuem Licht erscheinen: Auch bei der Schizophrenie, der Depression, der Hyperaktivität, beim Tourette-Syndrom, bei dem die Betroffenen urplötzliche Gesichtszuckungen zeigen und mit unanständigen Ausdrücken um sich werfen, spielen die chemischen Übertragungsmechanismen eine Rolle. Und oft können veränderte Essgewohnheiten die Symptome beeinflussen.

Nun wirken gerade bei seelischen Störungen auch die Erfahrungen mit, die Beziehungen, die traumatischen Erlebnisse – doch auch diese müssen, um wirksam zu werden, in die Sprache des Gehirns übersetzt und gewissermaßen chemisch gespeichert werden.

Vielleicht sind die biochemischen Mechanismen im Gehirn jene Voraussetzungen für Geist und Seele, die Grundlagen des Ichs, der Persönlichkeit, nach denen die Philosophen und Mediziner seit Jahrhunderten fahnden. Der griechische Philosoph Platon (427–347 v. Chr.) ortete tief drinnen im Körper, in den Eingeweiden, wesentliche Teile der Seele. Er ordnete die niederen Leidenschaften wie Lust und Gier der Leber, die höheren wie Stolz, Mut, Ärger oder Angst dem Herzen und den Verstand dem Gehirn zu.

Seit dem alexandrinischen Anatomen Galen (130–200) wähnten die Mediziner und Gelehrten den »Spiritus animalis«, den Lebensgeist, vorzugsweise in den Nerven und dem Gehirn. Im Mittelalter verorteten sie ihn in verschiedene Kammern im Schädel. Die vordere Kammer, noch nahe am Auge, der Zunge und dem Ohr verbunden, sollte für das Wahrnehmungsvermögen, das Vorstellungsvermögen und überraschenderweise den Gemeinsinn zuständig sein. Die zweite Kammer weiter hinten enthalte das Denk- und Urteilsvermögen. In der hinteren Kammer schließlich wurde das Gedächtnis angesiedelt. Den Inhalt der Kammern stellten sich die Gelehrten als etwas Luftartiges vor.

Dass die Menschen aber keine Luft im Kopf haben, wusste zumindest die wissenschaftliche Gemeinde seit den anatomisch realistischen Zeichnungen von Leonardo da Vinci (1452–1519). Er fand dort eine graue Masse – trug damit aber nicht viel zur Klärung bei. Denn selbst René Descartes (1596–1650) meinte noch, die sichtbaren Teile des Gehirns hätten mit seiner Funktion gar nichts zu tun. Den Spiritus animalis stellte er sich als zarten Windhauch vor, der durch die Nervenschläuche wehe, oder als lodernde Flammen.

Später kamen die Forscher eher auf eine flüssige Gestalt des Geistes, weil bei Unterwasserversuchen mit Tieren keinerlei Bläschen aufstiegen, die von gasförmiger Gestalt des Geistes Zeugnis gegeben hätten. Da die Gedanken aber doch zu schnell durch den Körper schießen, als dass sie auf dem Wasserweg transportiert werden könnten, dachte etwa Isaac Newton (1643–1727) eher an Vibrationen in den Nerven – was der elektrischen Übertragung schon recht nahe kam. Die aber war damals noch kein Thema. Das Problem blieb also weiter offen.

In der »Mitte des 18. Jahrhunderts breitete sich eine zunehmende Ratlosigkeit aus«, konstatiert Professor Robert-Benjamin Illing, Neurobiologe und Medizinhistoriker am Universitätsklinikum Freiburg. Der deutsche Physiologe Emil Du Bois-Reymond wies 1843 schließlich nach, dass im Körper, entlang der Nervenbahnen, tatsächlich elektrischer Strom fließt. Um die Jahrhundertwende schließlich wurden die Nervenzellen identifiziert und benannt: Neuronen – was wiederum die Frage aufwarf, wie diese miteinander kommunizierten.

Erst der deutsche Chemiker Otto Loewi (1873–1961), der sich

im zunehmenden Alter durch ausgeklügelten Gebrauch diverser Drogen den Tag versüßte (siehe Kapitel 6), erbrachte den Nachweis, dass dies durch die Ausschüttung einer bestimmten Substanz geschieht; der englische Kollege Henry Dale (1875–1968) entdeckte, dass es sich um einen Stoff namens Azetylcholin handelte. Damit war der erste Neurotransmitter entdeckt, später kamen weitere hinzu. Diese Botenstoffe ermöglichen uns das Denken, das Fühlen, ja sie sind die Grundlage des Charakters. »Jeder Gedanke und jedes Gefühl wird von einer spezifischen Kombination unterschiedlicher Neurotransmitter getragen«, sagt der Mediziner Josef Zehentbauer.
Azetylcholin etwa ist der Botenstoff für Lernen, Denken und Gedächtnis. Adrenalin und Kortison sind bekannte Stresshormone. Dopamin ist für Bewegung und Motorik zuständig, aber auch für Phantasie und Kreativität. Endorphine stillen Schmerz und sorgen für Wohlbefinden. Endovalium ist das Valium des Körpers, es wirkt entspannend und angstlösend. Melatonin macht ruhig und müde, Serotonin sorgt für Ausgeglichenheit und Ruhe, Testosteron sorgt für Aktivität, ja Aggressivität, Östrogen wirkt stimmungsaufhellend.
Und Oxytozin, das sogenannte Kuschelhormon, das bei Orgasmus und Geburt ausgeschüttet wird, aber auch beim Kuscheln auf dem Sofa, schafft Vertrauen.
»Die Gesamtheit aller wirkenden körpereigenen Botenstoffe ist das biochemische Äquivalent unserer Lebensenergie, unserer Persönlichkeit«, fasst Zehentbauer zusammen.
Die Entdeckung der biochemischen Grammatik des Gehirns eröffnet neue Therapiemöglichkeiten im Fall von Störungen: Denn wenn an den Steuerungsmechanismen einiges verquer läuft, könnte vielleicht auch Verbesserung erreicht werden, wenn der chemische Haushalt verändert wird.
Vor allem die Eltern autistischer Kinder sorgten für die Verbrei-

tung solcher Einsichten – weil sie die Konsequenzen ziehen und das Befinden ihrer Kinder deutlich verbessern können. Beispielsweise Verena Karg, die Mutter von Nico:

> *»Gluten und Kasein, das sind die beiden Sachen, die verträgt er überhaupt nicht. Kasein ist in Milch und Milchprodukten drin, Gluten ist in Nudeln drin, in Brot drin, das ist ein Klebereiweiß im Getreide. Glutenfrei und kaseinfrei musste es sein. Sojamilch, Ziegenkäse habe ich verwendet, dann habe ich halt keine Nudeln verwendet, oder habe halt glutenfreie gekauft, die kriegt man auch in so Bioläden, da habe ich dann überwiegend eingekauft. Dann habe ich Brot teilweise selber gebacken, was nicht schwer ist, das kriegt man schon raus, das schmeckt auch ganz gut.«*

Karyn Seroussi, die eigens nach Norwegen gezogen war, orientierte sich an der Diät, welche der norwegische Autismus-Experte Karl Reichelt entwickelt hatte. Mittlerweile gibt es eine Fülle von Theorien, die andere Aspekte der Nahrung in den Mittelpunkt rücken. Bei der einen geht es um Phenylalanin, jenen Stoff, vor dem auf Cola-light-Flaschen oder Kaugummis mit dem Süßstoff Aspartam gewarnt wird (siehe Kapitel 4). Bei einer anderen geht es um Defizite an Vitaminen B_6 und B_{12}. Wieder eine andere Erklärung sieht eine besonders fettreiche (ketonische) Diät als Ausweg. Auch eine spezielle Allergie könnte zu den Symptomen des Autismus führen.
Bei dem Sohn von Karyn Seroussi half offenbar die Diät mit den Rezepten des Norwegers Reichelt, die mittlerweile als »Gfcf-Ernährung« – gluten- und kaseinfreie Ernährung – bekannt geworden ist. Die betroffenen Kinder müssen auf alle Arten von Milch und Milchprodukten verzichten sowie auf Brot und Brötchen und jedwede andere Nahrungsmittel, die Weizen, Roggen,

Gerste oder Dinkel enthalten. Eine ziemlich einschränkende Diät, doch die Mühe lohne sich, so sagen zumindest die Betroffenen.

Autismus, so vermuten die Gfcf-Experten, ist eine besondere Form von Nahrungsmittelunverträglichkeit, bei der bestimmte Inhaltsstoffe wie jenes Gluten und Kasein im Körper nicht ordnungsgemäß verarbeitet werden. Das hat zur Folge, dass bestimmte Stoffe entstehen, die wie Drogen wirken. Diese sogenannten Peptide versetzen das Gehirn in Aufruhr – und verursachen zudem ein geradezu suchtartiges Verlangen nach den schädlichen Stoffen.

Karyn Seroussi fand diese Theorie einleuchtend. »Opiate sind hochgradig suchterzeugend. Wenn man das Verhalten autistisch behinderter Kinder und das von Menschen, die unter Einfluss von LSD stehen, genauer betrachtet, dann erkennt man viele Gemeinsamkeiten.«

Die durch einen spezifischen Defekt aus Milch und Brot erzeugten Drogen müssen allerdings, um wirksam zu werden, das Gehirn überhaupt erst erreichen. Denn erzeugt werden sie im Verdauungstrakt, im Darm. Und normalerweise sorgt die Darmwand dafür, dass Fremdkörper und Schadstoffe im Kanal bleiben und später ausgeschieden werden. Doch ist der Darm heute oft nicht mehr ganz dicht: Das »Leaky Gut Syndrome« breitet sich aus, das »Löchriger-Darm-Syndrom«. Diese Löcher im Darm können durch Krankheitserreger entstehen, aber auch durch Zusätze in alltäglichen Nahrungsmitteln, wie sie etwa im Kartoffelpüree von Pfanni und Maggi enthalten sind (siehe Kapitel 9).

Ist der Darm durchlöchert, können Krankheitserreger, Schadstoffe, Allergene ungehindert ins Körperinnere eindringen – und damit auch stimmungsbeeinflussende Botenstoffe und drogenähnliche Substanzen, die das klassische autistische Szenario auslösen: Die Hirnchemie spielt verrückt, weil der Darm löchrig ist.

Zur Gfcf-Diät gehört daher nicht nur der Verzicht auf Milch- und Weizenprodukte, sondern auch auf alle Zusatzstoffe, die den Darm angreifen können.

Bei den Autisten scheint diese Diät zu deutlichen Verbesserungen zu führen. 81 Prozent der Kinder, so J. Robert Cade von der Universität von Florida, zeigten »bemerkenswerte Fortschritte«.

Wissenschaftlich sind die Effekte schwer zu erklären, auch weil die Medizin das Geschehen zwischen gestörter Hirnchemie, den Vorgängen im Verdauungstrakt und der Vielfalt der Nahrungsbestandteile aufgrund hoher Komplexität kaum erfassen, geschweige denn begreifen kann. Die verschiedenen Studien zu den Diäten beklagen daher zumeist die ungesicherte Datenlage, anerkennen aber die offenkundigen Erfolge der diversen Diät-Therapien.

Eine im Jahr 2009 veröffentlichte Fallstudie aus Taiwan berichtet über die Gfcf-Diät bei einem Jungen, der seit dem Alter von fünf Monaten erfolglos mit verschiedenen Therapien behandelt wurde. Mit 42 Monaten begannen die Ärzte des Chang Gung Memorial Hospital dann mit der Gfcf-Diät – und schon zweieinhalb Monate später nahm der Junge Kontakt zu anderen Menschen auf, nach fünfeinhalb Monaten spielte er wie andere, gesunde Altersgenossen auch mit anderen Kindern. Auch das Erbrechen nach den Mahlzeiten ließ nach, das Kind erschien wohlgenährter und war insgesamt munterer. Eltern aus vielen Ländern berichten über Verbesserungen bei ihren Kindern.

Teuvo Rantala, ein finnischer Ernährungsforscher, war gegenüber den wissenschaftlich nicht bis ins Letzte geklärten Diätmaßnahmen skeptisch, wie er dem Magazin *New Scientist* sagte. Sein Sohn Samu kann zwar jetzt immer noch nicht sprechen, dennoch ist er überzeugt: »Die Diät scheint bei Samu funktioniert zu haben.« Der Junge kann sich immerhin mit Zeichen verständigen, er lernt Ski und Skateboard fahren. Und, was für seine Eltern am wichtigsten ist: Er ist ruhig und freut sich, wenn er umarmt wird. »Jetzt haben wir ein fast normales Familienleben miteinander«, sagt Rantala.

Auch für Martina Siesing aus Magdeburg steht »außer Zweifel, dass wir an der (wahrscheinlich lebenslangen) Diät festhalten«. Bei ihr sind es kleine Erfolge, die sie optimistisch stimmen. Denn Tochter Anja »sitzt nicht mehr an ein und derselben Stelle und bespielt ewigkeitenlang ein und dasselbe Spielzeug. Ihr Aktionsradius und ihr Blickfeld vergrößern sich stetig«. Sie nimmt ihre Umgebung wahr, wie etwa jenes Kaninchen, das einmal neben ihr vorbeilief: »Unsere Tochter bemerkte es, hielt kurz in ihrem Spiel inne und sah dem weglaufenden Tier hinterher. Früher hätte ein Elefant neben ihr trompeten können, ohne dass sie hochgesehen hätte.«

Und Verena Karg aus Leimen sagt über ihren Nico:

> *»Also, es ist schon eine Veränderung da. Er ist offener geworden, nicht mehr so aggressiv. Man darf's jetzt nicht so sehen, dass man die Diät macht und das Kind ist geheilt. Nico ist zwar kein anderer Mensch geworden, aber er hat sich doch irgendwie verändert. Ich würde sagen, dass es mindestens 40 Prozent sind, was sich mit der Diät verbessert hat.«*

Sylvia Gottstein, ebenfalls aus Leimen, über ihren Sohn Matthias:

> *»Wenn jemand sich aufregt oder irgendwelche Konflikte da sind, war er früher einfach immer völlig fassungslos und hat*

*geweint. Das kann er jetzt wirklich einordnen und normal drauf reagieren. Also er geht zum Beispiel zu Leuten hin und tröstet sie, wenn was ist, nimmt sie in den Arm. Und versucht auch von sich aus, Dinge zu regeln. Seit neuestem fängt er an, sich sein Essen zu kochen. Er wird deutlich selbstständiger.
Er hat nie irgendwas umgesetzt. Jetzt hat er einfach eine Idee im Kopf und setzt die um. Das ist das, worauf wir 18 Jahre lang gewartet haben. Man kann sich jetzt wirklich vorstellen, dass er irgendwann doch mal ein selbstständiges Leben führen kann, ohne die Mama, die ihn betüttelt.«*

So wie bei Suzanne und Jørgen Klaveness aus Moss in Norwegen, die ihren Sohn bei Dr. Reichelt behandeln ließen: »Unser Sohn begann die Diät mit acht Jahren. Sein Leben nahm eine völlig neue Wendung, als er damit begann.« Schon nach drei Monaten begann er wieder zu sprechen, wurde aufmerksamer und, »was am beeindruckendsten war, er schien wieder eine ›ganze Persönlichkeit‹ zu besitzen«. Das Ehepaar Klaveness hat sich mittlerweile getrennt – Jørgen ist derjenige, den Karyn Seroussi bei ihren Autismus-Aktivitäten kennengelernt hat.
Auch beim kleinen Sohn von Karyn Seroussi hatte die Vermeidung derjenigen Nahrungsmittel, aus denen der kleine Körper seine Drogen bastelte, sehr geholfen.
Irgendwann sagte er sogar »Mami«.

*»Eines Tages, Miles war etwa zweieinhalb Jahre alt, hielt er mir plötzlich einen Spielzeug-Dinosaurier hin und sagte: ›Guck, Mami, issa Tywannosauwus Wex!‹ Ich war erstaunt und meine Hände zitterten: ›Du hast mich Mami genannt?‹, sagte ich. Er lächelte und umarmte mich innig.
In Bezug auf Sozialisation, Sprache, Eigenständigkeit und motorische Fähigkeiten wurden seine Fähigkeiten zwar als*

acht Monate zurück eingestuft, aber er kam nun in eine reguläre Vorschule ohne spezielle Hilfsmaßnahmen. Sein Lehrer sagte mir später, dass er eines der entzückendsten, sprachlich entwickeltsten und aufmerksamsten Kinder in der Klasse sei.«

Seit Anfang 2003 lebt Karyn Seroussi nun in Norwegen, mit Miles und ihrem neuen Lebensgefährten Jørgen. Sie ist zu ihm gezogen, in ein altes Bauernhaus zwischen Wald und See, zehn Autominuten von Sarpsborg entfernt, einer Kleinstadt in der Nähe von Oslo. Jetzt arbeiten sie zusammen in der Autismus-Selbsthilfe, haben gemeinsam eine Website entworfen (www.gfcfdiet.com).

Dass sie den wahren Namen ihres Sohnes nicht nennen mag, hängt mit seiner Entwicklung zusammen. Denn dem Jungen ist, sagt seine Mutter, von seiner Krankheit nichts mehr anzumerken, er soll von seiner Umgebung auch wie ein ganz normales Kind behandelt werden: »Er ist letztes Jahr an der Universität Rochester im Strong Memorial Hospital untersucht worden. Sie haben einen IQ von 143 gemessen und keinerlei Spuren von Autismus mehr gefunden. Jetzt fährt er mit dem Bus in die Schule, mit oder ohne seine zehnjährige Schwester.«

Mit Dr. Reichelt ist Karyn befreundet, sie arbeitet eng mit ihm zusammen, entwirft Materialien für Eltern, die es mit der Diät versuchen möchten (KSeroussi@autismndi.com). Die Diät hält sie weiterhin ein, vermeidet vor allem auch die zahlreichen versteckten Autismus-Auslöser in Fertiggerichten: »Ich finde es am einfachsten, verpackte Lebensmittel generell zu meiden, Vollwertsachen zu kaufen und alles selber zu kochen.«

Das scheint ein ratsames Rezept nicht nur für Autisten-Mütter. Denn in den verpackten Fertiglebensmitteln sind allzu häufig Substanzen enthalten, die nicht unbedingt förderlich sind fürs

Wohlbefinden auch gesunder Menschen, Zusatzstoffe, die den Geist beschädigen können, langsam, aber unaufhaltsam.
Mitunter wirken sie auch ganz plötzlich. Wie bei Wolfgang Becker, dem Weinhändler aus Krefeld, den manchmal aus heiterem Himmel ein unbeschreiblicher Schmerz befällt.

3. GÖTTERDRÖHNUNG

GLUTAMAT: DER GESCHMACK, DER HIRNZELLEN TÖTEN KANN

Außer Kontrolle: Wie der Geschmacksverstärker die Hirnfunktionen stört/Vom langsamen Tod der grauen Zellen: Was eine 5-Minuten-Terrine mit Alzheimer zu tun hat/Appetit ohne Ende: Wie das weiße Pulver die Instinkte irritiert/Von groteskem Übergewicht und Problemen beim Sex

Er hat eine hübsche, herzliche Frau, ein Einfamilienhaus mit Garten und kleinem Teich. Er ist sehr gesellig und hat viele Freunde. Er könnte ein schönes Leben haben.

Doch dann kamen aus heiterem Himmel diese Schmerzen.

Der ehemalige Weinhändler Wolfgang Becker aus Krefeld ist eigentlich ein Mensch, der sein Dasein genießen möchte. Ein optimistischer, humorvoller Mann, mit grauer Stoppelfrisur, Brille, sportlich rotem Hemd. Doch schon oft wollte er am liebsten nicht mehr leben. Immer dann, wenn die Anfälle kamen. Sie haben ihn zur Verzweiflung getrieben, sie haben seine Ehe belastet und die Beziehungen zu den Freunden.

Diese Anfälle sind, so wie Wolfgang Becker sie schildert, von unvorstellbarer Heftigkeit:

»Eine Attacke sieht so aus: Sie kriegen erstmal ein ganz komisches Gefühl, dann fängt das Gesicht an, sich zu röten, die Nase fängt an zu laufen, das Auge tränt, die Arterie an der Schläfe

pocht, und dann kriegt man einen solchen Schmerz, das können sich die meisten gar nicht vorstellen. Ich sag immer, ich hab das Gefühl, mir fliegt die Schädeldecke weg.
Der Schmerz setzt schlagartig ein. Zum Beispiel auf der Autobahn. Man fährt auf der Überholspur, und dann geht das los. Bei den Hammerattacken, in diesen harten Attacken, da muss man runter, irgendwohin, auf eine Raststätte oder einen Parkplatz.
Da läuft man rum und hält sich den Kopf. Man heult. Und dann kommt dieser pochende Schmerz, als ob mir einer einen Schraubenzieher hier an der Schläfe reinsteckt und den am Auge immer hin und her dreht. Oder einen glühenden Nagel vorn durch den Augapfel schiebt.
Es gab Zeiten, da bin ich hier schreiend durch die Gegend gelaufen, hab mit dem Kopf gegen die Wand geschlagen; einmal waren meine Hände gebrochen, weil ich auf die Stuhllehnen geschlagen habe, nur um von dem Schmerz im Kopf abzulenken. Ja, man wird verrückt.
Ich habe hier Zustände erlebt, da habe ich wirklich keine Lust mehr gehabt zu leben.
Und es belastet ja auch die Beziehung zum Partner. Wenn man da liegt und weint, und die Partnerin ist so hilflos. Man will da nicht berührt werden, man will nicht in den Arm genommen werden. Aber der Partner hat ja das Bedürfnis zu trösten. Man hat bei dieser Geschichte nur eins im Sinn: dass der Schmerz nachlässt. Alles andere interessiert nicht.
Ich glaube, wenn mir ein Mensch einen solchen Schmerz zufügen würde, den würde ich sofort, ohne zu überlegen, umbringen.
Aber es fügt mir ja jemand diesen Schmerz zu, den ich nicht kenne.«

Wolfgang Becker hat lange gebraucht, um die Ursache der quälenden Anfälle herauszufinden. Irgendwann hat er gemerkt: Die Attacken kommen immer nach dem Essen, in einem gewissen Abstand. Er hat dann weitergeforscht und festgestellt, dass ganz bestimmte Nahrungsmittel eine Rolle spielen, vor allem solche, die einen ganz bestimmten Zusatz enthalten: Glutamat, ein Geschmacksverstärker.

Glutamat ist Gift für Menschen wie Wolfgang Becker.

Bei ihnen löst es den »Clusterkopfschmerz« aus, bei manchen Menschen führt es auch zu anderen Symptomen – von Erbrechen bis zur Ohnmacht.

Glutamat wirkt aber auch noch weit subtiler und stellt deswegen eine besonders große Gefahr dar. Denn Glutamat greift in das körpereigene System der Botenstoffe ein, bringt die Körperfunktionen durcheinander, kann so zu Übergewicht und weiteren Krankheiten führen. Und: Glutamat hat zerstörerische Wirkungen auf die Hirnzellen. Der Stoff kann die Neuronen töten.

Glutamat ist ein »Nervenzellgift«, sagt der Heidelberger Neurowissenschaftler und Alzheimer-Spezialist Konrad Beyreuther. Er finde das »besorgniserregend«. Der Stoff werde »heute bei allen neurogenerativen Erkrankungen als kritisch angesehen«, könne also die Entstehung von Krankheiten fördern, bei denen das Hirn langsam abstirbt: Alzheimer vor allem, Parkinson, Multiple Sklerose (siehe Kapitel 7).

Glutamat spielt nach Ansicht von Wissenschaftlern auch bei der weltweit grassierenden »Epidemie des Übergewichts« eine zentrale Rolle. Denn die Substanz wirkt im Gehirn genau an der Stelle, an der unter anderem der Appetit reguliert wird – und manipuliert die Abläufe dort so, dass die Menschen mehr essen, als sie müssen. Glutamat, sagt der Kieler Professor Michael Hermanussen, sei ein »Gefräßigmacher«.

Die Auswirkungen von Glutamat wurden bislang weit unterschätzt. Glutamat gilt – immer noch – als unbedenklich. Offiziell ist es als Lebensmittelzusatz zugelassen. Doch bei der Zulassung war die »Neurotoxizität«, die Giftigkeit fürs Gehirn nicht bekannt. Und die Verzehrsmengen haben sich seit der Zulassung vervielfacht. Mittlerweile ist Glutamat der wichtigste Zusatz der industriellen Nahrungsmittelproduktion. Der weltweite Absatz lag im Jahr 2009 bei zwei Millionen Tonnen bei weiter wachsender Tendenz.

Glutamat ist vermutlich der Zusatzstoff, der die weitreichendsten Auswirkungen auf das Leben der Menschen, auf ihr Gehirn, ja sogar ihre Körperform hat. Und das auf eine heimtückische, ja hinterlistige Weise, ohne dass es den Menschen ins Bewusstsein tritt.

Glutamat wird gemeinhin als »Geschmacksverstärker« bezeichnet, doch das führt in die Irre: »Glutamat ist kein Geschmacksverstärker, es hat einen ganz eigenen Geschmack«, sagt der Medizinprofessor Bernd Lindemann von der Universität des Saarlandes, der als Deutschlands »Geschmacks-Papst« gilt.

Glutamat ist ein weißes Pulver, in Supermärkten und selbst in Delikatessenhandlungen erhältlich und dort im Gewürzregal zu finden. Es schmeckt intensiv würzig, hat einen ganz eigenen Charakter, es ist gewissermaßen die Quintessenz herzhafter Speisen. Sein Geschmack wurde zuerst in Japan beschrieben und dort »umami« genannt, was »köstlich« bedeutet.

Das weiße, reine Pulver ist von so vielseitigem Wesen, dass ein Genussexperte von der *Frankfurter Allgemeinen Zeitung* einmal richtig ins Schwärmen geriet: »$C_5H_9NO_4$, das höchste der Gewürze. Wandlung ist sein Wesen, die Wandlung von Pappe in Schwein, von Wermut in Wonne. Alles, was schmeckt, schmeckt seinethalben. Bis zum Rausch glüht und blüht es auf der Zunge, bildet Inseln, Vulkane, brennt sich ein, umfängt, umnebelt, Glutamat, Götterdröhnung.«

Die volle Dröhnung bekommt, wer sich gern an Fertiggerichten und anderen Leckereien aus dem Supermarkt erfreut. Auch wer in der Kantine isst und in Restaurants, kann dem Glutamat kaum entgehen. Es steckt in der Hühnersuppe mit Nudeln von Knorr, der »Knorr Spaghetteria Bolognese«, dem »Knorr Hüttenschmaus Schwäbische Käse-Spätzle«, der »Chicken Noodle Soup« von Campbell's. Auch viele Maggi-Erzeugnisse enthalten Glutamat, so etwa die »Klare Fleisch-Suppe« und die »5-Minuten-Terrine Kartoffelbrei mit Fleischklößchen«. Es ist in vielen Schinken drin und in fast jeder Salami, in Leberwurst und Fleischsalat, auch beim Metzger an der Ecke. Und auch in Knabbersachen wie den »Original Chipsletten« von Bahlsen und den Chips von Chio, die im Fernsehen mit dem sinnigen Slogan werben: »Würze auf eigene Gefahr«.

»Würze« ist auch eine der vielen Bezeichnungen, unter denen Glutamat auf dem Etikett erscheinen kann. Dort kann »Natriumglutamat« stehen, E 621 bis E 625 oder auch »Geschmacksverstärker«. Es kann auch unter vielen anderen Bezeichnungen auftauchen: Wenn »Aroma« draufsteht, können diese Zusätze bis zu 30 Prozent reines Natriumglutamat enthalten. Auch wenn »Carrageen« angegeben ist, »Maltodextrin«, »Weizenprotein« oder gar »Trockenmilcherzeugnis«, kann Glutamat seine Wirkung entfalten.

Biolebensmittel enthalten gemeinhin kein Glutamat. Wenn Bioproduzenten aber den Ehrgeiz entwickeln, den typischen Tütensuppengeschmack nachzuempfinden, dann kommen sie offenbar um einen Geschmacksverstärker nicht herum. Denn so ein leicht künstlicher Touch, das ist es offenbar, was die Kinder der Tütensuppenmütter lieben.

Weil die Vokabel Glutamat in der Biosphäre aber einen schlechten Klang hat, taucht sie dort nicht auf dem Etikett auf. Das Glutamat ist dort getarnt, in den Biosuppenwürfeln des Ökoriesen Rapunzel etwa als »Hefeextrakt«. In der »Klaren Suppe«, wie die Firma auf Nachfrage mitteilte, seien 2,7 Prozent Glutamat enthalten, im Brühwürfel (»salzarm«) 4,9 Prozent. Lustigerweise enthält die »Gemüsebrühe« von Rapunzel gar den Hinweis: »Ganz ohne zugesetzte Geschmacksverstärker« – trotz Glutamat unterm Tarnkäpplein des Hefeextrakts. Besonders empfindlichen Menschen rät die Biofirma auf Befragen vom Verzehr eher ab: Das Hefeextrakt-Glutamat wirke exakt gleich wie das pure Pulver.

Auch andere Bioproduzenten verwenden gern den Glutamatersatz. Die Firma Allos nimmt Hefeextrakt für ihre »Gourmet-Pastete Classico«, die »Natur Compagnie« streut es in die »Hühnersuppe mit Nudeln« oder das »Fix für Sweet & Sour ASIA« und die Firma »Ökoland« in ihre Erbsensuppe. Der Glutamatersatz findet sich auch in Bioknabbersachen wie den »Original Lantchips«, den »Bio Potato Chips TRA'FO« oder den »Potato Snacks« von Moolenaartje. Und sogar in den »Hipp Schinkennudeln aus Eiernudeln« für Kinder (Altersgruppe 1–3 Jahre): Früh übt sich, wer ein Tütensuppen-Junkie werden will.

Wo die sogenannte Naturkost so erfolgreich mit Hefeextrakt operiert, wollen natürlich die ganz normalen Food-Multis nicht zurückstehen: Nestlé etwa nimmt Hefeextrakt für seine »Natur Pur«-Linie, Knorr kippt ihn in seine »Feinschmecker Champignoncremesuppe«, und der Knabberzeug-Konzern »Funnyfrisch« in seine Tüten mit »Chipsfrisch ungarisch«. So nähern sich Biosphäre und die Welt der ganz normalen chemieverstärkten Supermarktnahrung geschmacklich an.

Und manchmal merken die Verbraucher gar nichts davon – die Nahrung wird sozusagen hinter ihrem Rücken geschmacksverstärkt.

Weil Hefeextrakt nicht als Geschmacksverstärker gilt, dürfen die Food-Firmen mit dem Zusatz werben »ohne Geschmacksverstärker«, auch wenn der Glutamatersatz enthalten ist. Die Konsumentenorganisation Foodwatch hält das schlichtweg für Verbrauchertäuschung.
Hefeextrakt gilt nicht einmal als Zusatzstoff, sondern als Zutat. Besonders beliebt ist Hefeextrakt daher bei der »Clean-Label«-Bewegung, jenen Nahrungsproduzenten, die etwa Kantinenkost aus dem Kübel mit dem Argument anpreisen, es enthalte keine »deklarationspflichtigen Zusatzstoffe«. So können sie das Etikett säubern und dennoch das Glutamat unterm Tarnkäpplein verwenden. Alles sieht aus wie die reine Natur – und ist doch pure Industriekost.
Dabei kann auch das reine Glutamat pure Natur sein.
Eigentlich ist Glutamat ein Stoff, der in vielen natürlichen Lebensmitteln vorkommt, in Käse, Bohnen, Tomaten, ja sogar in der Muttermilch.
Selbst im menschlichen Körper befindet sich Glutamat, auch bei Herrn Becker. Im Durchschnitt zwei Kilo, das meiste davon allerdings fest eingebunden in Fleisch und Knochen. Ein paar Gramm aber wirken an wichtiger Stelle. Denn der »Geschmacksverstärker« ist ein Neurotransmitter, ein Botenstoff, der die Übertragung von Signalen ermöglicht, zum Beispiel im Gehirn, aber auch im Darm. Ohne Glutamat könnten die Menschen gar nicht leben (siehe Kapitel 9).
Glutamat hat zentrale Aufgaben bei der Schmerzübertragung, bei der Steuerung des Körperwachstums, bei der Gewichtsregulierung, bei der Appetitsteuerung, ja sogar bei der Fortpflanzung: Glutamat ist einer der wichtigsten Botenstoffe im Hypothalamus, jener Region tief drinnen im Kopf, die als Schaltzentrale dient: Von hier aus werden zentrale Körperfunktionen geregelt, Gefühle und Körperreaktionen aufeinander ab-

gestimmt, Wahrnehmungen gesteuert, der Körper gewissermaßen regiert – meist weit unterhalb der Bewusstseinsschwelle. Dass Glutamat bedeutende Aufgaben als Neurotransmitter im Hypothalamus hat, wurde erst 1990 festgestellt. Welche schädlichen Auswirkungen eine Überdosis, etwa durch Lebensmittelzusätze, dort haben kann, fanden Wissenschaftler in der Folge heraus. Seit dem Jahr 1959 ist Glutamat allerdings schon von der amerikanischen Lebensmittelbehörde FDA als »GRAS« anerkannt (»Generally Recognized As Safe«, im Allgemeinen als sicher angesehen – eine Einstufung, die keine besonderen Sicherheitsprüfungen voraussetzt). Noch 1991 wurde der Stoff von der Europäischen Union in die sicherste Kategorie der Lebensmittelzusatzstoffe eingestuft.

Viele Wissenschaftler sind noch heute von der Unbedenklichkeit überzeugt. Das weisen sie auch in vielen Untersuchungen nach – wofür sie häufig gewisse Zuwendungen von der Glutamatindustrie bekommen (siehe Kapitel 4).

Die großen Lebensmittelkonzerne und Zusatzstoff-Multis haben natürlich ein verständliches Interesse daran, dass das profitable Pulver nicht in Verruf gerät.

Tatsächlich besteht für die meisten Konsumenten kein Anlass zu Panik, meint selbst ein Glutamatkritiker wie Russell L. Blaylock. Er ist Professor für Neurochirurgie an der Universität von Mississippi, Mitglied zahlreicher wissenschaftlicher Gesellschaften in den USA und Autor des wichtigsten Werkes über die schädlichen Wirkungen des Neurogiftes Glutamat (»Excitotoxins. The Taste that Kills«, zu Deutsch: »Erregungsgifte. Der Geschmack, der tötet«).

Die Wirkungen der sogenannten Erregungsgifte wie Glutamat und Aspartam seien »im Allgemeinen nicht dramatisch«. Wohl könnten empfindliche Menschen schwere Symptome zeigen – bis hin zum plötzlichen Herztod. »Aber in den meisten Fällen sind die Effekte subtil und entwickeln sich über einen längeren Zeitraum.« Doch wenn die Schäden sich unbemerkt entwickeln, ist das nicht unbedingt beruhigend. Zumal, wie nicht nur Blaylock bemängelt, Untersuchungen über die langfristigen Folgen des dauerhaften Verzehrs von Tütensuppen, geschmacksverstärkten Würsten, Kartoffelchips fehlen – vor allem für die »neuroendokrinen Effekte« des Geschmacksverstärkers und die dadurch ausgelösten Störungen in der Steuerung der Körperfunktionen, vom Appetit bis zum Sex.

Bislang ging es bei den Glutamatschäden vornehmlich um die akuten Folgen, jenes Bündel von Symptomen, das als »China-Restaurant-Syndrom« bekannt wurde.

Als bekanntestes Opfer gilt der Arzt Dr. Robert Ho Man Kwok, ein Mann, der aus Korea stammte, in Amerika lebte und 1968 einen Brief an das *New England Journal of Medicine* schrieb und damit einen ziemlichen Wirbel auslöste. Darin berichtete er von einem »merkwürdigen Set von Symptomen«, die regelmäßig dann auftraten, wenn er in einem chinesischen Restaurant speiste. Es begann mit einem Taubheitsgefühl im Nacken, das ausstrahlte bis in die Arme, begleitet von einem allgemeinen Schwächegefühl und plötzlichem Zittern. Bei Kwok folgten die Symptome stets einem bestimmten Muster: Etwa 20 Minuten nach der Mahlzeit wurde sein Mund taub, im Nacken begann es zu kribbeln. Sechs Stunden später setzten Kopfschmerzen ein. Nach 24 Stunden verschwanden die Symptome, gleichzeitig verspürte Kwok heftigen Durst.

Kwok führte das Kribbeln unter anderem auf das in asiatischen Restaurants häufig gebräuchliche Glutamat zurück.

Sein Brief löste eine Flut ähnlicher Berichte von Betroffenen aus, woraufhin sich auch andere medizinische Fachblätter des Themas annahmen. Fortan kannte die Welt das »China-Restaurant-Syndrom« mit dem charakteristischen Symptombündel aus

Brennen und Wärme, Hitze- und Engegefühl, dem Kribbeln im Halsbereich, den Schmerzen in der Brust, ferner Kopfweh, Herzklopfen, Schwindel, Muskelkrämpfen, einer unbestimmten Schwäche der Oberarmmuskeln und Nackenschmerzen.

Die Industrie sorgte sich um den Absatz und konterte mit einer Fülle von Studien, die solche Symptome als pure Einbildung diffamierten.

Mittlerweile aber werden die Reaktionen auf Glutamat auch durch seriöse »Doppelblindstudien« bestätigt, bei denen weder die Testpersonen noch das Untersuchungspersonal wusste, ob Glutamat oder eine wirkungslose Vergleichssubstanz (»Placebo«) im Spiel war.

Eine 1997 im *Journal of Allergy and Clinical Immunology* veröffentlichte Studie etwa konnte nachweisen, dass Glutamat bei empfindlichen Personen Kopfschmerzen, Muskelverhärtung, Taubheit, Kribbeln, allgemeine Schwäche und Erröten hervorrufen kann – exakt die Symptome, die das China-Restaurant-Syndrom beschreibt.

Glutamat kann einen anaphylaktischen Schock hervorrufen, der oft tödlich endet. Auch auf die Blutgefäße kann der Geschmacksverstärker wirken. So ruft es, einer in der Zeitschrift *Headache* (»Kopfschmerz«) veröffentlichten Studie zufolge, bei Hasen in der Aorta, der Hauptschlagader, Krämpfe hervor – schon in einer Dosis, die dem Gehalt in Lebensmitteln entspricht.

Und weil es bei Migräne eine Rolle spielt, setzen amerikanische Forscher von der »Kopfschmerz-Gruppe« (»Headache-Group«) an der Neurologischen Abteilung der Universität des US-Staates Kalifornien in San Francisco auf neue Medikamente, die auf die Glutamatrezeptoren wirken: Die »Glutamatrezeptoren«, so liest man in einer 2009 erschienenen Studie, seien ein »vielversprechendes Ziel« bei der Migränebehandlung.

Mitunter muss es gar kein Medikament sein. Manchmal reicht es offenbar, wenn einfach das Glutamat aus der Nahrungskette eliminiert wird. Dann hört offenbar sogar der quälende Clusterkopfschmerz einfach auf, der den armen Wolfgang Becker aus Krefeld immer wieder gequält hat. Der brauchte allerdings lange, bis er herausfand, was ihn so rasend machte.

»Einmal im Monat fuhr ich nach Hannover, da war der Sitz meiner damaligen Firma, ich war der einzige Verkaufsleiter. Mit dem Chef verstand ich mich absolut nicht. Der hatte keine Ahnung von dem Geschäft. Und unterwegs bekam ich regelmäßig Attacken.
Ich bin dann zum Arzt. Der kam dann gleich mit der Psycho-Nummer nach dem Motto: Aha, interessant. Sie kriegen eine Attacke auf dem Weg zu Ihrem Chef, mit dem Sie sich nicht gut verstehen ...
Zur gleichen Zeit öffneten sich die Grenzen zur DDR, ich bin dann da drüben tätig gewesen, und hatte nach einem Tag keinen Clusterkopfschmerz mehr. Das habe ich wieder meinem Arzt erzählt.
Der hatte damals eine Ehekrise, genau wie ich auch. Da kam der wieder mit der Psycho-Schiene und hat gesagt, Sie sollten mal über die Beziehung zu Ihrer Frau nachdenken, denn immer wenn Sie von Ihrer Frau weg sind, haben Sie keine Schmerzen, und wenn Sie zu Hause sind, geht das wieder los. Ich habe dann über eine Trennung nachgedacht, bin aber bei ihr geblieben.
Heute weiß ich, dass kurz nach der Öffnung der Grenzen in der DDR noch ohne Maggi und Knorr gekocht wurde und ohne die Segnungen der westdeutschen Lebensmittelindustrie. Und auch die Attacken auf der Autobahn hab ich mir dann erklären können: Ich habe da immer ein Schnitzel gegessen, an einer

Raststätte zwischen Bielefeld und Hannover. Danach kam der Anfall. Und diese Schnitzel waren mit Sicherheit mit so einer Fertigpanade gewürzt.
Da kam ich erst Jahre später drauf, nachdem ich im Internet recht rege gesurft bin. Ich habe gemerkt, dass die Lebensmittel eine Rolle spielen. Dann bin ich kopfüber in die Gelbe Tonne gesprungen, habe geguckt, welche Zutaten da auf den Etiketten stehen. Und Glutamat tauchte da immer wieder auf.«

Die Glutaminsäure, Grundlage und nächster chemischer Verwandter von Glutamat, wurde erstmals 1866 vom deutschen Forscher Karl Ritthausen aus Weizenprotein (»Gluten«) gewonnen. 1908 fand der japanische Professor Kikunae Ikeda von der Fakultät für Chemie in Tokio heraus, weshalb ihm sein Tofu, sonst eher fad im Geschmack, besser mundete, wenn er dazu einen Löffel Tangbrühe aß: dank der Glutaminsäure, von der im Tang sehr viel steckt.

Schon ein Jahr später startete die Firma Ajinomoto, benannt nach dem japanischen Wort für Glutamat, mit der Produktion des preisgünstigen Geschmacksersatzes. Mittlerweile ist der Konzern Weltmarktführer, unterhält Filialen und Fabriken rund um den Globus.

Im Westen begann der Siegeszug des Geschmacksersatzes während des Zweiten Weltkriegs: Damals entdeckten die amerikanischen Quartiermeister bei gefangengenommenen Japanern, dass deren Armeerationen großartig, »great«, schmeckten. Verantwortlich dafür war das Glutamat. Nach dem Krieg begann die amerikanische Food-Industrie, das weiße Pulver routinemäßig den industriell gefertigten Speisen beizufügen.

Ursprünglich gewann man die Glutaminsäure aus der Alge *Laminaria Japonica*. Heute dienen dazu Bakterien von der Gattung *Corynebacterium glutamicum,* die den Stoff gewissermaßen ausschwitzen und dafür in ein Futterbad aus einer zuckerhaltigen Substanz gelegt werden. Anschließend wird die Säure filtriert und weiterverarbeitet, bis schließlich das reine weiße, salzartige Glutamat vorliegt.

Die Produktion steigt rapide: 1976 waren es weltweit 262 000 Tonnen im Jahr, 1995 schon 800 000, 1,3 Millionen Tonnen im Jahr 1999 und 2003 schon 1,5 Millionen Tonnen. Im Jahr 2009 waren es dann stolze zwei Millionen Tonnen weltweit.

Glutamat steckt von Natur aus in vielen Nahrungsmitteln: Schon die Muttermilch enthält 22 Milligramm pro 100 Gramm. 25 Milligramm sind es in Eiern, 35 in Rindfleisch, 45 in Hühnerfleisch. Spinat enthält 40 Milligramm, Kartoffeln 100, Tomaten 140. Zur Spitzengruppe zählt die Sojasauce mit 1090 Milligramm, Parmesankäse mit 1200, Roquefort mit 1280 und essbarer Seetang mit 2240 Milligramm freiem Glutamat.

Dass der Mensch den Glutamatgeschmack identifizieren kann, ist sehr sinnvoll: Denn über den Geschmack und den Appetit regelt der Körper die Zufuhr von Inhaltsstoffen, die ihm fehlen. Und da Glutamat ein wichtiger Inhaltsstoff für das Hirn und die Steuerung zentraler Körperfunktionen ist, muss regelmäßiger Nachschub gewährleistet sein.

Wichtig ist allerdings auch, dass nicht zu viel davon eingeschleust wird.

Vor Überdosierung von Glutamat ist der Mensch bei natürlichen Lebensmitteln durch den intensiven Geschmack geschützt: Denn die Glutamatbomben unter den natürlichen Lebensmitteln, Parmesan etwa oder Roquefortkäse, werden niemals kiloweise verspeist. Davor warnt ein Brechreiz.

Anders ist es bei zugesetztem Glutamat. Durch die industrielle Produktion des Geschmacksersatzstoffs erhöht sich die Verzehrmenge drastisch. So werden jährlich in der Region Parma knapp über 100 000 Tonnen Parmesan hergestellt – die Weltproduktion des Geschmacksverstärkers von zwei Millionen Tonnen aber entspricht dem Glutamatgehalt der mehr als tausendfachen Parmesanmenge: 165 000 000 Tonnen – eine Güterwaggonkette, die zweimal um die Erde reicht.

Durch die glutamatverstärkten Speisen steigt auch die tägliche Dosis: Als Standardzugabe in Industrielebensmitteln gelten 0,1 bis 0,8 Prozent, also 100 bis 800 Milligramm pro 100 Gramm. Eine Tütensuppe enthält bis zu 1500 Milligramm pro Portion. Die Glutamathersteller empfehlen auch das Kochen mit Glutamat. Pro Person gelten bei Suppen und Fleisch etwa 1250 Milligramm als Richtwert, bei gebratenen Nudeln oder Reis gar 2500 Milligramm – pro Mahl mit Suppe und Hauptgang also an die fünf Gramm. Das entspricht rein glutamatmäßig einer Menge von über zwölf Kilo Spinat oder 400 Eiern pro Kopf.

Interessanterweise sind die natürlichen Glutamatquellen kein Risiko für den kopfschmerzgefährdeten Herrn Becker. Parmesan und Roquefort beispielsweise, die Glutamatbomben, mag er einfach nicht – womöglich signalisiert ihm sein Körper damit, dass der Stoff ihm nicht guttut. Schwierig aber ist es für ihn im Restaurant – und auch im Krankenhaus.

> *»Alle sagen ja immer, wenn du Kopfschmerzen hast, darfst du nicht zum Chinesen gehen. China-Restaurant-Syndrom und so. Dass du bei den Deutschen teilweise noch schlimmer dran bist, da redet ja keiner von. Die Saucen da, Jägersauce und so, das ist ja meistens von Maggi. Wenn Sie aber 'ne Kellnerin fragen, ob im Essen Glutamat enthalten ist, die sagt grundsätzlich nein.*
>
> *Auch wenn ich sage, ich krieg da Kopfschmerzen von.*
>
> *Da nehmen die Leute keine Rücksicht drauf. Heute drohe ich damit, dass ich einen allergischen Schock bekomme, im Lokal umfalle und dann der Notarzt kommen muss. Dann gehen die*

und fragen noch den letzten Küchenlehrling, ob irgendwo was drin ist.
Schlimm war es für mich im Krankenhaus. Ich bin ja reingegangen, um mich behandeln zu lassen, ein anderes Medikament oder eine Therapie zu finden gegen meine Kopfschmerzen. Und im Krankenhaus war es dann noch schlimmer als vorher. Ich hab dann dort in der Küche angerufen und gefragt, ob ich glutamatfreies Essen bekommen kann. Da war Ratlosigkeit am anderen Ende. Dann habe ich darauf gedrungen, ein Gespräch zu führen mit der Leiterin.
Die hat sich dann tatsächlich bemüht, eine Strategie zu finden. Wir haben dann vor dem Essen immer telefoniert über die Essens- und Speisenauswahl.
Das haben wir dann gemeinsam weitgehend in den Griff gekriegt.«

Gerade im Krankenhaus sollte eigentlich nicht mit Neurotransmittern gekocht werden, die womöglich die Körperfunktionen durcheinanderbringen. Von schlechten Wirten sind Skrupel weniger zu erwarten. Sie sind mit dem Geschmackspulver vertraut, nennen es »Maria Hilf«, als Nothelfer in faden Fällen.
In feinen Restaurants ist der Stoff eigentlich verpönt. Bert Gamerschlag, der Gourmet-Redakteur des Magazins *stern,* fand ihn gleichwohl, sogar in einem Drei-Sterne-Restaurant, dem »Schiffchen« in Düsseldorf, allerdings eher zufällig bei einem Rundgang, wie er seinen Lesern erzählte: »Nach einer Unterbrechung des Menüs werden wir in den Weinkeller geführt und dann, überraschend, auch in die Küche. Dort stehen an den Kochplätzen je vier Schalen mit Bourgueils Grundwürzen: Knoblauch, Meersalz, Pfeffer und – Glutamat.« Tadelte der *stern*-Mann: »Glutamat ist Saucendoping, Viagra für lendenlahme Köche.« Drei-Sterne-Koch Jean-Claude Bourgueil recht-

fertigte sich lau: »Wir nehmen es nicht für alles, nur für manches.«

Die Glutamatbefürworter halten den Stoff für vollkommen unbedenklich.

Der Nahrungsmittelmulti Nestlé beispielsweise verweist, um die Unbedenklichkeit von Glutamat zu dokumentieren, gern auf die Einschätzung in »Fachkreisen«, so etwa die sogenannten Hohenheimer Konsensusgespräche. Das erste von ihnen zum Thema Glutamat fand 1996 an der Universität Stuttgart-Hohenheim unter der Leitung von Professor Hans Konrad Biesalski statt. Unter den Teilnehmern waren renommierte Ernährungswissenschaftler und auch Neurologen.

Ihr Urteil lautete: Freispruch für Glutamat. Denn: »Die Experten« kamen zu dem Ergebnis, dass Glutamat »auch in hohen Dosen keine spezifischen Nebenwirkungen aufweist.«[1]

Es sei eigentlich sogar zu empfehlen, als »ein gut verwendbares Additiv der menschlichen Ernährung«, weil es »zum Geschmack von Speisen beiträgt«. Die Berichte über Erkrankungen kennzeichnen die Experten als bloß »anekdotisch«, sie hielten einer wissenschaftlichen Überprüfung nicht stand.

Ein eindeutiges Urteil von unabhängigen Professoren – so scheint es. Doch die Expertise war von der Glutamatindustrie gekauft. Das räumte Organisator Biesalski auf Anfrage ein. Der Professor aus Stuttgart-Hohenheim hatte mit diesen Konsensusgesprächen ein offenbar florierendes Geschäft entwickelt (siehe Kapitel 4).

Da diese Verflechtungen nicht bekannt waren und auch die diesbezüglichen Veröffentlichungen etwa im Fachblatt *Ernäh-*

---

[1] Beyreuther, K., Biesalski, H. K., Fernstrom, J. D., Grimm, P., Hammes, W. P. ,Heinemann, U., Kempski, O., Stehle, P., Steinhart, H., Walker, R.: Consensus meeting: monosodium glutamate – an update. Eur J Clin Nutr. 2007 Mar; 61(3): 304–13. Epub 2006 Sep 6.

rungsumschau keinerlei Informationen über die Finanziers aus der Glutamatindustrie enthielten, konnte der Anschein eines unabhängigen wissenschaftlichen Urteils gegenüber Fachwelt und Öffentlichkeit aufrechterhalten werden.

Das Urteil der Konsens-Professoren wiederholte, fast wortgleich, noch im Sommer 2003 die Deutsche Gesellschaft für Ernährung: Glutamat sei »für die Allgemeinheit unbedenklich und steht in keinem Widerspruch zu einer gesundheitsbewussten Ernährung«.

2006 veröffentlichte Biesalskis Professorenrunde noch ein Update, an dem diesmal sogar der Heidelberger Alzheimer-Forscher Konrad Beyreuther teilnahm, der bislang eher mit kritischen Statements zu Glutamat an die Öffentlichkeit getreten war. Sprecher der Runde war diesmal der Präsident der Deutschen Gesellschaft für Ernährung (DGE), Professor Peter Stehle von der Universität Bonn. Diesmal setzten sie sogar noch eins drauf – und erklärten mehr als ein Kilo am Tag für unbedenklich. Wörtlich: »Eine maximale Aufnahme von 16 000 Milligramm pro Kilogramm Körpergewicht wird als sicher angesehen.«[2]

16 000 Milligramm pro Kilo Körpergewicht, das bedeutet für einen Menschen von 75 Kilo eine tägliche Glutamatdosis von 1,2 Kilogramm. Das klingt nach viel – und ist es auch: Es ist mehr als die tödliche Dosis, die sie da, veröffentlicht im Internet am 6. September 2006, für unbedenklich erklärt hatten – aus Versehen, wie eine Nachfrage ergab. Da habe sich leider »ein Fehler eingeschlichen«, räumte Professor Peter Stehle als Sprecher der Runde auf Anfrage ein. Statt 16 000 Milligramm müsse

---

2 Beyreuther, K., Biesalski, H. K., Fernstrom, J. D., Grimm, P., Hammes, W. P., Heinemann, U., Kempski, O., Stehle, P., Steinhart, H., Walker, R.: Consensus meeting: monosodium glutamate – an update. Eur J Clin Nutr. 2007 Mar; 61(3): 304–13. Epub 2006 Sep 6.

es heißen: 6000 Milligramm. Stehle bedauerte den Lapsus: »Ein solcher Fehler (eine 1 zu viel) sollte nicht vorkommen«, zumal »alle Mitautoren den Text abgesegnet« hätten. So genau haben sie offenbar nicht hingesehen, und auch »die unabhängigen Begutachter« des renommierten Fachjournals *(European Journal of Clinical Nutrition)* hätten wohl, so Stehle, »den Fehler nicht bemerkt«.

Irren ist menschlich. Der Vorgang erhöht allerdings nicht unbedingt das Vertrauen in die Sorgfalt und Seriösität der Wissenschaftler, die über die angebliche Unbedenklichkeit von Nahrungszutaten befinden. Immerhin: In dem schließlich erschienenen Aufsatz in der Fachzeitschrift wurde die Dosis gesenkt. Im Internet blieb die tödliche Dosis jahrelang stehen. Doch auch die neue Version rief Kritik hervor. Immerhin entspricht auch die reduzierte Dosis noch einer täglich angeblich harmlosen Menge von knapp einem Pfund.

Der Kieler Professor Michael Hermanussen befürchtet auch bei dieser Dosis gesundheitliche Schäden, etwa bei ungeborenen Babys im Mutterleib.

Hermanussen bemängelt zudem, dass der »Konsens« wissenschaftlichen Standards nicht genüge. Wichtige Untersuchungen und Erkenntnisse seien nicht berücksichtigt worden, vor allem solche zu schädlichen Wirkungen.

Hermanussen selbst war zu der Konsensrunde nicht eingeladen. Er forschte über den Geschmacksverstärker und wies in einer Studie nach, dass Glutamat zu Gefräßigkeit führen kann.

Denn es ist im Körper ein überaus wichtiger Botenstoff – und wirkt exakt an der Stelle im Gehirn, an der zentrale Funktionen gesteuert werden: im Hypothalamus. Sicher ist: Im Hypothalamus kann eine Extradosis Glutamat besonders weitreichende Folgen haben. Denn der Hypothalamus steuert zahlreiche Funktionen: Er verbindet die Gefühlszentren mit den Wahrnehmungsregionen und den Körperfunktionen wie Atmung, Herzschlag, Verdauung. Er spielt eine Schlüsselrolle für Motorik, Emotionen und Gedächtnis. Und vor allem ist er eine wichtige Schaltzentrale im körpereigenen Hormonsystem. »Weil dem Hypothalamus bei der Regelung der Körpersysteme eine so wichtige Rolle zufällt, wird er oft als das Gehirn des Gehirns bezeichnet«, sagt der Neurowissenschaftler John Ratey.

Der Hypothalamus ist das Über-Hirn, eine Befehlszentrale, welche die Ausschüttung zahlreicher Hormone steuert. Diese Hormone haben vielfältige und ehrenvolle Aufgaben: Sie steuern die Schilddrüse, das Wachstum, das Sexualverhalten, sind auch für die Stimmungslage, die Aufmerksamkeit, die Lernleistung zuständig.

Das Bewusstsein merkt von diesen Vorgängen naturgemäß nichts. Und auch in einer Notlage reagiert der Hypothalamus praktisch selbsttätig, ohne dass der Verstand auch nur eine Chance zur Mitwirkung erhält. Hirnforscher Ratey gibt ein Beispiel: Wenn »ein Mann mit irrem Blick mit einer Schusswaffe herumfuchtelt, gehen die Signale direkt an den Hypothalamus. Anders als bei Reaktionen, die einen Entscheidungsprozess erfordern, wird hier die obere Hirnregion umgangen, sodass sofortiges Handeln möglich wird«. Das Stresshormon des Gehirns wird freigesetzt, es steigert Angst und Wachsamkeit, und weist schließlich die Nebenniere an, weitere Stresshormone wie etwa Adrenalin auszuschütten, um auf sofortiges Handeln vorzubereiten. Der Hypothalamus steuert auch die Hirnanhangsdrüse (Hypophyse), ein lebenswichtiges Organ, das alle wichtigen Drüsen des Körpers beeinflusst. Diese wiederum aktiviert Mandelkern und Hirnstamm, die das sympathische Nervensystem anregen, den Körper auf Hochtouren bringen, so dass er rennt »wie nie zuvor«.

Der Hypothalamus bringt also die unbewussten Körpervorgänge

und das aktive Handeln zusammen. Diese Scharnierfunktion spielt auch beim Essverhalten eine »Schlüsselrolle«, sagt Hirnforscher Ratey. Der Hypothalamus regelt den Appetit und das Hungergefühl, das Körperwachstum, die Gewichtskontrolle. Im Hypothalamus laufen Meldungen über den Ernährungszustand ein. Er fällt dann, so Ratey, »die Entscheidung darüber, ob und was man essen oder trinken soll, oder besser aufhören sollte«.

Der Hypothalamus entscheidet also gewissermaßen über die Figur.

Und Glutamat spielt dabei eine gewichtige Rolle: Als Neurotransmitter ist es für die Übertragung von Signalen zuständig. Denn die Botschaften, etwa die von den Sinnesorganen ans Gehirn, werden zwar über weite Strecken im Körper elektrisch transportiert, doch immer nur über eine gewisse Strecke. Dann enden die elektrischen Übertragungswege, es klafft eine Lücke, der synaptische Spalt. Diese Lücke wird durch Chemikalien überbrückt, die Botenstoffe. Die aber werden erst ausgeschüttet, wenn der Reiz eine gewisse Intensität und mithin die Botschaft auch eine wichtige Bedeutung hat.

Die Neurotransmitter haben also die Aufgabe, für eine Auswahl zu sorgen, damit nicht jeder Reiz das Hirn belästigt.

Normalerweise achtet der Körper darauf, dass keine überhöhten Konzentrationen auftreten. Wenn zu viel Glutamat im Blut ist, schaffen spezielle Transporter, gleichsam wie Staubsauger, die Überschüsse weg.

Wenn aber der Glutamathaushalt gestört ist, gerät das Steuerungssystem des Körpers dauerhaft in Unordnung. Eine Überschwemmung der Nervensynapsen mit freiem Glutamat wird unter anderem für epilepsieartige Krampfanfälle verantwortlich gemacht, spielt aber auch eine unheilvolle Rolle bei der Multiplen Sklerose, bei Parkinson und Alzheimer. Und bei der Amyotrophen Lateralsklerose (ALS), jener schauderhaften Erkrankung, bei der die Muskeln versagen und schließlich die Atmung, so dass die Betroffenen qualvoll ersticken.

Die Auswirkungen des Geschmacksstoffs im Gehirn entdeckten Wissenschaftler zuerst bei Versuchstieren, an denen sie bestimmte Veränderungen am Auge untersuchen wollten, Schäden an der Netzhaut, die möglicherweise durch Glutamat hervorgerufen wurden. Sie fütterten die Nager also zu Versuchszwecken mit Glutamat – und stellten fest, dass diese durch die Glutamatdiät überraschenderweise auch in »grotesker Weise« übergewichtig wurden. Der Entdecker dieser Effekte war der amerikanische Neurowissenschaftler John Olney, Professor für Neuropsychopharmakologie an der Washington-Universität in St. Louis im US-Bundesstaat Missouri. Er hatte schon 1969 herausgefunden, dass Glutamat bei Mäusen zu Hirnschäden führen kann. Seine Erkenntnisse führten dazu, dass in den USA Glutamat für Babynahrung verboten wurde.

Seither hat er eine Fülle weiterer Untersuchungen angestellt und auch auf Zusammenhänge zwischen Glutamat und Schlaganfall, Epilepsie, Kopftrauma, Parkinson, Alzheimer und Multipler Sklerose hingewiesen.

Die deutschen Glutamatverteidiger sehen die Rolle des Geschmacksverstärkers als nicht so gravierend. Die Senatskommission zur Beurteilung der gesundheitlichen Unbedenklichkeit von Lebensmitteln der Deutschen Forschungsgemeinschaft befand zum Beispiel, ein Beitrag des Geschmacksverstärkers Glutamat bei neurodegenerativen Erkrankungen wie Morbus Alzheimer und Morbus Parkinson sei »wenig wahrscheinlich«.[3]

---

[3] Senatskommission zur Beurteilung der gesundheitlichen Unbedenklichkeit von Lebensmitteln: Stellungnahme zur potentiellen Beteiligung einer oralen Glutamat-Aufnahme an chronischen neurodegenerativen Erkrankungen; Endfassung vom 8. April 2005

Das Gremium räumte allerdings ein, dass die Datenlage unbefriedigend sei. Insbesondere würden »Daten zu den Einsatzmengen von Glutamat in Lebensmitteln« und die daraus resultierende Belastung der Bevölkerung »benötigt«.

Diese Zahlen liegen leider nicht vor: Die deutsche Regierung sträubt sich seit Jahren hartnäckig, statistische Erkenntnisse über die Verzehrsmengen von Zusatzstoffen zu gewinnen. Auch bei der sogenannten Nationalen Verzehrsstudie II aus dem Jahr 2008 wurden diese Daten nicht erhoben, weil, so die Klage der an der Erhebung Beteiligten, die Nahrungsindustrie die nötigen Angaben über die enthaltenen Mengen nicht machen möchte.

Für die Glutamatverteidiger ist dies zweifellos ein Vorteil: Sie können einfach behaupten, die Verzehrsmengen seien »stabil« (so das Hohenheimer Konsensus-Update von 2006), ohne sich allzusehr durch eine Realität stören zu lassen, in der die Glutamatindustrie über ständig steigende Absatzzahlen berichtet.

Vielleicht übertreiben die Glutamathersteller ein bisschen, um die Analysten an der Wall Street mit Erfolgsmeldungen über ihre Geschäftserfolge zu beeindrucken. Aber es scheint sicher, dass die Glutamatproduktion Jahr für Jahr gestiegen ist. Und so können die steigenden Übergewichtsraten auf der Welt womöglich auch mit dem steigenden Glutamatverzehr zusammenhängen. Der Kieler Glutamatkritiker Professor Hermanussen glaubt jedenfalls nachweisen zu können, dass der Geschmacksverstärker zu Gefräßigkeit und Übergewicht führt. Bei seiner Untersuchung, die 2006 in der Wissenschaftszeitschrift *European Journal of Clinical Nutrition* erschienen ist, zeigten die Versuchstiere ein deutlich verändertes Fressverhalten: Unter dem Einfluss des Geschmacksverstärkers fraßen sie fast doppelt so viel wie ohne.

Hermanussen hat sogar so etwas wie die allseits ersehnte Schlankheitspille gefunden. Ein Medikament namens Memantin blockiert die Glutamatrezeptoren im Gehirn. Eigentlich hilft es gegen Alzheimer (siehe Hans-Ulrich Grimm: Die Kalorienlüge). Das Medikament ist allerdings nicht ohne Risiko: »Häufige Nebenwirkungen« sind nach Herstellerangaben Halluzinationen, Verwirrtheit, Schwindel, Kopfschmerzen und Müdigkeit.

Auch spanische Wissenschaftler haben sich mit der Rolle von Glutamat bei der Nahrungsaufnahme beschäftigt und glauben seither, dass eine völlig »neue Theorie für die Übergewichtsepidemie« nötig sei. Sie stellten fest, dass die Substanz diverse Verletzungen in wichtigen Hirnregionen hervorrufen kann: So war bei den Versuchstieren eine der Zonen für die Steuerung der Appetitfunktionen, der Arcuate Nucleus, völlig zerstört. Glutamat hatte überdies Auswirkungen auf die Tätigkeit der prominenten Appetithormone: Der Leptinwert etwa war deutlich gesunken. Das bedeutet: Das Gehirn bekommt falsche Informationen über die Nahrungsversorgung – und lässt die Menschen mehr essen, als sie müssten.

Sogar Chinesen, die bislang als glutamatresistent galten, werden dadurch dicker, wie eine Ende 2008 veröffentlichte Untersuchung amerikanischer und chinesischer Wissenschaftler an 752 chinesischen Dorfbewohnern ergab: Die Glutamatesser unter ihnen waren deutlich korpulenter als die anderen.

Die neuen Erkenntnisse der Hormonforscher über die Rolle von Glutamat bei der Steuerung der Nahrungsaufnahme im Gehirn erklären auch manche früheren Beobachtungen.

Die Ernährungsforscherin France Bellisle vom Centre National de la Recherche Scientifique in Paris beobachtete zum Beispiel einen »erhöhten Anreiz«, mehr zu essen. Wenn Glutamat beigemischt wurde, neigten die Versuchsesser zu schnellerem Hin-

unterschlingen, sie kauten weniger und machten »kleinere Pausen zwischen zwei Bissen«.
Auch wurde eine Fleischpastete in größerer Menge verzehrt, wenn Glutamat drin war.
Glutamat erhöht die Fresslust schon bei Neugeborenen: Sie mögen eine klare Gemüsebrühe lieber, wenn eine Prise vom »Geschmacksverstärker« drin ist.
In Tierversuchen zeigten die Versuchsobjekte unter Glutamat noch Fressattacken, obwohl sie längst satt waren.
Bei Pflanzen wird der Aufplusterungseffekt schon ganz gezielt genutzt: 1998 erhielt in den USA ein Wachstumsförderer namens AuxiGro die Zulassung. Der enthält freie Glutaminsäure – und lässt auf den Feldern mehr und dickere Kartoffeln und Tomaten heranreifen.
So könnten die subtilen Einflüsse des Neuropulvers auf die Regionen im Gehirn, die das Wachstum und den Appetit steuern, auch die Epidemie des Übergewichts und der Fettleibigkeit in Amerika, aber auch anderswo, erklären.
Wenn die Versuchstiere durch glutamatverstärkte Speisen »in plumper Weise übergewichtig« wurden (und sogar »Schwierigkeiten mit der Vermehrung« hatten), hängt die typische Silhouette vieler US-Amerikaner womöglich auch mit jenem Stoff zusammen, der die Hirnsteuerung durcheinanderbringt, meint der amerikanische Glutamatkritiker Russel L. Blaylock: »Man muss sich schon fragen, ob die große Zahl der Amerikaner, die Übergewicht haben, mit dem frühen Kontakt zu Exzitotoxinen (Erregungsgiften) in Lebensmittelzusätzen zusammenhängen. Dieses Übergewicht ist schließlich eine der logischen Folgen des Glutamat-Syndroms.« Das aktuelle Ausmaß des durch Glutamat ausgelösten Übergewichts sei unbekannt. »Sicher ist, dass Menschen nach Glutamatzufuhr wesentlich höhere Konzentrationen im Blut haben als irgendein anderes bekanntes Lebewesen.«

Tatsächlich steigt die Konzentration von Glutamat im Blut nach einem Mahl mit einem Glutamatgehalt von 4,5 Gramm, also etwa der vom Glutamat-Informationsdienst empfohlenen Dosis, steil an – auf das Vierfache binnen einer halben Stunde (von 0,072 auf 0,276 Mikromol pro Milliliter Plasma). Nach einer vom International Glutamate Technical Committee gesponserten Studie kann bei einer Dosis von 12,7 Gramm die Konzentration gar um das Elffache ansteigen, jeweils berechnet für die statistische Durchschnittsperson mit 70 Kilo Körpergewicht.

John Olney fand allerdings noch weit bedenklichere Glutamatwirkungen. Er war derjenige, der als Erster in Tierversuchen festgestellt hat, dass Glutamat Hirnzellen töten kann. Und er stieß auch auf erschreckende Folgen: »Die beobachteten Zusammenhänge zwischen der Glutamatbehandlung und den manifesten Symptomen wie verkrüppeltem Skelett, Übergewicht und Sterilität bei den Weibchen« legten eine »komplexe hormonelle Störung nahe«. Zudem vermutete er, dass auch Störungen bei ungeborenen Embryos zu erwarten seien, und forderte weitere Forschungen. Denn es sei durchaus »möglich, dass infolge des erhöhten Glutamatspiegels der Mutter Hirnschäden beim Embryo auftreten könnten«.

Olneys Entdeckungen riefen zahlreiche Kritiker auf den Plan, namentlich aus der Glutamat- und Nahrungsmittelindustrie. Seine Beobachtungen aus den Tierversuchen, die Veränderungen bei den Nervenzellen und die Auswirkungen auf den Hypothalamus werden auch von Glutamatbefürwortern wie jenen Professoren aus der Hohenheimer Konsensrunde nicht bezweifelt: Bei drastischer Erhöhung der Glutamatkonzentration könne eine »Aktivierung von Neuronen durch Glutamatrezeptoren bis hin zum Nervenzelltod« stattfinden, räumte schon das erste Konsenspapier von Professor Biesalski und seinen Kollegen ein.

Jedoch: »Beim Menschen konnten solche Beobachtungen bisher nicht bestätigt werden.« Und: Die Zerstörung von Hirnzellen sei auch nur bei extrem hohen Dosen denkbar. »Bei normaler, selbst glutaminsäurereicher Ernährung ist«, so meinen sie, »kein schädigender Einfluss zu erwarten«.
Dass Glutamat unangenehme Nebenwirkungen haben kann, das bezweifeln allerdings auch die Professoren aus dem Hohenheimer Konsenskreis nicht: Es gebe »offensichtlich einige wenige Menschen«, die darauf »überempfindlich reagieren. Diese sollten es meiden«.
Das praktiziert Glutamatopfer Becker, seit er die Ursachen für seine Beschwerden erkannte. Dadurch ist sein Leben merklich angenehmer geworden.

> *Von dem Zeitpunkt an, als ich penibelst darauf geachtet habe, kein Glutamat zu konsumieren, von da an ging's bergauf, aber wirklich langzeitmäßig bergauf.*
> *Jetzt haben wir halt in der Küche so Sachen wie Pfeffer, natives Olivenöl, Mondamin, ohne Glutamat. Ketchup auch. Und wenn wir was kaufen, gucken wir erst hinten drauf, um zu sehen, was drinnen ist.*
> *Heute ist das so, ich kann Glutamat rausschmecken. Wenn ich irgendwo sitze in einem Dorf im Urlaub, wo ich noch nicht war, dann kommt dieser komische Geschmack, dann lasse ich das meine Frau zu Ende essen und esse den Salat.*
> *Und ich erkenne auch, in welchen Restaurants sie es verwenden. Am besten ist es für mich in Griechenland, da fahren wir immer im Urlaub hin.*
> *Vorn am Hafen, in der ersten Reihe, das ist nichts für mich. Da stehen fünf gleich gekleidete Kellner, und da gibt es dann halt die Fertigsachen. Ich esse nicht da, sondern eine Reihe weiter hinten. Da, wo die Griechen sitzen.*

Man entwickelt so ein Gefühl dafür. Auch in Deutschland. Wenn ich eine Bäckerei sehe, und die hat schon ein Schild im Schaufenster hängen, auf dem steht ›Vitalbrot‹ oder so, da bin ich skeptisch. Das hat der doch nie selbst gedruckt. Das kriegt der doch dort, wo er seine Fertigmischungen kauft.
Ich sage jetzt, man kann alles das essen, was die Deutschen schon vor 200 Jahren gegessen haben. Das heißt, dass man auf diese natürlichen Lebensmittel zurückgreifen soll. Seit ich das so konsequent praktiziert habe, hat sich mein Leben spürbar verbessert.
Die Anzahl der Attacken, die Häufigkeiten und auch die Stärke haben irgendwann merklich nachgelassen. Ich führe das auf meine konsequente Lebensweise zurück. Mittlerweile geht es mir wieder richtig gut. Seit ich den ganzen Mist weggelassen habe, ist es nach und nach besser geworden. Ich bin jetzt geheilt.«

Er hat eine neue Firma gegründet, ein paar Jahre gepowert, und fühlt sich wunderbar. Ob es nur das Essen ohne Glutamat war, das kann er nicht sagen. Es hat jedenfalls seinem Leben eine neue Richtung gegeben.
Solch konsequente Abstinenz kann allerdings auch schädliche Auswirkungen haben – für den Geschäftsgang der betroffenen Produzenten. Die wehren sich mit aller Macht – und mit nicht immer ganz seriösen Argumenten. Einen Forscher aus Kiel zerrten sie sogar vor Gericht.

4. SÜSSE KEULE

GELD UND MACHT: WIE DIE INDUSTRIE GEGEN KRITIK VORGEHT

Wie gefährlich ist Cola light fürs Gehirn?/
Ein Süßstoffkonzern reagiert sauer: Als ein Wissenschaftler
vor Gericht kam/Von gefälschten Studien und
gefälligen Forschern/Was kostet die Wahrheit?
Der Hohenheimer Glutamatkonsens/Warnung für Piloten:
Wenn im Cockpit Ohnmacht droht

Er hat nichts verbrochen. Er wäre auch gar nicht der Mensch dafür, so bedächtig und vorsichtig, wie er ist; ein Beamter von norddeutsch nüchterner Wesensart. Dass er vor Gericht kam, lag eher daran, dass er seinen Beruf ernst nimmt und seine Aufgabe. Hermann Kruse ist Wissenschaftler, Toxikologe, und als solcher hat er mit Gift zu tun.

Darum war er auch ins Fernsehen eingeladen, an jenem Tag im Mai. Kruse arbeitet an der Universität Kiel. Von seinem Labor im Klinikum ist es nicht weit zum Fernsehstudio. Es war ein schöner Frühlingstag, auch hier oben im Norden. Gegen Mittag habe er sich auf den Weg gemacht, sagt Kruse, er erinnere sich »noch sehr gut an die Geschehnisse«. Es war noch etwas frisch hier am Meer, aber sonnig. Nichts deutete darauf hin, dass es bald Ärger geben würde.

Doch wenn große Konzerne ihre Interessen bedroht sehen, können sie sehr schnell unfreundlich werden. Das erfuhr Hermann Kruse erst nach seinem Auftritt.

Er wählte den Weg durch den Schlossgarten, nach wenigen Minuten war er am Ostseekai. Kruse ging weiter am Ufer entlang, zum Kieler Landesstudio des Zweiten Deutschen Fernsehens (ZDF) nahe am Hafen, nicht weit von den Anlegestellen für die großen Fähren nach Göteborg, St. Petersburg, Oslo.

Vom Studio aus war von den Schiffen draußen nichts zu sehen. Es war ein fensterloser Raum, in dem Kruse seinen Auftritt hatte, live zugeschaltet nach Mainz, ins Mittagsmagazin des ZDF.

Die Fragen der Moderatorin Susanne Conrad sind wie Kruses Antworten wortgenau überliefert. Sie tauchen später in den Akten des Gerichts auf.

Auszug aus dem Sendeprotokoll:

Conrad: Dr. Hermann Kruse ist Lebensmittelexperte und Toxikologe der Universität Kiel. Guten Tag dorthin, Herr Kruse. Herr Dr. Kruse, wenn ich mir meinen Joghurtbecher begucke und sehe dort jede Menge E-Nummern, sollte ich den dann gleich wieder wegstellen?

Kruse: Das müssen Sie nicht tun, aber Sie sollten als Verbraucher eben informiert sein, um welche Zusätze es sich handelt, und ob da vielleicht einige Zusatzstoffe darin enthalten sind, die toxikologisch bedenklich sind. Darüber bedarf es eben einer gewissen Aufklärung. Also nicht wegstellen, sondern sich lieber aufklären lassen.

Als Wissenschaftler ist er da vorsichtig. Doch die Moderatorin hakte nach:

Conrad: Ja, und woher weiß ich denn nun, welche Zusatzstoffe schädlich sind? Können Sie uns da ein paar nennen, die da gerne vorkommen?

»Aus der Sicht des Toxikologen«, antwortete der Toxikologe, gebe es »bestimmte Gruppen, die bedenklich sind«. Er nannte unter anderem Süßstoffe. Für diese interessierte sich die Moderatorin sehr, wollte wissen, ob die etwa problematisch seien. Der Toxikologe war wieder vorsichtig:

Kruse: Ja, da gibt es einen Süßstoff dabei, den wir aus toxikologischer Sicht für bedenklich halten, das ist das Aspartam. Bei dem Aspartam besteht der Verdacht, dass er zum Krebsgeschehen einen Beitrag leistet – es ist selbst nicht krebserzeugend – damit es keine Missverständnisse gibt –, aber einen gewissen Beitrag leisten kann und ... dass es eben auch zu Befindlichkeitsstörungen bei zu viel kommt, wie beispielsweise übermäßige Kopfschmerzen, Schwindelgefühle, Beschwerden im Nackenbereich usw.
Wir fassen das auch zusammen unter dem Begriff »das China-Restaurant-Syndrom«. Das ist also ganz typisch beobachtet worden bei einem Glutamatzusatz, das ist übrigens ein Geschmacksverstärker, der auch in Anwendung ist, dort ist das eben beobachtet worden, und insofern ist das Aspartam immer noch im Verdacht, auch nicht ganz unbedenklich zu sein als Süßstoff.

Die Moderatorin zog einen kurzen Schluss: »Also Hände weg davon.« Sie dankte dem Gast, der dann bald das Studio verließ. Kruse machte sich auf den Rückweg, wieder an der Kieler Förde entlang, auf der jetzt ein reger Schiffsverkehr herrschte mit kleinen Motorjachten, einigen Ausflugsdampfern, großen Fährschiffen. Er durchquerte wieder den kleinen Park und war bald in seinem Büro auf dem Gelände des Universitätsklinikums, im zweiten Stock.
Er saß vielleicht eine halbe Stunde da, als seine Sekretärin, Elli

Kuhbach, einen Anrufer durchstellte. Der Mann am Telefon war nach Kruses Erinnerung ein bisschen ruppig. Es war ein Rechtsanwalt aus Düsseldorf, sein Auftraggeber: die Firma NutraSweet, Hersteller des Süßstoffes Aspartam.

Der Stoff ist besonders bei figurbewussten Menschen beliebt, aber auch bei Kindern, die er vor Zahnschäden durch Zucker bewahren soll. NutraSweet wird auch unter dem Namen »Equal« oder »Canderel« verkauft und ist 200-mal süßer als Zucker.

Die internationalen Food-Konzerne haben ein verständliches Interesse daran, dass das Image ihrer Zusätze nicht leidet. Wenn die Menschen bei jedem Schluck, bei jedem Bissen Angst um ihre Gesundheit haben, und gar an Gehirnschäden denken, vergeht ihnen schnell die Lust am Genuss.

Aspartam kann, ähnlich wie Glutamat, in die Steuerungsmechanismen im Gehirn eingreifen. Es kann auch akute Störungen auslösen, Kopfschmerz, Schwindel, auch mal vorübergehenden Gedächtnisschwund. Besonders bedenklich sei der Süßstoff in der Schwangerschaft, meinen manche Wissenschaftler, denn er könne unter Umständen das Gehirn des Kindes schädigen.

Die Herstellerfirma weist dies alles entschieden zurück – und verweist auf die Zulassung des Stoffes in vielen Ländern und auf Untersuchungen, welche die Harmlosigkeit des künstlichen Süßstoffes beweisen sollen.

Die Lebensmittelhersteller und die Zusatzstoff-Multis unternehmen viel, um die Bedenken gegen die Erzeugnisse zu zerstreuen. Sie lassen Studien erstellen, unterstützen Professoren, die ihnen wohlgesonnen sind, bezahlen Werbeprofis, um die Öffentlichkeit in ihrem Sinne zu beeinflussen, und sie bekämpfen Kritiker.

Die Konzerne sind offenbar der Auffassung, im Besitz der alleinigen Wahrheit zu sein. Dabei sind die Studien, auf die sich die Hersteller und auch die Behörden bei der Zulassung des Süßstoffes stützten, zum Teil von fragwürdigem Wert, enthalten Schlampereien, Ungenauigkeiten, ja sogar Fälschungen. Kein Wunder, dass manche Wissenschaftler gegenüber dem Süßstoff Aspartam eine sehr viel entschiedenere Haltung haben als der Toxikologe Kruse aus Kiel.

Im Medizinjournal *The Lancet* fasste der Arzt und Autor H. J. Roberts aus West Palm Beach in Florida 1997 seine über Jahre hinweg gewonnenen Forschungsergebnisse so zusammen: »Ich bin der Auffassung, dass unserer Gesellschaft eine unvermeidbare wissenschaftliche Katastrophe bevorsteht, wenn die Benutzung von Aspartam-Produkten durch die Allgemeinheit nicht sofort beendet wird.«

Die von den Produzenten immer wieder ins Feld geführten Unbedenklichkeitsbescheinigungen und auch die amtlichen Zulassungsbescheide sind durchaus mit Vorsicht zu genießen, meint auch der Glutamatkritiker Professor John Olney von der Washington-Universität in St. Louis im US-Staat Missouri: Die Versicherung der amerikanischen Lebensmittelaufsichtsbehörde FDA etwa, dass Glutamat sicher sei, beruhe »fast ausschließlich auf Daten, die von der Industrie vorgelegt wurden und bei näherer Prüfung fehlerhaft, unzuverlässig oder gar falsch waren«.

Auch im Fall von Aspartam, so ergaben die Überprüfungen einer amerikanischen Regierungskommission, wurden im Zulassungsverfahren bei der FDA gefälschte und manipulierte Daten eingereicht.

Auch viele Studien zur Unbedenklichkeit von Glutamat wurden von den Herstellern finanziert – und teils mit wissenschaftlich zweifelhaften Methoden ausgeführt. So wurde etwa die wichtigste deutsche Unbedenklichkeitsbescheinigung für Glutamat, verabschiedet bei einem Konsensusgespräch an der Universität Hohenheim, organisiert von Professor Hans Konrad Biesalski, von der Glutamatindustrie bestellt und bezahlt.

Dabei sind gerade bei Zusätzen wie Aspartam und Glutamat die Bedenken von Wissenschaftlern besonders schwerwiegend. Und sie betreffen nicht nur die akuten Schäden, die unmittelbar nach einem Schluck Cola light oder einer Tasse Kaffee mit Nutra-Sweet oder einem Wrigley's Kaugummi auftreten können.

Gravierender sind die möglichen Langzeitfolgen. Und besonders schwerwiegend, meinen Wissenschaftler, sind die Folgen für Kinder.

Denn ein in Aspartam enthaltener Stoff namens Aspartat ist, wie das chemisch verwandte Glutamat, ein Neurotransmitter. Aspartat kann wie Glutamat ab einer bestimmten Dosis den Gehirnzellen schaden, wirkt also »neurotoxisch«. Deshalb gilt es wie Glutamat als Risikofaktor für Krankheiten wie Parkinson, Multiple Sklerose, auch Depressionen und epileptische Anfälle. Aspartat kann überdies, genau wie Glutamat, dazu führen, dass Aluminium die Blut-Hirn-Schranke leichter durchquert – und damit die Anfälligkeit für die Alzheimer-Krankheit steigt. Aspartat behindert auch den Eintritt von Glukose ins Gehirn – und damit den wichtigsten Energieträger für die Hirntätigkeit.

Besonders bei Kindern ist Aspartam problematisch, denn bei ihnen ist die Blut-Hirn-Schranke noch nicht voll ausgebildet, schädliche Substanzen können daher leichter eindringen als bei Erwachsenen. Und den Süßstoff nehmen gerade Kinder häufig zu sich, weil Eltern sich um die Zähne der Kleinen sorgen (siehe Kapitel 5).

Berichte über unangenehme Nebenwirkungen von Aspartam gibt es in großer Zahl: Sie handeln von Kopfweh und Migräne, aber auch von Schüttelfrost, Verwirrung, Muskelschmerzen. Oder Durchfall, Sehstörungen und Gleichgewichtsproblemen.

»Nach 20 Dosen kam die Todesangst«, berichtete die Zeitschrift *Ärztliche Praxis* schon im Jahr 1984. »Der Süßstoff Aspartam, zum Beispiel in Diät-Cola, kann, wenn exzessiv eingenommen, Panikattacken auslösen!« Eine 33-jährige Köchin »erlitt tägliche Anfälle von Panikattacken bis hin zu Todesängsten«. Die Symptome besserten sich, »wenn sie ihren exzessiven Konsum (bis zu 20 Dosen pro Tag) von Diät-Cola reduzierte«.

Auf einer Tagung der Amerikanischen Wissenschaftsakademie wurde bekannt, dass bei mehreren hundert Patienten erhebliche gesundheitliche Beeinträchtigungen festgestellt wurden. Mindestens elf Personen seien auf einem Auge erblindet. Das war 1988.

Das Monatsmagazin *Scientific American* rechnete vor, dass selbst der Genuss »nahezu normaler Mengen« an Aspartam die Gehirnchemie beeinträchtigen kann. Dem Neuropsychologen Paul Spiers vom Beth Israel Hospital in Boston im US-Staat Massachusetts war aufgefallen, dass Versuchspersonen mit hohem, aber gesetzlich zulässigem Aspartamverbrauch bei Standardtests »höherer Gehirnfunktionen« schlechter abschnitten als Kontrollkandidaten.

Eine 39-Jährige berichtete ihrem Arzt Dr. Roberts in West Palm Beach über ein ganzes Sortiment an Beschwerden: Kopfschmerzen, Depressionen, Gedächtnisverlust, Lethargie, Reizbarkeit. Sie aß acht Packungen des Süßstoffes Aspartam pro Tag, trank dazu Light-Getränke wie Diet Coke. Nach Absetzen des Süßstoffes verschwanden die Symptome binnen eines Tages.

»Diese Chemikalie hätte nie zugelassen werden dürfen«, sagte Roberts im Juni 2000 der *Palm Beach Post*. Seine Datenbank enthalte über 1300 Fälle von »Aspartam-Krankheit« von Kopfschmerz über Gedächtnisverlust bis hin zu Depressionen, epileptischen Anfällen und Sehstörungen.

Die genauen Mechanismen sind noch nicht geklärt. Sicher ist,

dass Aspartam in hohen Dosen das Hirn angreift; nachgewiesen ist, dass es bei Mäusen zu Schäden im Gehirn führen kann. Auch steht Aspartam im Verdacht, das Risiko für Hirntumoren und verschiedene andere Krebsarten zu erhöhen.
Zahlreiche Studien belegen die schädlichen Effekte. Vor allem die italienische Ramazzini-Stiftung hatte in mehreren Studien auf ein erhöhtes Krebsrisiko hingewiesen – zumal dann, wenn der Kontakt mit Aspartam schon im Mutterleib beginnt, etwa weil die Schwangere ihren Kaffee mit dem Süßstoff trinkt, zuckerfreie Kaugummis oder Bonbons lutscht.
Die europäische Lebensmittelsicherheitsbehörde EFSA im italienischen Parma hat sich mehrfach mit den Ramazzini-Studien beschäftigt und kam zu dem Schluss, dass es »kein Anzeichen« für krebserregende oder erbgutverändernde Wirkungen gebe. Die EFSA-Experten bezweifelten nicht, dass die Versuchstiere im Laufe ihres Lebens an verschiedenen Krebsarten litten, führten das aber auf andere Begleiterkrankungen zurück, beispielsweise Lungenentzündungen. Es bestehe daher »kein Grund«, die Zulassung zu überdenken, so die EFSA im Jahr 2009.
Der Kieler Toxikologe Kruse regte hingegen an, aufseiten der Produzenten Verantwortung zu zeigen: »Ich würde als Hersteller mein Produkt jetzt vom Markt nehmen.«
Das ist natürlich nicht geschehen. Auch die Konsumenten werden auf den Packungen nicht über die Verdachtsmomente informiert. Gewarnt wird auf Aspartampackungen oder Nahrungsmitteln, welche den Zusatzstoff enthalten, etwa auf dem Vivil-Pfefferminz ohne Zucker, mit einem eher unverständlichen Satz: »Enthält eine Phenylalaninquelle.« P-h-e-n-y-l-a-l-a-n-i-n: Chemielaien haben schon mit der Aussprache Probleme. Der Zungenbrecherstoff steckt in Aspartam. Einige Menschen können ihn gut buchstabieren, weil er für sie tödlich wirken kann.
Diese Substanz ist ein üblicher Bestandteil des Gehirns, sie ist

notwendig, im Übermaß aber äußerst schädlich. Menschen mit einer Krankheit namens Phenylketonurie (PKU) können sie nicht angemessen abbauen. Sie bekommen zu hohe Konzentrationen im Gehirn, was zu schweren körperlichen und geistigen Entwicklungsverzögerungen führen kann, sogenanntem Phenylbrenztraubensäure-Schwachsinn, bei dem es zu vermehrter Bildung von Phenylbrenztraubensäure kommt, erkennbar am mäuseartigen Geruch des Urins der Betroffenen.

Problematisch könnte der Süßstoff während der Schwangerschaft sein: Denn die Substanz reichert sich in der Plazenta und im Gehirn des Ungeborenen um ein Vielfaches an – und könnte daher das Risiko für geistige Störungen beim Kind erhöhen. Das kann besonders prekär bei jenen zwei Prozent der Bevölkerung sein, die einen PKU-Gendefekt haben, ohne es zu wissen. Auf dieses Risiko wies Louis J. Elsas, mittlerweile emeritierter Professor für Kinderheilkunde in Atlanta, bei einer Anhörung des US-Senats hin: »Das ist ein sehr betrübliches Gebiet.« Seine »Hauptsorge« sei, dass »Aspartam ein Nervengift ist«, und in einer »bis jetzt nicht identifizierten Dosis zu schädlichen Wirkungen im Gehirn führt«.

Vor allem »hohe Levels von Phenylalanin« könnten in einem frühen Entwicklungsstadium des Gehirns »irreversible Schäden anrichten«. Bei Neugeborenen könnte dadurch eine »Mikroenzephalie« auftreten, eine Fehlentwicklung, bei der das Hirn zu klein bleibt, die Kinder könnten zeitlebens geistig zurückbleiben oder an anderen Geburtsdefekten leiden. Und: »Niemand weiß, ab welcher Konzentration Hirnschäden beim Fötus auftreten können«, sagt Professor Elsas.

Mittlerweile haben auch viele andere Forscher auf diese Gefahren hingewiesen. Brasilianische Wissenschaftler warnten in einer 2007 erschienenen Studie: »Die Verwendung von Aspartam während der Schwangerschaft kann von Nachteil sein für den

Fötus.« Sie rieten daher den werdenden Müttern von Süßstoffverzehr ab: »Während der Schwangerschaft sollte der Konsum von aspartamhaltigen Produkten vermieden werden.« Die Forscher um Professor Reinaldo Azoubel regten zudem an, auf den Produkten mit Aspartam, ähnlich wie bei Medikamenten, Hinweise auf Risiken während der Schwangerschaft anzubringen.

Nach Berechnungen von Professor Elsas kann eine Frau, die regelmäßig Light-Getränke oder Süßstoffe zu sich nimmt, ihre Phenylalaninkonzentration im Blut von normalerweise 50 auf 150 Mikromol erhöhen. In der Plazenta verdoppelt sich die Konzentration noch einmal auf 300 Mikromol. Das Gehirn des Fötus wird es noch einmal um das Doppelte bis Vierfache anreichern – auf bis zu 1200 Mikromol also. »Diese Konzentration tötet Nervenzellen«, sagt Elsas, jedenfalls bei Laborversuchen.

Selbst bei Erwachsenen hatte sich bei solchen Konzentrationen eine verlangsamte Hirntätigkeit gezeigt, ablesbar an den Gehirnströmen auf dem Elektroenzephalogramm (EEG); außerdem benötigten die Versuchspersonen länger für kognitive Tests.

Auf solche »potenziell nachteiligen Effekte für die Gehirnfunktion der Erwachsenen« durch Phenylalanin hatte selbst der Wissenschaftliche Lebensmittelausschuss der Europäischen Union hingewiesen – der Zulassung aber dennoch zugestimmt, weil bei normaler Aufnahme »kein signifikantes Risiko« eines neurotoxischen Effektes bestehe. Dabei kann selbst einmaliger Süßstoffgenuss die Phenylalaninkonzentration im Körper erhöhen, exzessiver Konsum kann die Konzentration auf gefährlich hohe Werte ansteigen lassen.

Der amerikanische Aspartamkritiker und Professor Russell L. Blaylock meint, dass sehr hohe Werte dieses Aspartambestandteils sogar epileptische Anfälle auslösen und zu Schizophrenie führen könnten.

Ein Süßstoffopfer namens John Cook berichtete in der amerikanischen Zeitschrift *Wednesday Journal* von seinem »Aspartamalptraum«. Er trank, was in Amerika nicht selten ist, sechs bis acht Diät-Drinks am Tag. Zunächst bekam er Kopfschmerzen, wurde vergesslich. Als er noch häufiger zur Dose griff, verschlechterte sich sein Befinden weiter: Er litt unter Stimmungsumschwüngen und bekam gewalttätige Wutanfälle. Obwohl der Mann nicht an der PKU-Krankheit litt und den Stoff eigentlich problemlos hätte abbauen können, war sein Körper damit überfordert, die täglichen Mengen der Light-Substanz unschädlich zu machen: Ein Bluttest ergab einen Wert von 800 Milligramm pro Liter. Normal wären etwa 50 Milligramm. Als Cook seine Cola-light-Manie eingestellt hatte, verbesserte sich sein Gesundheitszustand schnell.

Er ist nicht der einzige Fall: Eine Studie aus Belgien berichtet ebenfalls von epileptischen Anfällen nach »exzessiver Aufnahme von Diät-Cola«.

Besonders prekär sind die akuten Aspartamfolgen für Piloten: Wenn sie im Cockpit plötzlich Schwindelanfälle bekommen, bringen sie sich und ihre Passagiere in Gefahr. Aus diesem Grund wiesen zahlreiche Fluglinien und Luftfahrtmagazine auf die Gefahren hin: Das amerikanische Air-Force-Informationsblatt *Flying Safety,* das Marinemagazin *Navy Physiology,* das *Aviation Medical Bulletin* und viele andere warnten vor Schwindel und epileptischen Anfällen. Eine Piloten-Hotline wurde eingerichtet, 600 Flugzeuglenker berichteten über ähnliche Symptome einschließlich der Anfälle im Cockpit.

Wenn die öffentliche Meinung umschwenkt, kann das desaströse Folgen für einen Hersteller wie NutraSweet haben. Auf kritische Stimmen reagiert der Konzern deshalb schnell und mit Nachdruck. So versuchte der NutraSweet-Konzern im Vorfeld die Veröffentlichung von Olneys Artikel im *Journal of Neuropa-*

thology and Experimental Neurology über mögliche Hirnschäden durch Süßstoff zu verhindern – allerdings erfolglos.

Nachdem die *Frankfurter Rundschau* im Jahr 1997 unter der Überschrift »Süßes Gift« über Hirntumoren und Gedächtnisverlust berichtet hatte, schickte das »NutraSweet-Informationsbüro« gleich einen forschen Leserbrief: »Die Sicherheit von Aspartam wurde vor seiner Zulassung in über 100 wissenschaftlich kontrollierten Studien belegt«, schrieb das PR-Büro von NutraSweet, sei daher völlig unbedenklich.

Auch die Erkenntnisse des italienischen Ramazzini-Instituts über die Krebsrisiken durch Aspartam erregten Widerspruch aus dem Aspartam-Lager: In einem Statement in der Zeitschrift *Environmental Health Perspectives* wiesen zwei Wissenschaftler höchst detailliert auf »Schwächen« der Ramazzini-Studien hin: Bernadene Magnusson von der Universität im amerikanischen Maryland und Gary M. Williams vom New York Medical College. Ihr Fazit: Dass Aspartam bei Ratten Krebs erregt, sei »nicht bewiesen«.

Die beiden gaben immerhin an, dass sie vom US-Unternehmen Burdock Group, einer Firma, die auf die Beschaffung von Unbedenklichkeitsattesten spezialisiert ist und mit einer »100-Prozent-Erfolgs-Rate« bei der Beantragung von Sicherheitstestaten bei der Lebensmittelbehörde US Food and Drug Administration (FDA) wirbt, bezahlt worden waren. Burdock wiederum war im Aspartamfall vom japanischen Konzern Ajinomoto beauftragt worden, der zu den weltweit wichtigsten Herstellern von Aspartam und Glutamat zählt.

Die Beschaffung von Unbedenklichkeitsbescheinigungen bei Wissenschaftlern und Behörden hat sich offenbar zu einem florierenden Geschäft entwickelt. Die Unbedenklichkeit von Nahrungszusätzen ist schließlich die Geschäftsgrundlage von Food-Multis und ihren Zulieferern. Der schönste künstliche Zusatz ist nichts wert, wenn er nicht von den Behörden als sicher eingestuft wird. Die Konzerne unternehmen daher einiges, um die Entscheidungen in ihrem Sinne zu beeinflussen.

Kritiker wie die britische Vereinigung Alliance for Natural Health (ANH) bezweifelt aufgrund von Verflechtungen zwischen Wirtschaft und Wissenschaft die Unabhängigkeit der zuständigen Expertengremien bei der europäischen Lebensmittelbehörde EFSA im italienischen Parma, die sich mehrfach für die Sicherheit des Süßstoffes Aspartam entschieden hatte.

Tatsächlich arbeiten einige der beteiligten Wissenschaftler auch für industrielle Interessengruppen aus dem Aspartammilieu.

So war der Vorsitzende des EFSA-Expertengremiums bei der Aspartamentscheidung von 2009, der Däne John Christian Larsen, jahrelang für eine Institution namens ILSI Europa tätig. ILSI ist in der Öffentlichkeit ziemlich unbekannt. Die Mitglieder der Vereinigung hingegen sind prominenter:

- Ajinomoto Europe
- AkzoNobel – National Starch
- Barilla G.& R. Fratelli
- BASF
- Bayer CropScience BioScience
- Beverage Partners Worldwide
- bioMérieux
- Cadbury
- Campbell Soup
- Cargill
- Cereal Partners Worldwide
- Clasado
- Coca-Cola Europe
- Colloïdes Naturels International
- Cosucra Groupe Warcoing

- CSM
- Danisco
- Danone
- Dow Europe
- DSM
- Firmenich
- FrieslandCampina
- Frutarom
- Givaudan
- GTC Nutrition
- H J Heinz
- International Nutrition Company – INC
- Kellogg Europe
- Kraft Foods
- La Morella Nuts
- Lipid Nutrition
- L'Oréal
- Mars
- Martek Biosciences Corporation
- McDonald's Europe
- McNeil Nutritionals
- Mead Johnson Nutrition
- Monsanto
- Naturex
- Nestlé
- PepsiCo International
- Premier Foods
- Procter & Gamble
- Red Bull
- Roquette Frères
- Sensus
- Seven Seas

- Solae Europe
- Soremartec Italia – Ferrero Group
- Südzucker/BENEO Group
- Swiss Quality Testing Services
- Syral
- Tate & Lyle
- Tetra Pak Research
- Ülker Bisküvi
- Unilever
- Valio
- Wild Flavors
- Wimm-Bill-Dann Foods
- Yakult Europe

Auch andere Mitglieder der EFSA-Gremien, die sich für die Sicherheit von Aspartam ausgesprochen hatten, sind oder waren, zumeist beratend, für ILSI aktiv: So etwa die holländische Professorin Ivonne Rietjens und der Franzose Jean-Charles Leblanc, auch die Britin Susan Barlow, die Vorsitzende bei einer früheren Aspartambewertung.

Professor Jürgen König von der Universität Wien ist unter anderem für Danone beratend tätig und die französische Professorin Dominique Parent-Massin für den Aspartamkonzern Ajinomoto, den Aspartamgroßkunden Coca-Cola und den dänischen Süßstofflieferanten Danisco.

Sie alle haben an den EFSA-Entscheidungen für den künstlichen Süßstoff Aspartam mitgewirkt.

Auch andere Mitglieder der EFSA-Bewertungskommission stehen im Dienst des ILSI-Institutes. So etwa Riccardo Crebelli aus Italien und Kettil Svensson aus Schweden. Sie dienen dem ILSI als Experten und nehmen regelmäßig an wissenschaftlichen Workshops des industriefinanzierten Forschungsinstituts teil.

Verbindungen zum Aspartamhersteller Ajinomoto hatte Prof. Karl-Heinz Engel, der bei einer Aspartamentscheidung der EFSA mitwirkte und an der Technischen Universität München einen Lehrstuhl für Allgemeine Lebensmitteltechnologie innehat. Von 2001 bis 2004 beschäftigte er in seinem Labor einen Ajinomoto-Angestellten als Doktoranden. Dessen Forschungsprojekt wurde von Ajinomoto finanziert. Professor Engel seinerseits nahm auch schon an von Ajinomoto und Monsanto mitfinanzierten Workshops teil, etwa zum Thema »Sicherheit von DNA im Essen« im Jahr 2000 bei ILSI Europa in Brüssel. Dem EFSA-Expertengremium waren die Verquickungen sogar bekannt, sie sahen darin allerdings keinen Interessenskonflikt, da Engels Verbindungen zu Ajinomoto wie auch die Arbeit des Doktoranden nichts mit Aspartam zu tun hatten. »Da keine weitere direkte oder indirekte Finanzierung durch Ajinomoto stattfand, sind sich der Vorsitzende und die Gremien einig, dass dies nicht als Interessenskonflikt angesehen werden kann«, so das EFSA-Wissenschaftlergremium in einem Protokoll zur Bewertung der Aspartamstudie der Ramazzini-Stiftung. Für die Industrie steht viel Geld auf dem Spiel: Die weltweite Aspartamproduktion betrug im Jahr 2005 mehr als 15 000 Tonnen bei einem Umsatz von etwa 200 Millionen Euro (Schätzung nach Angaben des Forschungsinstituts Leatherhead Food International). Ein Verbot in Europa würde womöglich zum Vorbild für andere Länder werden.

Seit Jahren pflegen Firmen und Industrievereinigungen aus geschäftlichen Interessen die wissenschaftliche Landschaft. Es herrscht in der Regel schönstes Einvernehmen, ja ein freundschaftliches Klima zwischen Wissenschaftlern, Unternehmen, staatlichen Aufsichtsbehörden. So attestierte Professor Dr. Friedrich K. Trefz von der Universität Tübingen: »Aspartam gehört zu den am besten untersuchten Nahrungsmittelzusätzen überhaupt. Es wurde von renommierten Instituten, Organisationen wie der amerikanischen Lebensmittelaufsichtsbehörde, dem Europäischen Wissenschaftlichen Nahrungskomitee und vielen anderen Institutionen überall in der Welt zugelassen.«

Umso erstaunter reagiert dann ein Aspartamhersteller wie NutraSweet auf einen Wissenschaftler, der öffentlich Bedenken äußert, wie der Kieler Toxikologe Kruse im Zweiten Deutschen Fernsehen. So etwas sei verboten, glaubt der Süßstoffkonzern, und schickt sich dann ganz schnell an, ein Kritikverbot gerichtlich durchzusetzen.

Kaum war Kruse nach seinem Auftritt zurück an seinem Arbeitsplatz in der Kieler Universität, klingelte das Telefon.

Kruse erinnert sich: »Ich kann es nicht mehr auf die Minute genau sagen, aber die haben, ganz grob gesagt, innerhalb von 45 Minuten reagiert. Das finde ich unglaublich.« Es war jener Rechtsanwalt aus Düsseldorf, der sich meldete: »Ruppig war der, sehr ruppig. Ich bin natürlich erschrocken, bei so einem Ton. Und ich muss dazu sagen, dass ich in dem Moment die Tragweite dieses Anrufs überhaupt nicht begriffen habe. Ich wusste auch nicht so recht, was der eigentlich konkret von mir wollte. Ich sollte das sofort widerrufen, das wäre doch völlig unbegründet, was ich gesagt hätte. Das sollte ich sofort widerrufen. Sonst würde das juristische Folgen haben. Das waren also Drohgebärden. Das habe ich als sehr unangenehm empfunden.«

Das war noch am Tag der Sendung, am 18. Mai 1999. Wenige Wochen später meldete sich der NutraSweet-Rechtsvertreter auch schriftlich zu Wort: Unter dem Datum vom 28. Juni 1999 beantragte Dr. Hartwig Stiebler, Rechtsanwalt aus Düsseldorf, eine einstweilige Verfügung, derzufolge dem Forscher Kruse »untersagt« werden sollte, »wörtlich oder sinngemäß zu behaupten«, was er in der ZDF-Sendung geäußert hatte. Verboten werden sollte demnach in vollem Umfang folgende Äußerung des Toxikologen:

> *»Ja, da gibt es einen Süßstoff, den wir (ich) aus toxikologischer Sicht für bedenklich halten (halte), das ist das Aspartam. Bei dem Aspartam besteht ein Verdacht, dass das Aspartam zum Krebsgeschehen einen Beitrag leistet – es ist selbst nicht krebserzeugend, damit es keine Missverständnisse gibt –, aber einen gewissen Beitrag leisten kann und … dass es eben auch zu Befindlichkeitsstörungen bei zu viel kommt, wie beispielsweise übermäßige Kopfschmerzen, Schwindelgefühle, Beschwerden im Nackenbereich usw.*
> *Wir fassen das auch zusammen unter dem Begriff »das China-Restaurant-Syndrom«. Das ist also ganz typisch beobachtet worden bei einem Glutamatzusatz, das ist ein Geschmacksverstärker, der auch in Anwendung ist, dort ist das eben beobachtet worden und insofern ist das Aspartam immer noch im Verdacht, auch nicht ganz unbedenklich zu sein als Süßstoff.«*

Die wesentlichen wissenschaftlichen Bedenken gegen den künstlichen Süßstoff sollten also öffentlich nicht mehr erwähnt werden dürfen – ein sehr weitreichendes Begehren des Kunststoffproduzenten. Bei Zuwiderhandlung wollte NutraSweet dem armen Toxikologen ein »Ordnungsgeld« von bis zu 500 000 Mark (250 000 Euro) aufbrummen lassen, »ersatzweise Ordnungshaft bis zu sechs Monaten«.
Glücklicherweise konnte sich Kruse der Unterstützung seines Instituts sicher sein – was nicht eben selbstverständlich ist. Denn ein solches Gerichtsverfahren bedeutet eine Menge Ärger und auch Kosten, und davon sind Chefs nicht sehr begeistert. Oft erreicht eine Klage schon durch die Einschüchterung des Be-

troffenen sehr viel. Nicht jedoch im Fall Kruse und des Toxikologischen Instituts der Universität Kiel:

> *Ich habe hier im Hause die größtmögliche Unterstützung erfahren. Das fand ich unheimlich toll. Was meinen Chef angeht, der stand sowieso hinter mir. Was noch viel wichtiger ist, ich wurde hier im Klinikum aufgefangen. Ich habe dann auch vom Vorstand sofort grünes Licht bekommen, mir einen hervorragenden Anwalt auszusuchen. Die Kosten sollten vom Klinikum übernommen werden. Ich fand das also ganz hervorragend, dass ich diese Unterstützung hier vom Klinikum von der obersten Leitung bekommen habe. Es kam ja nicht so weit, dass bezahlt werden musste. Aber das wusste man ja zu dem Zeitpunkt nicht, wie der Prozess ausgeht.«*

Die Meinung von Wissenschaftlern ist besonders wichtig in der Schlacht um die öffentliche Meinung, aber auch schon im Kampf um die Zulassung von Substanzen. Daher mögen es die Konzerne nicht gern, wenn Wissenschaftler Kritik anmelden. Lieber sind den Firmen Professoren, die die Konzerne unterstützen. Vielleicht sind deswegen die Papiere so begehrt, die Professor Hans Konrad Biesalski von der Universität Stuttgart-Hohenheim anbietet: Er veranstaltet zu wissenschaftlich strittigen Themen sogenannte Konsensusgepräche, lädt dazu namhafte Professoren ein, die sitzen zusammen, verfassen ein »Konsensuspapier«, das fortan als Stand der wissenschaftlichen Lehrmeinung gilt, und speisen dann nach vollbrachter Arbeit in dem nahe gelegenen Zwei-Sterne-Restaurant »Speisemeisterei«.
Zum Thema Glutamat hatte sich zum ersten Mal 1996 eine solche Konsensrunde zusammengefunden. Und sie wusste eigentlich nur Positives über den Stoff, der auf der Tagesordnung stand, zu sagen: Dass Glutamat »ein gut verwendbares Additiv

der menschlichen Ernährung« sei, weil es »zum Geschmack der Speisen beiträgt«. Durch den Geschmacksverstärker sei im Hirn »kein schädigender Einfluss zu erwarten«, er habe »auch in hohen Dosen keine spezifischen Nebenwirkungen« (siehe Kapitel 3).

Die Teilnehmer waren respektable Vertreter ihres Faches: Neben Professor Hans Konrad Biesalski aus Stuttgart-Hohenheim die Professoren Karl-Heinz Bässler (Mainz), Johannes Friedrich Diehl (ehemaliger Leiter der Karlsruher Bundesforschungsanstalt für Ernährung, heute Max-Rubner-Institut), der Kieler Lebensmittelkundler Helmut F. Erbersdobler, Peter Fürst und Walter Hammes von der Universität Hohenheim, Oliver Kempski (Neurowissenschaftler aus Mainz), Hans Steinhart von der Universität Hamburg.

Nun ist es nicht so, dass sich zu so einer Konsensrunde die honorigen Herren einfach so zusammenfinden, aus Freude an akademischer Geselligkeit. Die Initiative sollte schon von interessierter Seite ausgehen.

Das war bei den Konsensgesprächen die Regel, auch im Fall von Glutamat, sagt Organisator Biesalski: »Das sind Firmen, die da ein Interesse haben, und bei uns anfragen. Die rufen bei uns an oder kommen vorbei. Die zahlen dann einen Pauschalbetrag in einen Beutel, und das ist alles. Und wir formulieren dann zehn Fragen und dann werden acht bis zehn Experten eingeladen.«

Die Experten arbeiten unentgeltlich, versichert Biesalski: »Es gibt keine Honorare.« Sie sind ja wohlbestallte Staatsbeamte und kassieren ihr Salär aus Steuergeldern.

Wer der Auftraggeber war, möchte Biesalski allerdings nicht verraten: »Das wäre uns nicht so recht.« Man müsse da eine »gewisse Anonymität« wahren.

Nur so viel will er sagen: Der Auftrag lief über eine Public-Relations-Agentur.

Die PR-Agentur ihrerseits war freundlicherweise ganz offen. Es handelt sich um den »Glutamat-Informationsdienst«, ansässig in der Bleichstraße 5 im vornehmen Kronberg im Taunus, einem Städtchen mit vielen Villen und gepflegten Gärten, dem Refugium der Besserverdiener vor den Toren Frankfurts.

Die Agentur logierte dort in einer alten Villa, die irgendwann mit mäßig geschmackvollen blechernen Anbauten versehen wurde, direkt neben dem Stadtpark, mit Blick auf Bäume, einen kleinen See, einen Springbrunnen.

Die nette Dame vom Glutamat-Informationsdienst sagt es frei heraus, wie das war mit dem Konsensusgespräch der Professoren: »Wir hatten das damals veranlasst.« Der Verband der europäischen Glutamatindustrie (COFAG) hatte den Kongress bestellt und bezahlt. Im Hintergrund stand die Firma Ajinomoto, die hierzulande nicht sehr bekannt, aber von großer Bedeutung ist: Sie ist Weltmarktführer bei Glutamat, mit einem Umsatz von einer Billion Yen (zehn Milliarden Euro) und mit einem Anteil von 30 Prozent an der globalen Produktion von weltweit zwei Millionen Tonnen Glutamat. Mittlerweile hat sie auch einen Teil des europäischen Aspartamgeschäfts übernommen.

Das Ajinomoto-Imperium umspannt die ganze Welt, die Europa-Filiale sitzt in Hamburg. Der Konzern hat sich auch mit Firmen wie dem Joghurt-Riesen Danone (»Fruchtzwerge«) und Knorr verbündet. Er hat Filialen in Brasilien, den USA, der Schweiz. Ajinomoto verkauft auch andere Zusatzstoffe, zudem Fertiggerichte, Joghurt, Nudeln, Softdrinks, Kaffee.

Natürlich ist die Firma sehr daran interessiert, dass Glutamat nicht in Verruf gerät. Ajinomoto habe daher, so erinnert sich die Dame von der Kronberger PR-Agentur, mit einem gewissen Unbehagen beobachtet, wie die Geschichte mit dem China-Restaurant-Syndrom »hochgekocht« sei, und dann angefragt: »Kann man was dagegen tun?«

Klar konnte man in diesem Fall etwas machen: Etwa mit dem Herrn Professor Biesalski, der auf Wunsch eine gewissermaßen amtliche wissenschaftliche Bescheinigung ausstellt, das Konsensuspapier, das als Zusammenfassung der gültigen wissenschaftlichen Lehrmeinung gilt. Mehr kann sich ein Konzern nicht wünschen, zumal wenn dann noch die Anonymität über den Auftraggeber gewahrt wird. Die Anonymität der Finanziers wurde auch noch gewahrt, als die Sponsorenpaxis an der Universität Hohenheim ans Licht kam. Nach der Publikation der ersten Auflage dieses Buches leiteten das zuständige Wissenschaftsministerium und die Universität Hohenheim Untersuchungen ein.
Die Universität Hohenheim hatte nach Auskunft ihres Rektors Professor Hans-Peter Liebig kein Problem mit dem Konsensusverkauf. Liebig befürwortete ihn gar: »Mit Konsensusgesprächen kommt die Universität ihrer erwünschten und vorgeschriebenen Transferfunktion nach und bringt Erkenntnisse aus der Wissenschaft in Wirtschaft, Politik und an den Verbraucher.« Die »Finanzierung durch Auftraggeber aus der Wirtschaft«, meinte der Rektor, »tut der Seriosität wissenschaftlicher Ergebnisse dabei keinen Abbruch«, findet der Rektor. Biesalski musste allerdings, weil er seine »Nebentätigkeiten« nicht ordnungsgemäß gemeldet hatte, einen (nach Auskunft der Universität geringen) Obulus im Rahmen des Nebentätigkeitsrechts entrichten und sein Konsensusgeschäft etwas modifizieren: So sei unter anderem, forderte das Ministerium, »sicherzustellen, dass jeder Anschein, es handele sich um eine Veranstaltung der Universität, vermieden wird«.
Tatsächlich hatte Biesalski den Konsenshandel in privater Regie, aber mit dem Logo der Universität Hohenheim betrieben – mit einer pfiffig ausgedachten Geschäftskonstruktion.

Zuständig für den Verkauf war die Firma »FEP Science Forschungszentrum für Ernährung in Prävention und Therapie GmbH« in Esslingen. Gesellschafterin und Geschäftsführerin ist Frau Ursula Biesalski – die Gattin des Professors. »Geschäftsgegenstand« des Unternehmens ist laut Eintrag im Handelsregister die »Durchführung von Schulungen, Seminaren sowie Konsensusgesprächen«. Die Firma der Professorengattin verstand sich laut Prospekt »als innovatives Dienstleistungsunternehmen«, sie verkaufte »Wissenschaft in klaren Worten«, und sie pries auch die Partnerschaft mit der Universität: »Die Basis unserer Kompetenz ist dabei die direkte Zusammenarbeit mit dem Institut für Biologische Chemie und Ernährungswissenschaft der Universität Hohenheim.« Leitung: Prof. Dr. Hans Konrad Biesalski. Ganz offen preist auch der Professor die werblichen Einsatzmöglichkeiten seiner Expertisen an: »Sie können sowohl gutachterlich eingesetzt wie auch für Zwecke der wissenschaftlichen Public Relations verwendet werden.« Sehr vorteilhaft, das weiß Biesalski, ist dabei der Schein von Unabhängigkeit, der die Universitätsprofessoren umgibt: »Die wesentliche Stärke der Hohenheimer Konsensusgespräche«, schreibt Professor Biesalski in einem Sammelband unter dem Wappen der Hohenheimer Universität, bestehe in der »Erarbeitung von Expertisen« durch »unabhängige Fachwissenschaftler«.

Darauf kommt es an: Nur unabhängige Wissenschaftler sind glaubwürdig.

Mit solchen Experten kann geworben werden, wie auf der Website des Glutamatkonzerns Ajinomoto. »Mehrere tausend wissenschaftliche Untersuchungen wurden über Glutamat durchgeführt. Diese ausführliche Forschung und die lange ungefährliche Verwendung zeigen deutlich, dass Glutamat von Menschen aller Altersgruppen gefahrlos konsumiert werden kann.«

Auch die internationalen Aufsichtsbehörden habe dies, so Ajinomoto, überzeugt, besonders den gemeinsamen Expertenausschuss der Weltgesundheitsorganisation (WHO) und der Welternährungsorganisation (FAO): »Dieses wissenschaftliche Beratungsgremium fand die Beweise für eine gefahrlose Verwendung von Glutamat so überzeugend, dass es keine Grenze für die tägliche Einnahme setzte. Das ist das günstigste Urteil des JECFA-Expertenausschusses für Nahrungsmittelzusätze.«

Dieser Ausschuss, bekannt unter dem Kürzel JECFA (»Joint Expert Committee for Food Additives«), habe sich auch zum »China-Restaurant-Syndrom« geäußert und festgestellt, dass »der Personenkreis, der angeblich an dem Syndrom litt, keinerlei auf Glutamat zurückzuführende Reaktionen zeigte«.

Die betreffende Untersuchung hatte auch Professor Biesalskis Konsensusrunde zur Beweisführung herangezogen, eine Doppelblindstudie, bei der gemeinhin eine Gruppe von Versuchspersonen die zu prüfende Substanz schluckt, und eine andere Testgruppe ein wirkungsloses Placebo – und weder sie noch die Forscher wissen, wer was bekam.

Bei vielen Studien allerdings, die die Unschädlichkeit von Glutamat beweisen sollten, kam originellerweise ein Placebo zum Einsatz, das eine ganz ähnliche Wirkung hat: der Süßstoff Aspartam. Wenn aber beide Substanzen gleich oder ähnlich wirken, ist die Aussagekraft der Studie eigentlich gleich null. Das bedeutet aber: Die wichtigste Untersuchung, welche die Unschädlichkeit von Glutamat beweisen soll, ist in Wahrheit ohne jeden wissenschaftlichen Wert. Professor Biesalski, der Forscher im Auftrag des Glutamatkonzerns, weiß dies sogar – und stellt dennoch seinen Persilschein aus. Denn auf Nachfrage räumt Hans Konrad Biesalski ein, dass »die Placebos im Grunde genommen keine echten Placebos waren. Das muss man schon so sagen«.

Das sei, »zwischen den Zeilen«, in seinem Konsensuspapier auch angedeutet worden – was allerdings nur für sehr geübte Zwischen-den-Zeilen-Leser zu erkennen ist, denn Biesalski spricht in seiner Konsensexpertise über »einwandfrei durchgeführte Doppelblindversuche«, die »keinen Hinweis« auf Glutamat als Ursache für die einschlägigen Symptome ergeben hätten. Und die Deutsche Gesellschaft für Ernährung behauptete noch im Sommer 2003: »Doppelblindversuche« bei angeblichen Opfern hätten »keinen Hinweis auf Glutamat« ergeben.

Und auch beim Konsensus-Update von 2006, bei dem Biesalski mit einer neuen Professorenrunde sogar die Unbedenklichkeit von einem Pfund Glutamat am Tag proklamierte (siehe Kapitel 3), bezog er sich wieder auf Doppelblindstudien, bei denen Aspartam als Placebo zum Einsatz kam.

Es gab indessen noch mehr Ungereimtheiten im wissenschaftlichen Umfeld der hirngiftigen Lebensmittelzusätze Glutamat und Aspartam.

Etwa bei einer Studie zu den Symptomen nach Glutamatgenuss. In einer amtlichen US-Untersuchung kreuzten von 3222 Befragten 1,8 Prozent an, sie verspürten nach dem Mahl ein »Brennen« oder »Muskelverspannungen« oder »Taubheit« in bestimmten Körperteilen.

Die Zahl machte Karriere, bald verkündete sogar die US-Lebensmittelkontrollbehörde FDA, nur etwa zwei Prozent der Bevölkerung litten an »milden und vorübergehenden« Symptomen des China-Restaurant-Syndroms.

Jedoch: Weitere 41,2 Prozent der Befragten gaben ebenfalls Glutamatbeschwerden an, und zwar eine ganze Fülle: Brustschmerzen, Schwindel, Kopfschmerzen, Herzklopfen, Schwäche, Erbrechen, Übelkeit, Magenkrämpfe, Frösteln, Durchfall, Sodbrennen, ungewöhnlicher Durst, ungewöhnliches Schwitzen, Hitzegefühle in Gesicht oder Brust, nervöse Erregung,

Anfälle, Herzjagen, Ausschläge an Gesicht oder Körper, Depressionen.

Nicht 1,8 Prozent, sondern insgesamt 43 Prozent der Befragten also litten unter Glutamat. Die Studienautoren hatten einige wenige Symptome herausgegriffen – und die anderen unter den Tisch fallen lassen.

Viele Studien, die Glutamat oder Aspartam entlasten, entstanden unter reger Beteiligung von Firmen wie Ajinomoto, dem US-Kindernahrungshersteller Gerber, Nestlé und dem International Glutamate Technical Committee (IGTC). Die Wissenschaftlerin Susan Schiffman etwa, auf die sich auch Biesalskis Konsensusrunde berief, ließ ihre Arbeit zeitweise vom damaligen NutraSweet-Mutterkonzern Monsanto finanzieren.

Nun müssen firmenfinanzierte Studien nicht unbedingt schlecht sein. Manche von ihnen allerdings, die im Zulassungsverfahren für Aspartam an die amerikanische Lebensmittelbehörde FDA eingereicht wurden, enthielten haarsträubende Fehler, ja sogar mutwillige Fälschungen. Das jedenfalls ergaben amtliche Überprüfungen.

Der britische Forscher Erik Millstone kam nach der Lektüre Tausender Seiten aus den amtlichen Akten zu einem niederschmetternden Urteil: »Labortests wurden gefälscht und Gefahren wurden verheimlicht.« Und: »Falsche und irreführende Statements wurden an die FDA übermittelt.«

Der amerikanische Aspartamkritiker Mark D. Gold meint: »Wie Aspartam zugelassen wurde, ist ein Lehrstück darüber, wie Chemie- und Pharmakonzerne die Regierungsbehörden manipulieren, Organisationen beeinflussen und die wissenschaftliche Welt mit falschen Studien überschwemmen.«

Jacqueline Verrett, Wissenschaftlerin im FDA Bureau of Foods, konstatierte vor dem US-Kongress, die Experimente der Herstellerfirma seien ein »Desaster« gewesen.

»NutraSweet-Tests gefälscht«, titelte der britische *Guardian* im Jahr 1990, als der »Bressler-Report« bekannt wurde, benannt nach Jerome Bressler, dem Chef der Task Force des FDA, die einige Aspartamstudien überprüfte.

Der Bressler-Report stellte bei drei Studien, die NutraSweet eingereicht hatte, unglaubliche Fehler, Schlampereien und sogar Fälschungen fest. Dem Report zufolge sind aus den Zulassungsunterlagen wundersame Geschichten abzulesen, so etwa über ein Versuchstier mit dem nicht sehr schönen Namen A23LM. Das Tier starb irgendwann im Laufe der Untersuchungen und ist dann später wieder auferstanden, jedenfalls ausweislich der Studiendokumente, wie die Bressler-Prüfer mit offenkundigem Erstaunen notierten: »Die Beobachtungsunterlagen gaben an, dass Tier A23LM in Woche 88 lebte, von Woche 92 bis 104 tot war, in Woche 108 wieder am Leben und in Woche 112 tot.«

Auch die FDA-Vorschriften wurden oft ignoriert: Die Regeln sahen etwa vor, dass »Tiere, die während der Studie tot aufgefunden wurden«, möglichst »umgehend seziert und untersucht« werden sollten. Doch von 196 Tieren, die im Verlauf der Studie ihr Leben ließen, wurden 98 viel später seziert – in manchen Fällen erst nach einem Jahr. Die Folge war, dass 17 von ihnen gar nicht mehr untersucht werden konnten: Sie befanden sich im Zustand fortgeschrittener Verwesung.

Bei manchen Tieren waren den internen Laborberichten zufolge Organe verschwunden, beispielsweise eine Hirnanhangsdrüse (»Hypophyse«). Unterschlagen oder vergessen wurden oft ganz wesentliche Leiden, mit denen die Tiere in den Tod gegangen waren. Da stand dann oft bloß »ohne Befund«, obwohl zum Beispiel intern festgestellt wurde, dass bei Tier A2CM die Lunge »grau-gelbe Knoten von der Größe 2 x 2 mm« aufwies, bei einem anderen Tier die Nebenniere mit merkwürdigen »kleinen gelben Punkten« übersät war; dass in einem Fall die Hoden »auffallend verkümmert« waren.

Bei manchen Tieren wurden Krankheiten und Geschwüre falsch oder gar nicht diagnostiziert, bei anderen wurden sie vorzeitig entnommen – sodass sie gar nicht als Krebsfälle in die Statistik eingehen konnten.

Angesichts solcher Methoden verwundert es nicht, dass die zuständigen Fachgremien der FDA sich jahrelang weigerten, Aspartam freizugeben.

Dann aber wurde Ronald Reagan US-Präsident. Er entließ den bisherigen Chef der FDA und setzte stattdessen einen Mann namens Arthur Hull Hayes ein. Der arbeitete zielstrebig für die Zulassung. Eine FDA-Kommission aus drei Fachleuten hatte schon ihr Urteil gesprochen – und gegen Aspartam votiert. Hayes bestellte daraufhin ein weiteres Gremium, erhöhte die Besetzung des Fachpersonals auf fünf Personen, doch auch diese waren gegen die Zulassung. Woraufhin Hayes noch einen weiteren Aspartambefürworter berief, damit eine Patt-Situation erzielte und so die Möglichkeit hatte, selbst zu entscheiden.

1981 wurde Aspartam für trockene Lebensmittel zugelassen, 1983 auch für Getränke.

Kurz nachdem Hayes die Zulassung durchgedrückt hatte, verließ er die FDA und übernahm einen Posten bei der PR-Firma Burson-Marsteller, jener Public-Relations-Firma, die für den damaligen NutraSweet-Mutterkonzern Monsanto arbeitete.

Bei den Beamten der Aufsichtsbehörde blieb eine gewisse Bitterkeit zurück. Der FDA-Toxikologe Adrian Gross hielt, so sagte er vor dem US-Kongress, die Zulassung für illegal, da es doch ihr gesetzlicher Auftrag sei, die amerikanische Bevölkerung vor Krebs zu schützen.»Wenn die FDA selbst entscheidet, das Gesetz zu verletzen, wer bleibt dann noch, um die Öffentlichkeit zu schützen?«

Die Vorgänge bei der Zulassung des Süßstoffes fördern nicht unbedingt das Vertrauen in die Integrität der Wissenschaft und der staatlichen Institutionen. Und sie lassen Zweifel an der Unbedenklichkeit der Substanzen wachsen, die ihre Wirkung im Gehirn entfalten.

Darf also Toxikologe Kruse weiter von seinen Zweifeln berichten? Die Richter am Landgericht Düsseldorf, die sich mit dem Fall Kruse zu beschäftigen hatten, studierten, was ihrem Urteil anzumerken ist, die wissenschaftliche Datenlage. Sie nahmen wohl zur Kenntnis, dass amerikanische und europäische Behörden keinen Krebsverdacht bei Aspartam sahen, stellten aber fest: »Diese Ansicht wird jedoch nicht von allen Wissenschaftlern geteilt.« Und sie konstatierten zahlreiche Meinungsunterschiede zwischen Wissenschaftlern, so etwa den Tübinger Hochschullehrern Prof. Dr. med. Friedrich Trefz, der Aspartam für unbedenklich hält, und Prof. Dr. Friedrich Schweinsberg, der Bedenken hegt. Die Richter erörterten auch Befindlichkeitsstörungen wie etwa Kopfschmerzen, die nach Ansicht von Prof. Dr. Schweinsberg bereits bei 30 Milligramm pro Kilo Körpergewicht »signifikant häufiger« aufträten, wohingegen von Susan Schiffman von der Duke University Medical School »kein Zusammenhang« festgestellt werden konnte.

Was tun, wenn die einen dies sagen, die anderen das?

Die Richter zählten einmal durch, ob es für eine wissenschaftliche Mehrheitsentscheidung reichen könnte: »Seit 1976 wurden insgesamt mindestens 166 Studien zu Aspartam veröffentlicht, von denen 83 Aspartam als aus unterschiedlichen Gründen nicht unproblematisch einstufen.«

Das bedeutet: unentschieden.

Die Haltung von Behörden, etwa Gesundheitsämtern, könne bei der Urteilsfindung auch nicht weiterhelfen, meinten die Richter: »Auch Gesundheitsämter können irren. So hat das eng-

lische Gesundheitsamt die Übertragbarkeit von BSE auf den Menschen lange, aber zu Unrecht, in Abrede gestellt. Auch durch die Zulassung eines Stoffes ist seine Unbedenklichkeit noch nicht bewiesen. Das Gericht vermag daher nicht festzustellen, Aspartam sei erwiesenermaßen unbedenklich.«
Damit sei auch der Verdacht des Toxikologen Kruse, Aspartam könne einen Beitrag zum Krebsgeschehen leisten, »nicht widerlegt«. Weil aber »ein berechtigtes, erhebliches Interesse der Öffentlichkeit« an dem Thema »Zusatzstoffe in Lebensmitteln« bestehe und die »körperliche Unversehrtheit« ein »Rechtsgut von überragender Bedeutung« sei, müsse gewährleistet werden, »dass sich Wissenschaftler kritisch mit den Entscheidungen der staatlichen Gesundheitsbehörden auseinandersetzen können«.
Der Antrag von NutraSweet wurde zurückgewiesen, Toxikologe Kruse wurde sozusagen freigesprochen. Es darf weiter an der Sicherheit von Aspartam und Glutamat gezweifelt werden. Besonders bei Kindern ist Vorsicht geboten. Bei ihnen kann das Wachstum des Gehirns nachhaltig gestört werden. Denn in der Kindheit werden die entscheidenden Weichen für den Intellekt und die Gefühle, für die ganze Persönlichkeit gestellt. Wird das Gehirn in dieser Zeit nicht richtig genährt, hat das schwerwiegende Folgen fürs Leben.

5. NAHE NULL

WAS KINDERN AUF DEN GEIST GEHT

Leerer Bauch: Warum manche Kinder in der Schule ans Lernen nicht denken können/Das wundersame Treiben im kindlichen Gehirn/Fanta, Eistee, Gummibärchen – und später dann Gedächtnisschwund?/Warum Emily plötzlich aggressiv war/Geist und Gläschen: Hipp, Alete und der Mangel im Gehirn/Macht Zucker dumm?

Es ist kurz nach acht Uhr, es hat schon geklingelt, die erste Stunde hat begonnen. Doch die elfjährige Jacqueline aus der Klasse 5c bleibt nicht lange auf ihrem Platz. Sie zieht, zusammen mit zwei Freundinnen, durchs Schulgebäude, klopft an die Türen, bei der 3a, bei der 5b, dann gehen sie über den Hof in den Pavillon zur 6b.

Die Mädchen sind nicht ausgebüchst, sondern mit dem Segen des Lehrers in wichtiger Mission unterwegs, was daran zu erkennen ist, dass Jacqueline Papier und Stift dabei hat und mit geschäftiger Miene Notizen macht, wenn sie die bedeutende Frage stellt: »Möchte vielleicht jemand Käsebrötchen bestellen?«

33 Bestellungen sind es heute. Später gehen drei Buben aus der Klasse in den nahen Plus-Markt und kaufen Brötchen und Butter und Käse. Dann wird geschmiert, belegt, bestellungsgemäß ausgeliefert – und schließlich dürfen sie selbst ihr Käsebrötchen mampfen.

Das Brötchenprojekt, morgens vor Unterrichtsbeginn: eigentlich Zeitverschwendung, wo doch in der Schule eher gelernt werden sollte. Doch die Kinder sind dafür sehr dankbar. Und es kommt dem Lernen zugute, meint Jacqueline: »Dann kann ich mich besser konzentrieren.«

An der Carl-Meyer-Schule im Essener Norden ist das Projekt eingeführt worden, weil es mit dem Lernen Schwierigkeiten gab, und die Schüler auffälliges Verhalten gezeigt haben, vor allem früh am Morgen, berichtet die Lehrerin Sabine Thomas, eine der Initiatorinnen des Projekts. Ein Verhalten, das sich die Lehrer zunächst nicht recht erklären konnten.

Sabine Thomas strahlt Energie aus, und sie beharrt auf einer gewissen subtilen Eleganz, auch wenn die Umgebung nicht unbedingt danach ist, in Essens Norden, einer eher einfachen Gegend, wo die meisten Menschen arbeitslos sind und wenig Geld haben. Zu ihrer Jeans trägt sie einen schwarzen Pulli, eine Halskette aus Weißgold und ein Jackett mit Nadelstreifen, das vom Flohmarkt sein könnte, aber ein Original-Designerstück ist, Marke Karl Lagerfeld, 18 Jahre alt. Sabine Thomas beharrt darauf, dass ihre Schüler die Chance haben, das Nötige fürs Leben zu lernen.

Für sie war es ein Schock, als sie feststellte, dass das Verhalten vieler Schüler so seltsam war und die Leistungen nur deshalb zu wünschen übrig ließen, weil sie morgens nichts gegessen hatten. Dem Hirn fehlte der Treibstoff, und die Gedanken kreisten nur ums Essen.

Seither kämpft die Lehrerin Sabine Thomas gegen den Hunger.

> *»Wenn ein Kind da sitzt und man sieht, es ist blass, es ist sehr dünn, und es kann sich nicht konzentrieren, es geht ihm einfach nicht gut, dann kann man nur eins und eins zusammenzählen und weiß, dieses Kind hatte nichts zu essen.*

Da weiß man, dass der mit sich und der Welt nicht zufrieden ist, weil sein Bauch leer ist. Der kann sich nicht konzentrieren, weil er eben nichts gegessen hat.
Wir haben auch im Lehrerzimmer darüber geredet.
Denn irgendwann haben wir gemerkt, dass jeder von uns eine Tüte Zwieback oder ein Paket Knäckebrot oder einen Obstkorb im Lehrerzimmer vor sich stehen hatte, um die Kinder im Notfall füttern zu können. Jeder hatte also praktisch eine Notration für die Kinder. Ja, weil die Not da war, und jeder die Not gesehen hat und jeder versuchte, irgendwie einen kleinen Ausweg zu finden.
Wir haben dann Knäckebrot und Zwieback verteilt oder eben auch Obst. Dann haben wir gedacht, das kann's nicht sein. Essen hat auch was mit Leben zu tun und Essen ist nicht, wenn man hier mal schnell eine Scheibe Knäckebrot zum Knabbern reicht, bevor das Kind umkippt. Wir haben das dann systematisch aufgezogen, das Projekt ›Ernährung in der Schule‹.«

Schüler, die zu hungrig sind zum Lernen: So etwas würde man in Afrika erwarten, vielleicht in Sibirien oder Tschetschenien, nicht aber in Deutschland.

Vielleicht ist es auch, außerhalb der Schulen, bisher kaum wahrgenommen worden, weil die Kinder auf den ersten Blick so gar nicht nach Hunger aussehen, sondern wohlauf und gesund sind.

Die Carl-Meyer-Schule (www.carl-meyer-schule.de) ist eine Schule für Lernbehinderte, eine Schule in einem besonderen sozialen Milieu. Doch der hungrige Magen am Morgen ist kein Privileg der Unterprivilegierten, und deshalb ist die Carl-Meyer-Schule zu einem Modell geworden – nicht nur für Essen. Denn der Hunger ist allzu vielen vertraut.

Ein Viertel aller Kinder drückt die Schulbank mit leerem Magen, so der Ernährungsbericht 2000 der deutschen Bundesregierung. Zehn Jahre später waren es, nach einer 2010 veröffentlichten Studie der Deutschen Angestellten Krankenkasse (DAK), schon ein Drittel. Und bei den Jugendlichen zwischen 18 und 21 Jahren sind es nach der DAK-Untersuchung schon 45 Prozent. An manchen Schulen aber sind es, wie in Essen, bis zu 80 Prozent.

Das ist prekär, denn gerade morgens ist es wichtig, dass die Treibstofftanks für den Denkapparat wieder aufgefüllt werden. Immer häufiger aber leidet das Gehirn unter Treibstoffmangel, mit Lernen ist da gar nichts.

Denn das Gehirn braucht Nahrung: »Wer ohne Frühstück zur Schule geht, bekommt schneller Probleme bei der Konzentration und Leistungsfähigkeit«, erklärt DAK-Ernährungsexpertin Silke Willms.

In vielen Schulen wird deshalb ein Schulfrühstück angeboten. Schauspielerin Uschi Glas gründete die Aktion »BrotZeit«, weil nach ihren Recherchen 3000 Kinder allein in München hungrig in die Schule gehen. Sie konnte es zunächst nicht glauben, und beschloss dann, dagegen anzugehen und Spenden zu sammeln: »Unsere Kinder dürfen nicht hungern!«

Die Notfallbox, die sie an jede Klasse verteilt, enthält

- 3 Packungen Zwieback,
- 3 Packungen Knäckebrot,
- 6 Packungen Butterkekse,
- 9 Packungen Milchgetränk,
- 30 Müsliriegel.

Sie soll »akuten Hunger stillen«.
Das klingt ein bisschen nach Welthungerhilfe in Haiti, ist aber offenbar nötig im reichen München.

Dabei sind es nicht unbedingt die Armen, die ohne Essen in die Schule kommen: Es ist nur so, dass viele Eltern offenbar vergessen haben, dass ihre Kinder mit Frühstück in die Schule sollten. Das zeugt von einer dramatischen Veränderung der Einstellung zum Essen und Trinken. Irgendwie scheint in den Zeiten des Überflusses das Bewusstsein für die elementare Bedeutung des Essens und Trinkens abhandengekommen zu sein. Dass ein Auto Benzin braucht, weiß jeder. Das Auto gilt als wichtig, tanken auch.
Essen nicht.
Das rächt sich jetzt – tragischerweise zuerst bei den Kleinsten, die existenziell darauf angewiesen sind, dass sie genährt werden, versorgt werden. Und wenn in Deutschland, aber auch in anderen europäischen Ländern und in den USA, viele Kinder emotional gestört sind, ängstlich oder aggressiv, depressiv oder hyperaktiv, dann spielt die Ernährung eine ganz zentrale Rolle. Denn was Kinder essen, wenn sie etwas bekommen, ist nicht unbedingt förderlich für die grauen Zellen. Insbesondere die vielen Chemikalien in Bonbons, Softdrinks oder Eis, mit denen die Kids gefüttert werden, bringen das Hirnmilieu durcheinander, schlagen aufs Gemüt, stören das Verhalten (siehe auch Kapitel 6). Und das viele Zuckerzeug wirkt störend aufs Gehirn ein. Der Geist aber leidet als Erstes am schieren Mangel.
Womöglich, vermutete schon die Lehrerin Sabine Thomas, hänge das schlechte Abschneiden der deutschen Bildungsstätten beim internationalen PISA-Wettstreit auch damit zusammen, dass die Kinder hungrig zur Schule kommen. »Das kann man natürlich nicht als einzigen Grund anführen«, meint die Lehrerin: »Aber es ist bei vielen Kindern einfach so.«
Untersuchungen über einen Zusammenhang zwischen den PISA-Schulleistungen und dem Ernährungsstatus gibt es nicht. Aber Andreas Schleicher, Chef der PISA-Studie bei der Organi-

sation für Zusammenarbeit und Entwicklung (OECD) in Paris, weist darauf hin, »dass in Finnland, dem PISA-Spitzenland, großer Wert auf eine hochwertige Mittagsmahlzeit in der Schule gelegt wird«. Schon seit 1948 gibt es in Finnland für alle Schulkinder ein kostenloses warmes Mittagessen.

Gutes Essen macht klug.

Ein verbesserter Speiseplan mit weniger Zusatzstoffen, zugesetzten Aromastoffen und weniger Zucker führt zu einer deutlich besseren Leistung der Schüler. Das ergab schon in den Jahren 1979 bis 1983 eine Studie mit 1,1 Millionen Kindern an 803 New Yorker Schulen: Sie verbesserten sich in der Rangfolge der amerikanischen Schulen um 15,7 Prozent.

Allein das Frühstück wirkt sich messbar auf die Leistungen aus: Michael Murphy von der Psychiatrischen Abteilung der Harvard Medical School in Boston im US-Staat Massachusetts hat bei Tests mit Hunderten von Schülern gezeigt, dass jene, die frühstückten, um 40 Prozent bessere Mathematiknoten hatten. Sie kamen seltener zu spät und fehlten weniger im Unterricht. Diejenigen, die nicht frühstückten, hatten doppelt so oft Depressionen und viermal so häufig Angstzustände.

Zahlreiche Untersuchungen brachten ähnliche Ergebnisse: Insgesamt 45 Studien von 1950 bis 2008 haben Wissenschaftler von der Forschungseinheit für menschlichen Appetit (»Human Appetite Research Unit«) an der Universität im britischen Leeds ausgewertet. Das Ergebnis war eindeutig: Frühstück hat positive Effekte für die schulische »Performance«.

Und auch der britische Starkoch Jamie Oliver verbesserte mit seinen »School Dinners« die Leistungen der Kinder: Nach einer begleitenden Untersuchung der Universität in der britischen Grafschaft Essex verbesserten sich die Leistungen der Elfjährigen in den Naturwissenschaften um acht Prozent, in Englisch um sechs Prozent – und die Abwesenheitsquote um 15 Prozent.

Gerade in der Kindheit und Jugend ist es von essenzieller Bedeutung, dass das Hirn wohlgenährt ist.

Es gibt im Leben keine Phase, die so bedeutsam für die Hirnentwicklung und die Ausbildung der geistigen Fähigkeiten ist wie die frühe Kindheit und Jugend. Viele Fähigkeiten erwerben wir in dieser Zeit – oder nie. Es ist, als ob in einer bestimmten Zeit die Tür ins Gehirn offen ist – und danach unwiderruflich zugeschlagen wird.

Das weiß man aus der Tierwelt: So haben Wissenschaftler Vögeln Tonbänder mit Vogelstimmen vorgespielt. Dabei zeigte sich, dass etwa der Weißkehlammerfink nur in einer ganz bestimmten Zeitspanne die Gelegenheit hat, singen zu lernen, und zwar zwischen dem 20. und dem 50. Tag nach der Geburt. Hat das Vogelmännchen in dieser Zeit nicht den richtigen Gesang gehört, lernt er das Zwitschern nicht mehr – mit tragischen Folgen: Denn wenn er nicht schön singen kann, lernt er keine Vogeldame kennen, bekommt also keine Partnerin und kann keine Nachkommen zeugen.

Bei der Geburt sind zwar schon alle nötigen Nervenzellen im Gehirn vorhanden, doch sie sind noch sehr unvollständig miteinander verbunden. Zu Beginn des Lebens werden die wichtigen Schaltungen im Gehirn eingerichtet, etwa zwischen den Augen und dem Sehzentrum.

In einem klassischen Experiment verbanden die Nobelpreisträger David Hubel und Torsten Wiesel neugeborenen Kätzchen ein Auge. Die nunmehr halb blinden Tiere taten weiterhin das, was Kätzchen so tun, spielen, herumtollen, nur eben mit einem Auge.

Nach mehreren Monaten überprüften sie die Anbindung der Augen ans Gehirn – und stellten zu ihrer Überraschung fest, dass das Kätzchen auf einem Auge blind war. Das Sehorgan selbst war indessen vollkommen intakt, es führte aber kein Weg zu jenem Zentrum im Gehirn, in dem die Wahrnehmung verarbeitet wird. Die Kätzchen haben also nur einmal die Chance, das Sehen zu lernen, etwa 30 bis 80 Tage nach der Geburt. Wenn in dieser Zeit etwas schiefgeht, kann dies nie mehr aufgeholt werden.

Das wachsende Gehirn ist pausenlos damit beschäftigt, Verbindungen herzustellen. Nach der Geburt, wenn die Sinneseindrücke von überall hereinprasseln, versucht das Babyhirn, sich darauf vorzubereiten, indem es schnellstmöglich viele verschiedene Hirnzellen miteinander in Kontakt bringt: »Wie ein Telefonwerber rufen sie überall an, in der Hoffnung, dass jemand zu Hause ist und ja sagt. Wenn eine andere Zelle antwortet und das oft genug tut, wird eine dauerhafte Verbindung eingerichtet«, schreiben die Forscher Alison Gopnik, Patricia Kuhl und Andrew Meltzow.

Das ist gar nicht so einfach, denn die Nervenzellen müssen erst einmal die nötigen Einrichtungen installieren: Sie müssen gewissermaßen die Fühler ausstrecken, Fortsätze bilden (die sogenannten Axone), von denen aus die Botschaften übertragen werden können. Die anderen Zellen müssen Aufnahmestellen schaffen (die sogenannten Dendriten), um Informationen empfangen zu können. Das Ziel besteht darin, beide zusammenzubringen, eine Synapse (von griechisch: »Synapsis«, Verbindung) zu schaffen. Wenn das gelungen ist, kann die Botschaft überspringen, in Gestalt chemischer Botenstoffe, der Neurotransmitter.

Von Synapsen kann man nie genug haben, denkt sich das kleine Gehirn und schafft Kontakte auf Teufel komm raus: Bei der Geburt hat jede Nervenzelle etwa 2500 Synapsen. Schon mit zwei bis drei Jahren wird die Höchstzahl der Synapsen erreicht: 15 000 pro Neuron. Beim Kleinkind geht es daher im Gehirn viel geschäftiger zu als bei Erwachsenen.

Im Alter von zwei Jahren verbraucht das Gehirn genauso viel Energie wie das eines Erwachsenen. Im Alter von drei ist das kleine Hirn sogar doppelt so aktiv – bis ins Alter von neun bis zehn Jahren. Vorschulkinder haben Gehirne, die aktiver, vernetzter und flexibler sind als die der Erwachsenen. Für die Installation der Verbindungen, die ständigen Bewegungen, das stete Feuern der Neuronen und die Entsendung der Botenstoffe braucht das Gehirn Energie, es braucht das Material für die Leitungen und die Stoffe, mit denen die Informationen weitertransportiert werden. All das Material kann nur auf eine einzige Weise herangeschafft werden: durch Nahrungsaufnahme, durch Essen und Trinken.
Bei vielen Kindern mangelt es daran – nicht nur vor der Schule. Auch mittags haben viele nichts auf dem Tisch.
Jacqueline, die Elfjährige aus der Klasse 5c, klopft deshalb kurz nach Schulschluss an die Tür des Direktors: Ob die »Essener Tafel« schon da gewesen sei? Das ist jene soziale Einrichtung, die in Supermärkten übrig gebliebene Ware einsammelt und an Bedürftige verteilt. Jacqueline hat Glück: Am Eingang zum Lehrerzimmer steht eine Kiste mit Äpfeln und alten Brötchen. Das Mädchen greift dankbar zu.

Lehrerin Sabine Thomas:

> *»Wenn die Kinder aus der Schule nach Hause kommen, gibt es bei den meisten kein gemeinschaftliches Mittagessen. Bei 90 Prozent wird nicht gekocht. Was ich oft in den Haushalten sehe, sind Chipstüten, auch Schokolade, womit man also auch mal den größten Hunger stillen kann. Oft auch Toastbrot, Weißbrot in Packungen, das irgendwo rumliegt. Und im Kühlschrank ist auch schon mal eine Fleischwurst. Oder ein Joghurt.*

*Und dann gibt es aber ganz viele Familien, da kriegen die
Kinder einen Euro auf die Hand und können sich dann irgendwo was holen. Pommes an der Ecke, oder bei dem nächsten
Supermarkt eine Tüte Chips. Wenn bei den Familien Festtag
ist, dann wird gemeinsam von der Pommes-Bude 'ne Currywurst mit Pommes geholt.
Ich glaube, dass die Mangelversorgung schon im Mutterleib
losgeht. Auch die Mütter essen ja nicht richtig. Und was auch
eine Rolle spielt: Unsere Kinder werden nicht gestillt.
Und in diesen Nuckelflaschen, die oft mitgenommen werden,
damit das Kind ruhig ist, in denen ist dann nicht ungesüßter
Fencheltee drin, da ist dann Fanta drin. Dann sind die erst acht,
neun, zehn Monate alt.
Sie werden von klein auf schlecht ernährt. Die kriegen keinen
selbstgemachten Brei, sondern diese Breie von Milupa und Alete, die in Wasser eingerührt werden. Und dann gibt es eben die
Gläschenkost, Karottenpüree von Hipp und so. Und lauter anderes ungesundes Zeug: Toastbrot mit Nutella, und ganz viel
Kekse. Da werden die Kinder ja schon ganz früh an das sehr
Süße gewöhnt.«*

Es ist ein süßes Leben, das ganz erhebliche Auswirkungen auf
die Entwicklung des Gehirns und der Intelligenz hat. Bekommen Säuglinge Pulvermilch statt Muttermilch, sinkt der Intelligenzquotient »um zehn Prozent«, sagt der schwedische Medizinprofessor Stig Bengmark.
Zahlreiche Studien haben die Vorzüge der Muttermilch für den
kindlichen Geist nachgewiesen. Doch nur jedes zehnte Kind
wird ein halbes Jahr lang gestillt, so wie es die offiziellen Empfehlungen vorsehen. Zwar versuchen Kunstmilchproduzenten
wie etwa Milupa durch Extrabeigaben von angeblich intelligenzfördernden Substanzen ihre Erzeugnisse der Muttermilch

anzunähern – doch dies gelingt nur ansatzweise (siehe Kapitel 10).

Im Alter von sechs Monaten bekommen drei Viertel aller Kids Fertigkost aus dem Gläschen von Hipp, Alete und anderen. Die ist zwar bequem und praktisch schadstofffrei – aber es fehlt an wichtigen Nährstoffen für den Hirnaufbau: Vitamine beispielsweise, Fett und Eisen. Die Stiftung Warentest beispielsweise bemängelt regelmäßig den ungenügenden Nährstoffgehalt der Gläschen.

Das hat Folgen für die geistige Entwicklung: Denn namentlich Fette, vor allem die Omega-3-Fette, sind wichtig fürs Gehirn, aber auch Eisen- und Vitamine, unter anderem Vitamin C für die Aufnahme des Eisens im kindlichen Körper.

Durch die industrielle Produktion allerdings gehen die Vitamine verloren, namentlich durch die Sterilisation, denn die Gläschen müssen im Supermarktregal lange halten und daher keimfrei sein.

Die Sachzwänge in der Supermarktkultur gehen dem Kind auf den Geist.

In den USA leiden nach offiziellen Erhebungen neun Prozent der ein- bis zweijährigen Kinder an Eisenmangel. Das ist gerade in diesem Alter prekär. Denn vom Eisen braucht das Baby sechsmal mehr als ein Erwachsener.

Eisenmangel schadet dem Gehirn, wie eine von der Londoner Gesundheitsbehörde unterstützte Studie mit 164 britischen Teenagern im Alter von elf bis 18 Jahren zeigte. Bei denjenigen Mädchen, die aus Figurgründen Diät hielten, verringerte sich der Intelligenzquotient signifikant, weil Eisen fehlte: Damit »verringern sie ihre Möglichkeit, Sauerstoff zu transportieren«, sagte Michael Nelson, Studienautor und Dozent am King's College in London. »Mit weniger Sauerstoff können sie sich weniger konzentrieren, schlechter erinnern und Informationen abrufen, und passen auch in der Schule schlechter auf. All diese Faktoren reduzieren ihr Lernvermögen und ihren IQ.« Mädchen mit weniger Eisen im Blut seien bei den Schulabschlüssen eine ganze Note schlechter als jene, die genug Eisen mit der Nahrung zu sich nähmen.

Kinder und Jugendliche leiden zudem oft unter Zinkmangel – was ebenfalls schädlich ist fürs Hirn, namentlich für die Entwicklung der Nervenzellen und die Ausbildung von Synapsen. Ursache für Zinkmangel, so die Deutsche Gesellschaft für Ernährungsmedizin und Diätetik, sei »der häufige Verzehr von Fastfood«, weil durch dessen hohen Phosphatgehalt Zink gebunden werde.

Und auch das süße Leben in der frühen Kindheit schadet den grauen Zellen.

Zwar ist Zucker eigentlich gut, ja lebenswichtig für die grauen Zellen: »Zucker ist für die Gehirn- und Nervenzellen die wichtigste Energiequelle und sorgt für erhöhte Aufmerksamkeit und Leistungsfähigkeit beim Lernen.« So wirbt Coca-Cola, und das ist vollkommen richtig. Doch zu viel Zucker schadet dem Denkapparat und kann sogar zu Krankheiten wie Alzheimer beitragen. Heute essen die Menschen eher zu viel Zucker: Im Durchschnitt 33 Kilogramm pro Kopf und Jahr, bei einer vierköpfigen Familie also zweieinhalb Kilo jede Woche.

Kinder nehmen leicht noch mehr zu sich: Mit der Tagesration aus *Kaba* oder *Nesquik, Nutella,* einem Müsliriegel, einer Cola oder Limo, plus Fruchtjoghurt und Schokolade, kommen schnell 134 Gramm Zucker zusammen, wie die Verbraucherinitiative, eine deutsche Konsumentenschutzvereinigung, errechnet hat. Das macht immerhin 49 Kilo im Jahr pro Person. Amerikanische Schulkinder nehmen Untersuchungen zufolge gar 146 Kilo pro Jahr zu sich – den größten Teil über Softdrinks wie Cola oder Fanta.

Selbst die Kleinsten werden schon mit Zuckersüßem verwöhnt: Der Hipp Früchte-Tee für Kinder ab dem sechsten Monat enthält als Hauptbestandteil Zucker; Kinderschokolade an die 40 Prozent, Ketchup bis zu 50 und Gummibärchen sogar bis zu 70 Prozent.

Zu viel Zucker aber kann zu Verhaltensauffälligkeiten, Hyperaktivität und Lernstörungen führen. Kinder, die sehr viel Zucker essen, schneiden bei IQ-Tests schlechter ab, bekommen schlechtere Noten und sind launischer.

Der pure Zucker, wie er in Cola, Fanta, Schokoriegeln und Nutella enthalten ist, führt zu einem Zickzackkurs beim Blutzuckerspiegel, was für Intellekt und Emotion nicht unbedingt förderlich ist, meint der US-Autor Kenneth Giuffre: »Der abrupte Anstieg des Blutzuckerspiegels führt erst einmal zu einer gesteigerten Aufmerksamkeit, zu Wachsamkeit und einem klaren Verstand. Aber wenn der Riegel oder Cracker weg ist, wird das Insulin den Blutzucker absenken, was im Hirn zu einer verminderten Effizienz und verringerten Aufmerksamkeit führt. Wenn Sie zu viel Zucker oder Kohlenhydrate einnehmen, macht Sie der erhöhte Level von Serotonin schläfrig, lethargisch und führt zu einer verminderten Fähigkeit, Details abzurufen.«

Der Zucker kann überdies leicht zur Droge werden. Das ergaben Versuche mit Ratten, die täglich zwölf Stunden lang neben ihrem normalen Futter Traubenzucker naschen durften. Sie verdoppelten schon in den ersten zehn Tagen ihren Zuckerkonsum. Anschließend wurden sie zwölf Stunden auf Entzug gesetzt – und stürzten sich hinterher umso gieriger auf das Süßzeug.

Nach 30 Tagen wurden die Bindungsstellen verschiedener Neurotransmitter untersucht. Und es zeigte sich: Der süße Stoff hatte auf jene Zonen im Gehirn gewirkt, über die auch Drogen wie Opium wirken.

Wissenschaftler an der Universität im französischen Bordeaux verglichen das Suchtpotenzial von Kokain mit dem von Saccharin und Zucker und stellten fest, dass Zucker und Süßstoff im Gehirn die gleichen Reaktionen hervorrufen wie Kokain – und einen vergleichbaren Suchteffekt haben. Der ständige Verzehr und Konsum von Zucker oder Süßstoffen »überwältigen die Mechanismen der Selbstkontrolle und führen so zu Sucht und Abhängigkeit«.

Zumal die Chemiker der Nahrungsindustrie immer mehr Rohstoffquellen für den Süßgeschmack erschließen und so das Leben der meisten Jugendlichen völlig übersüßen. So etwa durch die in vielen Industrienahrungsmitteln enthaltene Fruktose: Klingt gesund, gesünder als Zucker, ist aber mindestens ebenso verhängnisvoll: Fruktose kann, so eine Studie der Universität im US-Staat Georgia, das räumliche Erinnerungsvermögen beeinträchtigen – zumindest bei Ratten.

Fruktose ist Fruchtzucker, ein natürlicher Bestandteil von Früchten, er ist aber auch ein beliebtes Süßungsmittel, unter anderem in Diätprodukten. Ein Übermaß kann dazu führen, dass diese Art des Zuckers schließlich vom Darm nicht mehr aufgenommen wird. Fruktose kann darüber hinaus auch Depressionen fördern: Denn ein Zuviel führt dazu, dass verschiedene hirnwichtige Stoffe fehlen, etwa Tryptophan und Folsäure.

Die Sucht nach Süßem beginnt bei Kindern früh. Viele leben ausschließlich von Fertignahrung, und die enthält häufig Zucker, denn er ist billig und macht die Nahrung haltbarer.

Obst und Salat seien in weiten Kreisen völlig unbekannt, ganz zu schweigen von der Frage, was denn damit anzustellen wäre, wunderte sich die Essener Lehrerin Sabine Thomas:

»Nehmen wir zum Beispiel grünen Salat. Kennen sie nicht. Diese ganzen grünen und frischen Sachen sind für die Kinder

exotisch. Paprikaspalten, Gurkenscheiben, das ist für die ungewöhnlich.

Die Einsicht, dass frische Sachen gesund sind und eben nicht die Erbsen aus der Konservendose von Aldi, das ist in den Familien irgendwie nicht angekommen.

In den Elternhäusern fehlen die Kompetenzen, das muss man so sagen. Früher musste die Mutter hier in unserer Zechengegend auch mit wenig Geld zurechtkommen. Aber sie hat dann einen leckeren Eintopf für alle zubereitet, den hat der Vater dann am nächsten Tag im Henkelmann noch mit in den Pütt genommen.

Die früheren Generationen waren halt drauf angewiesen, wenn sie nicht gerade verhungern wollten. Heute gibt es die Möglichkeit, zu McDonald's zu gehen oder an die Pommesbude.

Wenn sie in der Klasse mal etwas zubereiten, wie zum Beispiel einen Obstsalat, sagen die Kinder, Apfelsine mag ich nicht, und Apfel mag ich auch nicht. Birne und Kiwi kennen sie gar nicht. Dabei mögen sie das alles durchaus, wenn sie es mal kriegen.

Ich habe mit den Schülern mal einen Möhreneintopf zubereitet. Möhren, Kartoffeln, Petersilie und so. Eine Brühe auf pflanzlicher Basis.

Und eine meiner Schülerinnen hat mir später einmal erzählt, sie habe den Möhreneintopf zu Hause gemacht, als ihre Mutter ins Krankenhaus musste. Und alle hätten es gegessen. Das ist doch was, das ist für mich ein Erfolg.«

Für die geistige Entwicklung der Kinder ist das von Vorteil, nicht nur, weil sie so frischere und damit nährstoffreichere Nahrung bekommen, sondern auch, weil damit die zahlreichen Zusatzstoffe in den Industrielebensmitteln umgangen werden. Und die sind häufig überaus schädlich für den Denkapparat.

Beispiel Zitronensäure, E 330. Die Säure frisst nicht nur die Zähne an, sondern auch, indirekt, die grauen Zellen. Denn Zitronensäure erleichtert die Aufnahme des Schwermetalls Blei, das zu Hirnschäden und Störungen der Bewegungsabläufe führen kann. Und sie fördert die Aufnahme von Aluminium, das als Risikofaktor für die Alzheimer-Krankheit gilt (siehe Kapitel 7). Zitronensäure ist eigentlich ein Naturstoff, steckt in Zitronen und anderen Früchten. Mittlerweile haben sich die Verzehrmengen der industriellen Produktion des Zusatzstoffes wegen vervielfacht – und damit die gesundheitlichen Risiken. Denn die Säure ist in unzähligen Fertigprodukten enthalten: in Rama-Margarine beispielsweise und in Maggi Fix für Gulasch, in der Spargelcremesuppe von Knorr und auch in der »Spaghetteria Spinaci«. Dazu in vielen vor allem bei Kindern beliebten Industriesüßspeisen wie Dr. Oetkers Götterspeise Waldmeister-Geschmack, den Gummibärchen von Haribo und in nahezu jeder industriell gekochten Marmelade.

Erstaunlicherweise bekommen schon die Kleinsten ihre Säuredosis, etwa in Milupa-Kindermilch (ab zwölftem Monat), aber auch im sogenannten »Früchte-Tee« (ab sechstem Monat) des bayrischen Herstellers Hipp.

Beim Transport von Schadstoffen ins Hirn hilft ein weiterer Stoff, den Kinder häufig zu sich nehmen: Aspartam, der künstliche Süßstoff. Aspartam ist zwar, wie alle gebräuchlichen Zusatzstoffe, von den Behörden offiziell zugelassen und daher nach Meinung der Hersteller unbedenklich; zusätzlich gibt es eine Fülle von Studien und professorale Stellungnahmen, die die Sicherheit des Erzeugnisses bezeugen sollen. Hersteller NutraSweet verweist gern auch auf die zahlreichen Zulassungen für seinen künstlichen Süßstoff in vielen Ländern und geht vehement gegen Kritiker vor – und musste sich von einem Gericht allerdings belehren lassen, dass auch durch die »Zulassung eines

Stoffes« seine »Unbedenklichkeit noch nicht erwiesen« sei (siehe Kapitel 4).
Denn es gibt mittlerweile zahlreiche Berichte und wissenschaftliche Studien über die negativen Auswirkungen des künstlichen Süßstoffes auf die Hirnfunktionen. Langfristige Effekte, die anfangs kaum spürbar sind. Und solche, die sich sofort zeigen.
Barbara Taylor, Mutter zweier Kinder, berichtete beispielsweise der britischen Zeitung *The Guardian* über plötzliche und zunächst unerklärliche Wesensveränderungen bei Louisa, sieben, und Emily, fünf. »Meine Mädchen waren ganz normale Mädchen, die sich anständig verhielten. Aber dann gab es eine plötzliche Veränderung im letzten Sommer, als wir in Urlaub fuhren.« Die Kinder waren wie verwandelt: »Im September wurde Emily auf einmal sehr aggressiv gegenüber den anderen Kindern in der Schule, und auch ziemlich gewalttätig mir gegenüber.«
Sie konnte sich keinen Reim auf die Wesensänderung machen. Auf die Gründe kam sie, weil die Kinder im Urlaub eine Vorliebe für eine bestimmte Limonade und einen speziellen Joghurt entwickelt hatten, zuckerfreie Erzeugnisse. Und dank des Hinweises eines Freundes wurden diese Produkte als Auslöser für die Wesensveränderung identifiziert. Denn sie enthielten einen Süßstoff, Aspartam. Ob der wirklich schuld war, konnte sie nicht zweifelsfrei klären. Trotzdem besserte sich das Verhalten, als die Kinder nichts mehr davon bekamen. Sie wurden wieder vollkommen normal – nach drei Tagen mit Entzugserscheinungen: »Sie benahmen sich, als ob sie betrunken wären, hatten glänzende Augen und bewegten sich krampfartig.«
Das war im Jahr 1990. Die britische Zeitung hatte damals über unangenehme Nebenwirkungen des Süßstoffes berichtet und über gefälschte Studien im Vorfeld der Zulassung (siehe Kapitel 4).

Mehrere Studien beschäftigten sich seither mit den Auswirkungen von Aspartam auf Verhalten und Lernfähigkeit – und wie so oft gibt es Forscher, die solche Auswirkungen fanden, und andere, die gar nichts feststellten.
Dass Aspartam Auswirkungen auf Gehirn, Verhalten, Denken und Psyche hat, ist möglich.
Denn der Süßstoffbestandteil Aspartat ist, wie Glutamat, ein Neurotransmitter. Erhöhte Mengen dieser Botenstoffe können zu einer Veränderung der Steuerungsvorgänge im Gehirn führen, was die auffälligen Verhaltensweisen der Kinder erklären könnte. Sie können aber auch, zahlreichen wissenschaftlichen Studien zufolge, unter Umständen zu dauerhaften Hirnschäden und Krankheiten wie Alzheimer, Parkinson und Multiple Sklerose führen (siehe Kapitel 7). Auch steht Aspartam im Verdacht, das Risiko für Hirntumoren zu erhöhen. In England wurde 1999 eine Studie unter Leitung des Neurologen Peter Nunn vom Londoner King's College gestartet, nachdem eine 16-Jährige an einem Hirntumor gestorben war, die jahrelang statt Zucker Aspartam der Marke »NutraSweet« verwendet hatte.
Aspartam, auch unter den Marken Equal, Canderel oder Ajinomoto erhältlich, nehmen gerade Kinder häufig zu sich, weil Eltern sich um die Zähne der Kleinen sorgen und daher Zuckriges umgehen. So enthält zuckerfreier Kaugummi oft Aspartam: »Wrigley's Orbit ohne Zucker« etwa. Oder »Vivil natürliches Pfefferminz ohne Zucker«. Oder »Ricola Schweizer Kräuterbonbons Menthol mit Süßungsmitteln, ohne Zuckerzusatz«.
Aspartam kann dazu führen, dass Aluminium die Blut-Hirn-Schranke leichter passiert. Das ist gerade bei Kindern problematisch, denn bei ihnen ist die Blut-Hirn-Schranke noch nicht voll ausgebildet.
Hinzu kommt: Aspartam wirkt, wie der Geschmacksverstärker Glutamat, auf den Hypothalamus, jene zentrale Hirnregion, die

auch zahlreiche Körperfunktionen steuert. Die Hirnzone um den Hypothalamus zählt zu jenen Regionen im Kopf, die nicht vollständig durch die Blut-Hirn-Schranke geschützt sind. Das ist nach Ansicht mancher Forscher besonders während der Kindheit problematisch, weil, so meint etwa der US-Mediziner Russell L. Blaylock, hohe Mengen von Exzitotoxinen (Erregungsgiften) wie etwa Aspartam die Entwicklung des Hypothalamus verändern, zu sexuellen Fehlentwicklungen und »endokrinen Fehlfunktionen führen können, die sich erst viele Jahre später auswirken«. Als klassische Folgen von Schädigungen im Hypothalamus gelten Übergewicht, Skelettwachstumsstörungen und Fortpflanzungsstörungen.

Aspartam blockiert aber auch die Aufnahme des Hirntreibstoffes Glukose, ein Effekt, den auch die Zitronensäure hat, jener Zusatz, der in nahezu jeder Limonade und zahlreichen Fertiggerichten zu finden ist.

Ohne Treibstoff aber ist das Gehirn zu keiner Leistung in der Lage.

An der Essener Carl-Meyer-Schule, wo es bei vielen Kindern schon morgens am Treibstoff fürs Gehirn fehlte, besserten sich denn auch plötzlich die Leistungen, nachdem die Schüler ein schlichtes Frühstück mit Nährwert bekommen hatten. Danach ging es rapide aufwärts: Die Noten wurden bei vielen Kindern besser, und sie fühlen sich auch wohler, sagt die Lehrerin Sabine Thomas:

»Seit wir jetzt unser Frühstück haben, merken wir: Bei den Kids ist einfach mehr Kapazität vorhanden. Sie können sich konzentrieren. Und sie sind ausgeglichener. Sie sind zufriedener. Sie sind bereit, sich auf das Lernen einzulassen.
Wir sehen, dass die Noten besser werden. Allerdings liegt das nicht nur an unserem Frühstücksbrötchen. Wir haben dreimal

in der Woche ein warmes Mittagessen, das uns von einer Großküche angeliefert wird. Seither haben sich die schulischen Leistungen stark verbessert.
Wir haben einige Kinder, die wir wieder zur Regelschule zurückgeben können. Eben auch durch die Ernährung. Die Schüler, die zu uns kommen, die haben lauter Fünfer. Wenn wir sie zurückschicken wollen, dann müssen sie zumindest im Dreier-Bereich liegen. Und die Kinder haben einen höheren IQ als zu dem Zeitpunkt, als wir sie bekommen haben, so fünf, sechs IQ-Punkte sind es auf jeden Fall.
Es gibt eine Schülerin, die vor drei Jahren zu uns gekommen ist. Die Grundschullehrerin hatte gesagt, die lernt das Lesen nie, die passt einfach nicht auf. Das war so ein Kind, das nicht vernünftig ernährt worden war.
Das Kind hat jetzt Lesen gelernt. Über drei Jahre.
Das Kind geht jetzt zur Hauptschule. Und die Rückmeldungen sind positiv.
Durch diese vernünftige Ernährung ist uns bei einigen Kindern eine positive Entwicklung wirklich geglückt.
Wir haben gesehen, dass es bei diesen Kindern hauptsächlich an der Ernährung gelegen hat. Wenn die von Anfang an gut versorgt worden wären, wären die gar nicht erst bei uns gelandet.«

An der Ernährung liegt es oft auch, wenn Kinder unerträglich sind, laut, frech, wenn sie in der Schule nicht aufpassen wollen und nicht stillsitzen. Das ist lästig, für die Lehrer und die Eltern – und oft auch für die Kleinen selbst.
Die Ursache liegt in der Hirnchemie – die Lösung heute oft in einem Medikament namens Ritalin, einem Medikament, das offiziell als Droge eingestuft und von Rauschgiftfahndern auf eine Stufe mit Kokain gestellt wird.

6. UNHEIMLICH GRUSELIG

KINDER UNTER DROGEN: DAS RITALINEXPERIMENT

Drogen für den Zappelphilipp? /
Betäubungsmittel Ritalin: So schlimm wie Kokain –
findet die US-Rauschgiftbehörde / Nichts gegen Speed:
Der heitere Alltag des Nobelpreisträgers / Ein grüner Trank,
der tote Wörter lebendig werden lässt /
Was macht die Smarties so schön bunt? /
Die Chemie und der Horror im Hirn

Der Druck war groß. Doch sie hat widerstanden. Sie hat selbst entschieden, was gut ist für ihren Sohn.

Sie wollte ihr Kind nicht unter Drogen setzen, obwohl die Experten ihr sehr dazu geraten hatten.

Jetzt, am Ende des Jahres, ist sie sicher, dass sie richtig gehandelt hat.

Sie wirkt zufrieden, gelöst, fast fröhlich, obwohl die Stimmung draußen so gar nicht danach ist.

Die Berge sind in diesen Tagen von Nebelschwaden umhüllt. In dicken grauen Schichten liegen die Wolken über dem Land, es nieselt immer wieder, in den Gärten liegt Laub, und kahl sind Bäume und Büsche. Weiter oben an den Hängen liegt schon Schnee, er kommt jetzt jeden Tag weiter nach unten.

Es ist November, ein Monat, in dem sich die Schweiz nicht unbedingt von ihrer schönsten Seite zeigt. Der Trauermonat, ein

garstiger Monat. Die Saison der Melancholie und der trüben Gedanken.
Vreni Kälin aber wirkt aufgekratzt und munter.
Vom Vierwaldstätter See aus ist es nicht mehr weit zu ihr. Vreni Kälin lebt in Oberdorf, einem Ortsteil von Stans im Kanton Nidwalden, in einem Haus mit hölzernen Balkonen, holzgetäfelten Wänden, Parkettfußboden.
Die junge Frau ist seit einigen Jahren schon verwitwet, ihr Mann ist bei einem Unfall gestorben. Sie hat drei Buben, von denen der mittlere, Simon, bislang das Sorgenkind war.

»Gleich als er auf der Welt war, ist er ein sehr anstrengendes Kind gewesen. Da hat er geschrien, von morgens um vier bis mittags um eins.
Mit zwei Jahren ist er dann auch auf Bäume gekraxelt, bis ganz oben, er hat einfach vor nichts Angst.
Und er hat wieder zu brüllen angefangen, eine Stunde lang, zwei Stunden, drei Stunden. Und er hat auch immer so gezittert.
Ich habe gedacht, irgendwann hört das schon auf.
Aber der hat mit vier noch so rumgebrüllt, mit fünf und mit sechs. Ich hab oft gar keinen Zugang gehabt zu ihm.
Das war, als ob da eine Mauer wär zwischen ihm und mir.
Im Kindergarten ist er dann natürlich aufgefallen. Es hat immer alles schnell gehen müssen bei ihm, husch, husch. Der Simon hat schnell irgendein Spiel rausgezogen, einen Blick drauf geworfen und wieder weggesteckt. Dann hat er vor lauter Tempo immer andere Kinder angerempelt, und ein Mädchen hat geschrien. Und der Simon ist es dann wieder gewesen.
Er war immer der Sündenbock.
Er hat deshalb auch keine Freunde gehabt und immer allein gespielt.

Ja, niemand hat ihn wollen. Er ist dann traurig zur Mami hochgekommen und hat gesagt: ›Mami, mit mir spielt niemand.‹ Dann ist die Sitzung mit der Erzieherin gekommen. Sie hat auch Angst gehabt, dass er sich verletzt, weil er sich selber nicht mehr spürt, zum Beispiel lässt er den Finger in der Tür, wenn er die Tür zumacht.
Dann habe ich gesagt, ja okay, ich bin bereit, das zu machen, diese Tests.
Das war dieses Jahr im April. Dann ist er in die Schule gekommen, und die Schulpsychologin hat gesagt, es ist besser, wenn ich ihm das Ritalin gebe. Es wäre einfacher für mich und das Kind.
Dann habe ich gesagt, ich würde es ihm nicht geben, nie.
Die verstand mich nicht. Überhaupt nicht.«

Simon litt an Hyperaktivität, dem Zappelphilipp-Syndrom, Ritalin ist das probate Gegenmittel, die Kinderärzte verschreiben es immer häufiger.
Ritalin ist ein Medikament, doch es ist auch eine gefährliche Droge, eine Droge speziell für Kinder. Sie wird zwar von einem seriösen Schweizer Hersteller produziert, in Apotheken verkauft. Doch Ritalin fällt in Deutschland unter das Betäubungsmittelgesetz. Möchte ein Arzt das Mittel verschreiben, muss er dafür ein »Btm«-Rezept aus einem verschlossenen Schrank, dem Giftschrank, nehmen.
Die US-Rauschgiftbehörde DEA setzte Ritalin auf eine Stufe mit Kokain, ordnet beides in die Kategorie 2 der Drogen ein. Darüber, in Kategorie 1, steht nur noch Heroin.
Es ist eigentlich unvorstellbar, dass Tausende von Eltern ihren Kindern eine Droge geben, die so gefährlich ist wie Kokain. Vermutlich wissen sie davon nichts, denn in seinen Informationsmaterialien für Eltern verschweigt der Novartis-Konzern

diesen Umstand. Ritalin ist ein gutes Geschäft: Denn Hyperaktivität ist ein Massenphänomen: Drei bis fünf Prozent der Schulkinder leiden nach Schätzungen daran, weitere fünf Prozent gelten nach Erkenntnissen des Berliner Robert-Koch-Instituts als Verdachtsfälle. In den USA bekommen schon mehr als 2,5 Millionen Kinder Ritalin und vergleichbare Medikamente – und 1,5 Millionen Erwachsene schlucken es ebenfalls. Auch in Deutschland sind es schon Zehntausende; in manchen Regionen nehmen angeblich schon 20 Prozent der Kinder das Medikament ein. Und die Zahl steigt: Im Jahr 2000 nahmen 14-mal so viele Kinder Ritalin wie sieben Jahre zuvor, meldete die Bundesopiumstelle.

1991 wurde in Deutschland bei 1500 Kindern ADHS diagnostiziert – 2009 litten nach amtlichen Schätzungen 600 000 daran. Eine absurde Steigerungsrate, die mit den Herausforderungen der modernen Gesellschaft – Fernsehen, Straßenverkehr, Internet – nicht zu erklären ist. Die Ritalinpropaganda, unterstützt von Medien und Kinderärzten, trägt mutmaßlich zum Geschäftserfolg bei: Der Absatz von Psychostimulanzien ist von 1990 bis 2007 um das 150-Fache gestiegen. Der Absatz von Ritalin nahm in diesem Zeitraum nach Angaben der Bundesopiumstelle um fast 300 Prozent zu.

Denn die Bundesopiumstelle ist als Rauschgiftbehörde zuständig für die Zappelphilipp-Droge.

Nun müssen Drogen nicht unbedingt Teufelszeug sein. In allen Kulturen gibt es Rauschmittel, die den Alltag verschönern oder Feste kultivieren. Wer die Drogen wohldosiert in seinen Alltag integriert, kann gesellschaftlich akzeptiert und ohne gesundheitliche Nachteile ein langes und erfülltes Leben führen. Der Körper selbst produziert sogar Drogen, er stellt seine Stimmungen, seine Gefühle, Glück und Hass und Begehren, mittels körpereigener Drogen her. Jeder steht also in jeder Minute unter dem Einfluss dieser körpereigenen Substanzen, sie sind die Grundlage für Gefühle und charakterliche Eigenschaften. Doch wenn ein Kind bereits mit körperfremden chemischen Drogen aufwächst, kann das Folgen fürs Leben haben, für seine Persönlichkeitsentwicklung und womöglich auch für die körperliche Unversehrtheit. Denn Ritalin wirkt aufs Gehirn, und niemand weiß, welche Schäden dadurch später auftreten können.

»Die DEA ist alarmiert über den ungeheuren Anstieg bei der Verschreibung dieser Drogen in den letzten Jahren«, sagte der DEA-Beamte Gene R. Haislip bei einer offiziellen Anhörung. »Wir sind das einzige Land der Welt, in dem Kinder eine solch riesige Menge von Stimulanzien verschrieben bekommen, die praktisch die gleichen Eigenschaften haben wie Kokain.«

Schon hat Ritalin die Zappelphilipp-Szene verlassen, wird als leicht zugängliches Rauschgift genutzt, was den DEA-Mann empört: Viele Ritalinkonsumenten nähmen laut DEA das Mittel wie Kokain pulverisiert durch die Nase. Oder sie lösen, wie Heroin-Junkies, die Tabletten in Wasser auf und spritzen sie sich.

1990 kamen 271 Zehn- bis Siebzehnjährige in Notfallambulanzen, acht Jahre später schon 1727. Zwei Todesfälle 1995 in Mississippi und Virginia sind, so die DEA, auf das Ritalinschnupfen zurückzuführen.

Selbst bei bestimmungsgemäßem Gebrauch soll Ritalin zu Todesfällen geführt haben: Im Jahr 2000 starb der 14-jährige Matthew Smith aus Clawson in Oakland County im Bundesstaat Michigan infolge verstopfter Blutgefäße an einem Herzanfall. Nach zehnjähriger Ritalinkarriere fiel er einfach von seinem Skateboard. Auch ein elfjähriges Mädchen starb als Ritalin-Konsumentin, und ein 19-jähriger High-School-Schüler aus New Orleans im Staate Louisiana. Im Jahr 2006 waren es schon 25 plötzliche Todesfälle (darunter 19 bei Kindern), die unter Ritalin beobachtet wurden. Ein US-Expertengremium riet der Aufsichtsbehörde FDA damals zu einer Warnung vor solch schwerwiegenden Risiken.

Die Herstellerfirma Novartis meldete die Todesfälle nicht an die Behörden, weil sie nach Ansicht der Firma und unternehmensnaher Wissenschaftler nicht ursächlich auf die Droge aus ihrem Hause zurückzuführen waren.

»Gefährliche Nebenwirkungen« seien überhaupt »nicht bekannt«, schrieb Professor Andreas Warnke, Direktor der Klinik und Poliklinik für Kinder- und Jugendpsychiatrie der Julius-Maximilians-Universität Würzburg in einem »Informationsheft«, das von Novartis auf Anfrage an Ärzte versandt wird.

Warnkes Klinik genießt dann immer wieder die »freundliche Unterstützung« von Novartis, etwa bei einer Wissenschaftlichen Tagung im Dezember 2009, bei der es um die Behandlung von Hyperaktivität ging. So konnte der Konzern, mit Unterstützung namhafter Ärzte und Professoren und auch zahlreicher Medien, sein Produkt weitgehend störungsfrei vermarkten.

Der Konzern richtete sich auch direkt an die Kinder, etwa mit einem hübschen, sehr aufwendig gestalteten Bilderbuch über die arme hyperaktive »Krake Hippihopp«, deren Leidensweg in der Schule, und der Lösung, die »kleine weiße Tablette« von Novartis: Ritalin.

Novartis vermarktet seine Droge sehr professionell – wenngleich nicht immer mit ganz ehrenwerten Methoden. Das jedenfalls behaupten die amerikanischen Anwälte C. Andrew Waters und Peter Kraus aus Dallas, die am 1. Mai 2000 bei einem Gericht in Texas eine Sammelklage wegen Täuschung und Verschwörung (»fraud and conspiracy«) eingereicht haben.

Die Kanzlei wirft dem Konzern vor, er habe Psychiatrieprofessoren und Forschungsinstitute mit Geld geködert und mit der

Amerikanischen Psychiatrischen Vereinigung konspiriert, damit sie die »Krankheit« Aufmerksamkeitsdefizitstörung erfanden. Zudem habe der Konzern eine Selbsthilfegruppe namens CHADD mit 900 000 Dollar gesponsert, die Menschen organisiert, welche an jener Störung leiden, die von Fachleuten als »Aufmerksamkeits-Defizit-Hyperaktivitäts-Störung« (ADHS) oder auch »Aufmerksamkeits-Defizit-Störung« (ADS) bezeichnet wird.

Die Sammelklagen wurden 2002 abgewiesen. Ritalin gab sich erfreut und darin bestätigt, dass Ritalin »sicher und wirksam« sei. Die Fachvereinigung American Psychiatric Association erklärte, die Behauptung, Novartis habe die Diagnose ADHS erfunden, sei erwiesenermaßen »lächerlich und völlig falsch«.

Und eine Sprecherin von CHADD sagte, dass solche »absurden Anschuldigungen« den Weg in den Gerichtssaal gefunden hätten, sei ein Beispiel für jene Feindseligkeit und Skepsis, denen die ADHS-Opfer jeden Tag ausgesetzt seien.

Tatsächlich hat Novartis nach eigenen Angaben Selbsthilfegruppen sowie Psychiater unterstützt. Auf Anfrage teilte das Unternehmen mit: »Novartis US war bei der Jahrestagung der Non-Profit-Organisation CHADD (Children and Adults with Attention-Deficit/Hyperactivity Disorder) mit einem Messestand vertreten. Darüber hinaus schaltete Novartis US Anzeigen in der Mitgliederzeitung und unterstützte das sogenannte Summer Camp Program für ADHS-Patienten.«

Auch bei Psychiatern war das Unternehmen nach eigenen Angaben nicht untätig: »Novartis US hat die Jahrestagung der American Psychiatric Foundation unterstützt, die zur American Psychiatric Association gehört.«

Schon ist die Ritalinpropaganda so erfolgreich, dass Eltern, die ihre Kinder davor schützen wollen, sogar Ärger mit den Behörden bekommen – nicht nur in den USA.

Gegen Michael und Jill Carroll, Eltern eines siebenjährigen Jungen namens Kyle, wurde gar der Vorwurf des Kindesmissbrauchs erhoben. Die Familie lebt in Berne im Staat New York, einer kleinen Stadt im Tal des Hudson, ein paar Autostunden von Manhattan entfernt. Das Kind hatte Ritalin bekommen. Bald beobachteten die Eltern bedenkliche Nebenwirkungen: Schlafstörungen und Appetitverlust. Kyle schlief gerade noch fünf Stunden pro Nacht und nahm nur noch eine Mahlzeit am Tag ein. Sie setzten das Medikament ab – woraufhin die Schulbehörde den örtlichen Kinderschutzdienst informierte. Der drohte ein Verfahren wegen Kindesmissbrauchs an. Den Eltern blieb nichts anderes übrig, als dem Kind wieder die Droge zu geben.
»Das Dilemma der Carrolls ist kein Einzelfall«, schrieb die Zeitung *Times Union* aus Albany im Staat New York.
»Es ist so unheimlich gruselig«, sagt Patricia Weathers, Mutter eines neunjährigen Sohnes aus Millbrook, einem Vorort der Stadt Poughkeepsie, ebenfalls im Hudson-Tal gelegen. Auch ihr schickten die Schulbehörden erst die Polizei und dann den Kinderschutzdienst auf den Hals. Ihr Sohn hatte einen ganzen Drogencocktail bekommen – aus Ritalin, dem Antidepressivum Paxil und Dexedrine, einem Stimulans wie Ritalin. Der Junge begann zu halluzinieren. »Mein Sohn war ein Versuchskaninchen«, sagt die Mutter heute.
Solche Fälle scheinen sich zu häufen: Im Sommer 2001 verbot der Staat Minnesota seinen Behörden, die Eltern zu Ritalin und ähnlichen Drogen zu nötigen. Offenbar wird auch anderswo den Eltern mit Nachdruck empfohlen, den Kindern Ritalin zu geben. So berichtet Professor Georg Feuser, Sonderpädagogik-Professor an der Universität Bremen, 2009 in einem Interview mit der Schweizer *Weltwoche*: »Ich hatte an einem Freitag Eltern in meinem Büro sitzen, die fragten: Was sollen wir machen,

der Lehrer hat gesagt, wenn unser Kind am Montag nicht Ritalin nimmt, fliegt es aus der Schule.«

Feuser empört sich: »Das ist eines der einträglichsten Geschäfte für die Pharmaindustrie. Rechnen Sie das mal in Gewinnmargen um! Heute werden schon ein, zwei oder drei Kinder pro Primarklasse mit Ritalin versorgt. Damit ist eine ungeheure Geschäftemacherei verbunden. Und dies vor dem Hintergrund, dass man noch nahezu nichts Zuverlässiges weiß. Die massenhafte Verordnung von Ritalin gehört aus meiner Sicht verboten. Es ist ein Verbrechen an der Menschheit.«

Dabei gab es unruhige Kinder auch früher schon: »Er gaukelt und er schaukelt, er trappelt und zappelt auf dem Stuhle hin und her.« So kennen Generationen den Zappelphilipp im Kinderbuch-Klassiker »Struwwelpeter«. Der Autor, Heinrich Hoffmann, war Nervenarzt – und wohl als solcher auch mit jenen kindlichen Geistern vertraut, die etwas lebhafter waren als andere.

Die Kinder- und Jugendpsychiater hatten dafür auch früher schon ihre Diagnose: In Deutschland und Österreich nannte man es MCD (Minimale Cerebrale Dysfunktion), in der Schweiz POS (Frühkindliches Psychoorganisches Syndrom), in den USA und Großbritannien MBD (Minimal Brain Dysfunction).

Die Ursachen sind immer noch unklar. Genetische Aspekte spielen eine Rolle, aber auch Fehlregulationen im Botenstoffsystem des Körpers. Der amerikanische Neurowissenschaftler John Ratey vermutet »einen Mangel an Lust-Neurotransmittern, vor allem Dopamin, aber auch Serotonin und Endorphinen« im sogenannten »Belohnungssystem des Gehirns«.

Genau darauf zielen die »meisten unserer Suchtmittel«, sagt Ratey. »Sie steigern die Dopaminzufuhr für den gesamten Körper.« Er nennt Schokolade, Kaffee, Nikotin, Marihuana, Heroin und Morphium – und Ritalin.

Die Drogen finden ihren Platz in jenem Konzert der Hirnchemikalien, das über Stimmung und Befinden, Temperament und Charakter entscheidet. Sie greifen ein in jenes sensible System aus Hormonen und Botenstoffen, aus deren spezifischem Verhältnis – beeinflusst von Erfahrung und Lebensgeschichte – die Persönlichkeit sich mit bestimmten Wesensarten und Verhaltensweisen ergibt.

Mitunter können gewisse Stoffe vorübergehend oder dauerhaft die Hirnchemie verändern – und damit das Verhalten, ja die Persönlichkeit. Wenn beispielsweise einer ein paar Biere zu viel trinkt, verhält er sich anders als im nüchternen Zustand – und kann sich nach dem Rausch mitunter nur wundern, wozu er fähig war. Drogen können die gesamte Lebensart eines Menschen verändern. Das muss nicht immer schlecht sein. Drogen sind gut – wenn sie kultiviert zum Einsatz kommen.

Ein geübter Drogennutzer beispielsweise war der Pharmakologe Otto Loewi, der im Jahr 1936 als Entdecker des Neurotransmitters Azetylcholin den Nobelpreis erhalten hatte. Dem Psychoanalytiker Paul Parin erklärte er einmal sein System. Morgens nach dem Aufwachen nehme er erst einmal eine »Dosis Speed, Weckamin«. Später dann, um Verstimmungen bei der Lektüre der Post vorzubeugen, »eine genügende Dosis Morphium oder Heroin«, dazu ein Anabolikum, das den Appetit für das Mittagessen erfreulich anregt. Ein Espresso begleitet die Unterhaltung mit Besuchern. Danach ein Glas Rotwein, das die Schläfrigkeit zur Siesta fördert. Beim Erwachen um halb fünf dann eine Dosis Kokain. Gegen Abend pflegte der Professor zu arbeiten, das seien seine kreativsten Stunden. Mit einem Schlafmittel, einem Barbiturat, pflegte er dann »die Nachtruhe einzuleiten«.

Bei jeder Droge, den legalen wie den illegalen, kommt es auf die Dosis an: Alkohol beispielsweise hat in geringen Konzentrationen einen positiven Einfluss aufs Gehirn. Auch die Lust auf Sex

steigt. Zwischen 0,8 und einem Promille kehrt sich die Wirkung langsam um. Über einem Promille treten Koordinationsstörungen auf, der Alkoholist beginnt zu torkeln und zu lallen. Mit Sex ist nichts mehr. Irgendwann tritt Bewusstlosigkeit ein. Ab drei Promille droht die Lähmung von Körperfunktionen, das Gehirn beendet seine Tätigkeit: Exitus.
Es ist ein kurzer Weg zwischen dem heiteren Schwips und dem Tod durch Alkohol. Er tritt selten ein, denn die meisten Menschen haben gelernt, mit dem Stoff umzugehen. Der Alkohol ist ein Kulturgut, mitunter mythenumrankt, etwa in Gestalt jenes grünen Tranks, der einst von Malern und Dichtern bevorzugt wurde, der nicht nur als berauschend, sondern als gefährlich galt: Absinth, von seinen Anhängern die grüne Fee genannt.
Am frühen Abend begann zu Zeiten Napoleons III. in den Pariser Cafés die »grüne Stunde«. Der Dichter Charles Baudelaire war dem Grüntrank so zugetan, dass er auch gleich noch seine Haare grün färbte und den Stoff über den grünen Klee lobte: »Absinth gibt dem Leben eine feierliche Färbung und hält seine dunklen Tiefen auf. Die toten Wörter stehen auf und sind aus Stein und Bein.« Die Lieblingsmixtur des Literaten Ernest Hemingway enthielt einen Schuss Champagner, der Maler Henri Toulouse-Lautrec nahm ihn mit Weißwein oder auch Cognac. Vincent van Gogh mischte ihn mit Digitalis, einer Arznei fürs Herz, und wurde oft aggressiv, wie sich Malerkollege Paul Gauguin erinnert: »Er bestellte sich einen kleinen Absinth. Plötzlich schleuderte er mir das Glas samt Inhalt ins Gesicht.«
Absinth wird bei übermäßigem Genuss zu einer Gefahr, was schließlich auch zu seinem Verbot führte, ausgelöst durch den berühmten Absinthmord im Jahr 1905. Der Bauer Jean Lanfray aus dem Schweizer Kanton Vaud hatte sich durch Einnahme einiger Liter Wein und zweier Gläser Absinth für einen harten Tag in den Bergen vorbereitet. Weil seine schwangere Frau sich

dann weigerte, ihm die Stiefel zu putzen, richtete er sein Gewehr zuerst auf sie und sodann auf seine beiden Töchter und drückte ab.

Fast ein Jahrhundert lang war der Stoff in vielen Ländern verboten, 1998 wurde er wieder in der Europäischen Union zugelassen – zur Bestürzung der nüchternen *Frankfurter Allgemeinen Zeitung,* da er doch »zu körperlichem und geistigem Verfall führen« könne.

Es ist oft ein schmaler Grat zwischen fröhlicher Euphorie und beschleunigtem Untergang. Dabei haben selbst die illegalen Drogen auch segensreiche Wirkungen.

Ecstasy, das nach neuesten Erkenntnissen zu Hirnschäden führt, wurde 1912 als Appetitzügler patentiert. Amerikas Psychiater setzten es in den 1970er Jahren als Therapiebegleitung ein. Cannabis, die Haschisch-Pflanze, empfahl ein chinesisches Arzneibuch aus dem Jahr 2737 v. Chr. als Mittel gegen Verstopfung, Rheuma, Malaria. Es wirkt schmerzlindernd, entspannt die Muskeln, hemmt Entzündungen. Auch Morphium hemmt die Schmerzen. Deshalb wurde es bis zum Ersten Weltkrieg den Soldaten mitgegeben. Heroin war einst ein Hustenmittel aus dem Hause Bayer, wurde im 19. Jahrhundert ganz legal in Apotheken verkauft –, bis sich Fälle von Hustensaftsüchtigen mehrten.

So gesehen kann auch Ritalin ganz hilfreich wirken, ja, es könnte sogar ein kulturelles Signal sein, dass Kinder ernst genommen werden, gewissermaßen früh die Drogenreife bekämen, meinte der US-Autor Malcolm Gladwell im *New Yorker,* dem Intelligenzblatt der Ostküsten-Amerikaner. Drogen seien »soziale Metaphern«, und Ritalin, das Mittel gegen geistige Sprunghaftigkeit, mithin ein Ausdruck für die hohe Wertschätzung von Rationalität und Intellektualität. Und weil auch Kinder jetzt schon »in Situationen kommen, die Aufmerksamkeit und

intellektuelle Überlegungen erfordern«, sei es nicht gerechtfertigt, jene Eltern für schuldig zu erklären, die ihren Kindern die passenden Drogen dafür gäben. Kinder könnten heute eben nicht mehr wie Tom Sawyer und Huckleberry Finn den Tag verträumen und mit Abenteuern die Zeit verplempern.
Vreni Kälin kennt solche intellektuellen Argumentations-Pirouetten nicht. Sie wehrte sich eher gefühlsmäßig dagegen, ihrem Simon die Droge zu geben, schon weil sie nicht seine Persönlichkeit mit den Mitteln der Chemie beeinflussen wollte.

»Ritalin stellt ja im Prinzip die Kinder ruhig. Ich habe für mich empfunden, ich muss mein Kind nicht ruhigstellen. Es ist ein Kind, es darf laut sein, es darf auch mal weinen, es darf auch streiten, es darf vieles. Es ist ein Kind.

Wenn das Kind dann nachher apathisch am Tisch sitzt und nichts mehr macht, das ist doch furchtbar. Dann würde ich denken, das ist nicht mehr mein Kind. Davor hatte ich Angst. Auch vor den Nebenwirkungen vom Ritalin. Es gibt ja da so Zuckungen. Oder Tics. Ja, ich kenne eine Mutter, die hat ihrem Sohn Ritalin gegeben und der hat Tics bekommen, und da hat sie aufgehört nach drei Monaten. Ich hab den Eindruck, Simon zuckt manchmal eh schon so ein bisschen herum. Da habe ich gedacht, das ist mir zu heiß, ihm das Medikament zu geben. Und dann können auch noch Schlafstörungen kommen. Und sie sagen auch, die Hirnentwicklung sei stehengeblieben bei Kindern mit Ritalin.

Darum habe ich gesagt, ich möchte das Ritalin nicht geben. Und da haben mir die Eltern gesagt, bei einem Treffen einer Selbsthilfegruppe, wenn du es ohne Ritalin schaffst, dann ist das auch kein hyperaktives Kind.

Dann hat es auch nicht diese Symptome. Das ginge nicht ohne Ritalin, das sei zu schwer.«

Ritalin wirkt, das steht außer Frage. Doch es ist auch ein Mysterium. Denn: Bis jetzt weiß niemand, wie das Mittel wirklich das Verhalten, die kindliche Psyche beeinflusst. Selbst Hersteller Novartis räumt ein: »Sein Wirkmechanismus im Menschen ist noch nicht vollständig geklärt.«

Zahlreich aber sind die Nebenwirkungen, die der Beipackzettel aufführt. Vreni Kälin kannte da nur die wenigsten.
Es drohen, so der Beipackzettel:

Sehr häufig, mehr als 1 von 10 Behandelten
- Schlafstörungen bis zu Schlaflosigkeit
- verstärkte Reizbarkeit
- Nervosität

Häufig, 1 bis 10 von 100 Behandelten
- Appetitlosigkeit
- abnormales Verhalten
- Aggression
- Erregung
- Ängstlichkeit
- Depression
- Kopfschmerzen
- Schläfrigkeit
- Schwindel
- Störungen der Bewegungsabläufe (Dyskinesien)
- Unruhe
- Übererregbarkeit
- Veränderung der Herzfrequenz, meist Erhöhung
- Herzklopfen
- gestörter Herzrhythmus
- Veränderungen des Blutdrucks, meist Erhöhung

- Magenbeschwerden
- Übelkeit
- Erbrechen
- Mundtrockenheit
- Reaktionen einer Überempfindlichkeit, z.B. allergische Reaktionen wie Juckreiz, Hautausschläge
- Haarausfall
- Gelenkschmerzen
- Fieber

Selten, 1 bis 10 von 10 000 Behandelten
- verminderte Gewichtszunahme bei der Langzeittherapie von Kindern
- Sehstörungen einschließlich verschwommenes Sehen
- Herzschmerzen (Angina pectoris)
- gering verzögertes Wachstum bei der Langzeittherapie von Kindern

Sehr selten, weniger als 1 von 10 000 Behandelten
- Verminderung der weißen Blutkörperchen (Leukopenie)
- Verminderung der roten Blutkörperchen
- Verminderung der Blutplättchen
- punktförmige Hautblutungen
- Überaktivität
- psychotische Reaktionen mit Sinnestäuschungen und Verfolgungsideen
- vorübergehende depressive Verstimmungen wie Traurigkeit, Ängstlichkeit
- Weinerlichkeit
- psychische Störung mit strukturellem Wandel des Erlebens
- Selbstmordneigung einschließlich Vollendung
- Auslösen von Muskelzuckungen oder Verschlechterung beste-

hender Muskelzuckungen inklusive unwillkürlicher Gesichtsbewegungen
- Krampfanfälle und Muskelkrämpfe
- Auslösen von Verhaltensstereotypien, die Verhaltensweisen sind, welche meist jahrelang und ohne Zweck in immer gleicher Form wiederholt werden
- Funktionsstörungen der Blutgefäße im Gehirn wie entzündliche Veränderungen an den Blutgefäßen, Gehirnblutungen und gefäßbedingte Ereignisse im Gehirn
- vermehrtes Träumen
- Herzstillstand
- Durchfall
- Verstopfung
- gestörte Leberfunktion, erkennbar durch Erhöhung bestimmter Leberwerte, bis Leberversagen
- schwere Hautreaktionen mit scheibenförmigen Hautrötungen (und Bläschenbildung) oder schuppiger Ablösung der Haut
- Schwellungen auch mit Fieber

Immer wieder treten neue, überraschende Nebenwirkungen auf. Die Ritalinbefürworter schwärmen dann aus, um die Harmlosigkeit aufs Neue zu belegen. So beeilte sich der von Novartis unterstützte Würzburger Klinikdirektor Professor Andreas Warnke sehr, die Ungefährlichkeit von Ritalin nachzuweisen, als der Verdacht aufkam, die Droge könnte zu Genschäden führen: Dafür gebe es »keine Anzeichen«, so der Professor in einer 2009 erschienenen Untersuchung.
Randa El Zein, Ägypterin und Professorin an der Universität im amerikanischen Bundesstaat Texas, hatte solche Schäden schon nach dreimonatiger Einnahme von Methylphenidat, dem Ritalinwirkstoff, festgestellt – was bei Ärzten weltweit zu einiger Besorgnis geführt hatte.

Selbst bei den Überwachungsbehörden wachsen offenbar, nach Jahren der Zulassung und der Behandlung von Millionen von Kindern, die Bedenken.
Das Bundesinstitut für Arzneimittel und Medizinprodukte (BfArM) hat, einer Vorgabe der EU-Kommission folgend, im Sommer 2009 die Zulassung eingeschränkt und Warnhinweise auf den Packungen vorgeschrieben. Ritalin solle nur noch von »Spezialisten für Verhaltensstörungen« verschrieben werden dürfen. Außerdem hat das Institut Studien zur Untersuchung von Langzeitschäden »angeordnet«.
Besser spät als nie.

Hirnforscher wie der Göttinger Professor Gerald Hüther weisen seit langem auf ein erhöhtes Parkinson-Risiko im Alter hin – was von Ritalinbefürwortern energisch bestritten wird. Problematisch sind auch die langfristigen Wirkungen der Droge auf die Persönlichkeitsentwicklung der Kinder.
Denn eine Droge, die sehr früh in die persönlichkeitsbestimmende Hirnchemie eingreift, verhindert womöglich eine normale psychische Entwicklung. Das Kind kann sich als Persönlichkeit gar nicht kennenlernen, weil es sein eigenes Ich, das Ich ohne persönlichkeitsverändernde Droge, nie erlebt hat.
»Ritalin stört die Persönlichkeitsentwicklung langfristig«, befürchtet Judith Barben, Kinderpsychologin in Baden bei Zürich, die zusammen mit dem Kinderarzt Andreas Bau aus Hamburg die »psychologischen Langzeitschäden« durch Ritalin untersucht hat (www.zeit-fragen.ch).
So berichteten Kinderärzte, Kinderpsychologen und Lehrer, dass die scheinbare »Beruhigung« durch Ritalin keine wirkliche Beruhigung sei, sondern nur ein künstliches Unterdrücken der spontanen und natürlichen Gefühle und Lebensäußerungen des Kindes, ein Niederhalten der Persönlichkeit, eine »chemisch be-

wirkte Fügsamkeit«. Das Mittel, meint Sandra Scott, Kinderpsychiaterin am Maudslery Hospital in London in der Zeitschrift *New Scientist,* könne das Kind vielleicht beruhigen. Aber: »Es wird die zugrundeliegenden Gründe für seine Unaufmerksamkeit, Wechselhaftigkeit, Leseschwierigkeiten nicht beseitigen.«
Unter der Wirkung des Mittels kann das Kind nach Meinung der Kritiker weder lernen, seine eigenen Gefühle wahrzunehmen, noch mit ihnen umzugehen. So sei eine normale Reifung und Entwicklung der Persönlichkeit nicht gegeben. Ein Kind, das jahrelang Ritalin geschluckt hat, muss – wenn das Mittel endlich abgesetzt wird – sich mit genau den Problemen konfrontieren, mit denen es zum Zeitpunkt der Ritalinverschreibung nicht fertig geworden ist. Nur ist das Kind kein Kind mehr, sondern es ist inzwischen ein Jugendlicher geworden, der emotional auf der Stufe eines Kindes stehengeblieben ist.
Eine Sonderschullehrerin berichtet von einem 16-jährigen Jungen, der neu in ihre Klasse kam und schon seit Jahren Ritalin einnahm. Ihr fiel sofort auf, dass er emotional absolut kindlich war. Auch kleine Auseinandersetzungen mit Gleichaltrigen nahm er übermäßig schwer. Bei Konflikten fing er an zu weinen und suchte Hilfe bei seiner Mutter. Erst als die Eltern auf Anraten der Sonderpädagogin das Ritalin absetzten, fing der Jugendliche an, kleine Lernschritte im Sozialverhalten zu machen. »Die verpassten Jahre der Entwicklung konnte die Lehrerin mit ihm jedoch nicht nachholen«, schreiben die deutschschweizerischen Autoren Barben und Bau.
Das wäre besonders folgenschwer, wenn Hyperaktivität gar keine richtige Krankheit wäre, sondern bloß eine besonders markante Ausprägung kindlichen Verhaltens. »Es gibt einen fließenden Übergang vom gesunden zum krankhaften Verhalten«, sagt Christa Schaff, Kinderpsychiaterin und Vorsitzende des Bundesverbandes der Ärzte für Kinder- und Jugendpsych-

iatrie. »Neulich war ein Kind italienischer Eltern hier. Der Vater war gemeinsam mit mir gegen eine medikamentöse Behandlung – er sagte: Hier nennt man das Aufmerksamkeitsdefizit, in Italien sind alle Kinder so.«

Vielleicht gibt es aber auch noch ganz andere Wege, das Verhalten, unter dem die hyperaktiven Kinder genauso leiden wie ihre Eltern, zu ändern.

Vreni Kälin jedenfalls hat einen solchen Weg gesucht – und gefunden:

»Ja, ich habe dann einen Vortrag über Ernährung gehört. Ernährung, habe ich gedacht, das könnte ich wirklich mal ausprobieren mit meinem Kind, da tu ich nichts Schlechtes.

Zuerst habe ich die Süßigkeiten weggelassen.

Und Nüsse, Milchprodukte.

Kurz danach habe ich dann zu 100 Prozent mit der Ernährung von der AEV angefangen, dem Arbeitskreis Ernährung und Verhalten in Zürich. Einen Monat strikt nach Plan.

Danach konnte man dann ausprobieren, was er verträgt. Heute gab es zum Beispiel für das Kind Salat, grünen Salat. Fisch gab es auch, Fischfilet. Ach ja, und Frühlingsrolle, selbst gemacht. Tomatensalat gibt's nicht, Tomate ist nicht gut für Simon. Schoki gibt es auch nicht, und keine Gummibärchen.

Nur so Dinkelplätzli aus dem Bio-Laden.

Viel frisches Gemüse und Salat. Brokkoli mindestens dreimal in der Woche. Wegen Kalzium. Kartoffeln auch, aber nichts aus der Tüte, kein Fertigpüree. Fleisch darf er, aber kein Schweinefleisch.

Jetzt lasse ich die ganzen E-Nummern weg, Konservierungsstoffe, Zitronensäure, Farbstoffe, Geschmacksverstärker, Bindemittel. Weglassen muss ich auch Weizenmehl und Kuhmilch. Butter von der Kuh darf er essen. Oder Sahne in Maßen,

aber alles Bio. Keine Süßigkeiten, keine Chips, keine Milchschnitte. Da ist zu viel Zucker drin. Cola, Fanta ist auch verboten.
Jetzt hat er sich schon sehr verändert, seit ich die Ernährung umgestellt habe. Und ich muss ehrlich sagen, ich würde es schon lange nicht mehr machen, wenn ich den Beweis nicht hätte, dass es ihm bessergeht.«

Dass sich durch eine Ernährungsumstellung das Verhalten hyperaktiver Kinder verändert, haben zahlreiche wissenschaftliche Studien bewiesen.
Ein Pionier auf diesem Gebiet war der britische Schuldirektor Gordon Walker. Er hatte an seiner Tywardreath Primary School im südenglischen St. Austell ähnliche Sorgen wie viele seiner Kollegen auf dem Kontinent: Unruhe in den Klassen, aufsässige Schüler, nachlassende Leistungen. »Wie alle Schulen haben wir nach Wegen gesucht, um das Verhalten und das Leistungsniveau der Schüler zu verbessern.«
Er hatte schon länger die zahlreichen Zusatzstoffe im Verdacht, auch aufgrund persönlicher Erfahrungen bei seinem jüngsten Sohn: Eines Jahres an Weihnachten aß der Junge einige hübsch gefärbte Süßigkeiten, und »fünf Minuten später war er hyperaktiv«.
Walker tat sich mit Eltern und Lehrern zusammen für sein Projekt einer »Zusatzstofffreien Woche«. Er schrieb an die Eltern und legte ihnen eine Liste mit den 16 schlimmsten Zusatzstoffen vor: Darunter E 200, ein Farbstoff aus den Smarties, E 102, Tartrazin, ein Farbstoff, der zu den Zusatzstoffen mit dem höchsten allergenen Potenzial zählt. Auch Benzoesäure (E 210), ein Konservierungsstoff, der unter anderem in der Gurkenscheibe im Hamburger von McDonald's enthalten ist. Und E 250, das in Wurst oft enthaltene Natriumnitrit. Von solchen Chemikalien

essen Kinder heutzutage unglaublich viel, wie eine Untersuchung der EU-Kommission ergab.

Von jenem E 250 aus der Wurst beispielsweise nehmen nach der EU-Liste die Kinder weit mehr zu sich, als ihnen guttut: Die akzeptable Tagesdosis, der sogenannte ADI-Wert (»Acceptable Daily Intake«), wird bei Kleinkindern unter drei Jahren um bis zu 360 Prozent überschritten. Vor allem bei Farbstoffen ist die tägliche Dosis erschreckend hoch: Frühe Studien, die bei der Zulassung der Chemikalien zugrunde gelegt wurden, nahmen einen durchschnittlichen Verzehr von 25 Milligramm Farbstoffen bei Kindern an. Mittlerweile aber kommen die Kleinkinder, die sich gern von Smarties, Softdrinks und Bonbons ernähren, nach den EU-Daten auf eine Tagesdosis von bis zu 560 Milligramm – ein halbes Gramm hirnwirksamer Chemikalien pro Tag.

Und die Farbstoffe haben nachweislich Auswirkungen auf die Hirnfunktionen: Bei 100 Milligramm vom Farbstoff Tartrazin zeigten in einer Untersuchung 34 Prozent der Test-Kids einen Abfall in der Leistungsfähigkeit. Bei einer anderen Studie mit 43 Kindern reagierten 25 auf Tartrazin: Sie waren reizbar, ruhelos, zeigten Schlafstörungen. Die Farben wirken offenbar direkt im Gehirn: Das hübsche Pink etwa, das beim Chemie-Multi BASF unter dem Markennamen Basovit erhältlich ist (E 127), bremste in einer Studie die Aufnahme aller getesteten Neurotransmitter.

Bei einer Studie der Yale-Universität in New Haven im US-Staat Connecticut wurde auch die Lern- und Merkfähigkeit von Versuchstieren unter Bunt-Stoff überprüft. Die Nagerchen mussten aus einem Labyrinth herausfinden. Dabei brauchten jene unter Farbstoffeinfluss 23 Sekunden – die Farbstoffabstinenten nur neun Sekunden. »Unsere Erkenntnisse stützen die Annahme, dass Farbstoffe signifikante Auswirkungen auf den sich entwickelnden Organismus haben«, sagte Yale-Forscher Bennett A. Shaywitz.

Internationale Besorgnis löste eine Studie der britischen Universität Southampton aus: Sie zeigte einen Zusammenhang zwischen dem Verzehr von Farbstoffen und Hyperaktivität. Die Forscher untersuchten rund 300 Kinder zwischen drei und neun Jahren. Sie tranken sechs Wochen lang Säfte mit dem Konservierungsmittel Natriumbenzoat (E 211) und einen Cocktail aus sechs verschiedenen Farben: Tartrazin (E 102), Cochenillerot A (E 124), Gelborange-S (E 110), Azorubin (E 122), Chinolingelb (E 104) und Allurarot (E 129). Sie gelten seither als die »Southampton Six« (»die sechs von Southampton«).

Bei den Dreijährigen wurde eine Menge an Zusatzstoffen verfüttert, die einer 60 Gramm schweren Tüte Süßigkeiten entspricht. Bei den älteren ähnelte die Dosis der von zwei oder vier Tüten. Anschließend notierten Eltern, Lehrer und ein wissenschaftlicher Beobachter im Klassenzimmer das Verhalten – und stellten erhöhte Unruhe und Zappeligkeit fest. Angesichts der vielen möglichen Ursachen für Hyperaktivität und Lernstörungen warnten die Forscher gleichwohl vor allzu einfachen Schlüssen: »Eltern sollten nicht glauben, dass ein Verzicht auf diese Zusatzstoffe alle hyperaktiven Verhaltensstörungen verhindern wird. Wir wissen, dass viele andere Ursachen hinzukommen, aber immerhin ist dies eine, die ein Kind vermeiden könnte.« Seit April 2008 rät die britische Nahrungssicherheitsbehörde FSA betroffenen Kindern und Eltern, diese chemischen Zusätze zu meiden. Es habe sich gezeigt, dass dies bei Kindern, die zu Hyperaktivität neigen, eine positive Wirkung haben könnte.

Die europäische Behörde für Lebensmittelsicherheit EFSA lehnte ein Verbot der Farbstoffe ab. Im Jahr 2009 allerdings verschärften sie die Vorschriften über die maximalen Aufnahmewerte bei drei der sechs Southampton-Farben: Bei Quinolingelb wurde die akzeptable tägliche Aufnahme (der ADI-Wert) von täglich höchstens zehn Milligramm pro Kilo Körpergewicht auf 0,5 Milligramm herabgesetzt, weil bisher offenbar eine Studie an Ratten nicht berücksichtigt worden war, bei der der Farbstoff Nachteile für die Fortpflanzung und die Entwicklung der Nachkommen gezeitigt hatte. Bei Sunset Yellow wurde die maximale tägliche Aufnahme von bisher höchstens 2,25 Milligramm pro Kilo Körpergewicht auf höchstens ein Milligramm abgesenkt, weil sich bei Tierversuchen Auswirkungen auf die Hoden ergeben hatten. Bei Ponceau 4R wurde der ADI-Wert von bisher maximal vier Milligramm pro Kilo Körpergewicht auf 0,7 Milligramm abgesenkt – unter Verweis auf eine offenbar bislang übersehene Mäusestudie aus dem Jahr 1974, bei der der Farbstoff mit bestimmten Nierenleiden in Zusammenhang gebracht wurde. Zudem müssen seit dem 20. Juli 2010 Produkte, die einen der sechs Southampton-Six-Farbstoffe enthalten, einen Warnhinweis tragen: »kann Aktivität und Aufmerksamkeit bei Kindern beeinträchtigen«.

Wenn Farbstoffe zusammen mit anderen Zusatzstoffen verzehrt werden, was ja bei normaler Supermarktnahrung üblich ist, erhöht sich die Schädlichkeit der Zusatzstoffe fürs Gehirn (Neurotoxizität) überproportional: Das zeigte eine Studie der Universität Liverpool, die im März 2006 veröffentlicht wurde. Zum Einsatz kamen zwei Farbstoffe, ein Geschmacksverstärker und ein Süßstoff: ein gelber Farbstoff mit dem Kürzel E 104 (Chinolingelb), die blaue Farbe mit der Kennziffer E 133 (Brillantblau), der Geschmacksverstärker Glutamat, E 621, und der Süßstoff Aspartam, E 951. Es ging dabei um das Wachstum der Hirnzellen, weil die Forscher die Wirkung der Zusatzstoffe in der frühen Kindheit untersuchen wollten, wenn das Gehirn sich noch formt und mögliche Schädigungen besonders weitreichende Folgen haben.

Ergebnis: Das Wachstum der Zellen wurde nachhaltig beeinträchtigt – durch den Zusatzstoff-Mix noch mehr als bei der Addition der Effekte der einzelnen Stoffe: Eine Mischung aus dem blauen Farbstoff E 133 und Glutamat (E 621) etwa bremste das Zellwachstum nicht, wie zu erwarten gewesen wäre, um 15,8 Prozent, sondern um 46,1 Prozent. Das bedeutet: Bei den Nahrungschemikalien ist 2 + 2 nicht 4, sondern, sagen wir, 12.
Neben den Farbstoffen wirken auch Konservierungsstoffe schädlich, besonders im Darm, jenem verborgenen Quell vieler hirnwichtiger Substanzen (siehe Kapitel 9). Auch ein Übermaß an Zucker kann zu Hyperaktivität beitragen. Das gilt als Grund, weshalb Kinder, die viel Cola trinken, häufig hyperaktiv werden. »Zucker wirkt eindeutig als Auslöser und Verstärker von Überaktivitätssymptomen«, sagt der im italienischen Meran lehrende Kinderneurologe Professor Joseph Egger. Er war einer der Ersten, der mit einer Diät hyperaktive und migränekranke Kinder erfolgreich behandelt hat.
Oft herrscht bei aggressiven und hyperaktiven Kindern auch ein Nährstoffmangel vor, etwa an den hirnwichtigen Omega-3-Fettsäuren oder an Vitaminen.
Eine Umstellung der Ernährung kann darum zu erstaunlichen Erfolgen führen. So auch an der Schule von Direktor Walker. Die 140 seiner 314 Schüler, die mitgemacht hatten, fühlten sich deutlich besser. Das jedenfalls teilten die Eltern und Lehrer dem Schulleiter hinterher mit: »Die meisten nahmen eine Verbesserung im Verhalten wahr«, sagt Walker. »Sie sagten, die Kinder wurden ruhiger und gelassener, und vor allem das Lehrpersonal beobachtete eine Verbesserung im Aufmerksamkeitsniveau der Kinder.«
Zahlreiche Studien belegen den Nutzen solcher Diäten.
Die Erfolgsquote liegt dabei zwischen 70 und 90 Prozent – und damit im gleichen Bereich wie Ritalin. Der Schweizerische Ar-

beitskreis Ernährung und Verhalten, bei dem Vreni Kälin Rat gesucht hatte, kam sogar auf eine Erfolgsquote von 94 Prozent.
Nach einer Untersuchung des amerikanischen Center for Science in the Public Interest ergaben 17 von 23 überprüften Studien einen positiven Einfluss einer Diät auf Hyperaktivität.
Von 200 hyperaktiven Kindern etwa, die an der Abteilung für Kinderheilkunde der Universität Melbourne behandelt wurden, zeigten 150 eine Verhaltensverbesserung nach einer farbstofffreien Diät.
Einer Studie aus Kanada zufolge reagierte mehr als die Hälfte von 24 hyperaktiven Vorschulkindern positiv auf eine Diät, die frei war von Farbstoffen, Schokolade, Glutamat, Konservierungsstoffen, Koffein und anderen Allergenen.
Das 1989 gegründete Carl Pfeiffer Treatment Center in Naperville im US-Staat Illinois behandelte schon Tausende von verhaltensauffälligen Kindern erfolgreich mit einem Mix aus Vitaminen, Mineralien und anderen Nahrungszusätzen. »Unser Fokus zielt auf das jeweilige chemische Ungleichgewicht, das die Wurzel der Verhaltensprobleme ist«, sagt William J. Walsh, einer der Gründer des Zentrums.
Erstaunlicherweise werden durch eine Ernährungsumstellung sogar Kriminelle befriedet. Nach einer 2002 im *British Journal of Psychiatry* publizierten Studie wurden Gefängnisinsassen um genau 37 Prozent friedlicher, wenn sie einen Mix aus Vitaminen, Mineralstoffen und Fettsäuren bekamen. Stephen Schoenthaler, Kriminologe an der California State University in Long Beach, wunderte sich nicht: »Die Studie bestätigt, was ich seit 20 Jahren vertrete.« Er gilt als einer der führenden Vertreter einer neuen Forschungsrichtung, die nach den Zusammenhängen zwischen Ernährung und kriminellem Verhalten suchen.
Manche kämen, bei besserem Essen, womöglich gar nicht erst in den Knast. Das zeigte der britische Polizeipräsident Peter Ben-

nett von der West Yorkshire Police, Initiator des legendären Shipley-Projekts: Er ließ den neun schlimmsten jungen Delinquenten in seinem Distrikt eine Diät verabreichen, die alle bekannten Allergene und einschlägigen Zusatzstoffe vermied. Das Ergebnis: Nach zwei Jahren waren fünf der neun straffrei geblieben.

Auch der Brite Bernard Gesch von der Universität Oxford beschäftigt sich mit der Wirkung von Nahrungsbestandteilen auf Straftäter, unter anderem im schottischen Gefängnis Polmont. Er ist Mitglied eines Forschungsverbundes zum Thema Nahrung und Verhalten (»Food and Behaviour Research«) und sieht insbesondere die Omega-3-Fette, aber auch Vitamine als maßgeblich an für das Verhalten, ja sogar für Kriminalität und Aggressivität.

Der »Einfluss der Nahrung auf die geistige Gesundheit« war sogar Thema eines Berichts für das britische Parlament. Die Autoren empfahlen zur Gewaltprävention Richtlinien für eine bessere Ernährung in Schulen und Gefängnissen, sie forderten ein Verbot von allen Farbstoffen und »nicht wesentlichen« Konservierungsstoffen in Nahrungsmitteln und Softdrinks. Und sie verlangten eine bessere Versorgung mit den besonders hirnrelevanten Omega-3-Fetten, denn ein Mangel sei verbunden mit psychischen Problemen, Depressionen, Aggressionen, Verhaltensstörungen wie etwa ADS.

So gibt es also weit verträglichere und risikolosere Lösungen für das ADS-Problem als die Droge von Novartis.

Auch bei Simon, dem Sohn von Vreni Kälin, zeigten sich bald solche Erfolge.

»Nach zweieinhalb Wochen saß mein Kind am Tisch, war ruhig, weinte nicht mehr. Das ging einen Tag so, zwei Tage, und es blieb so. Er hat dann auch angefangen, mit Legos zu spielen, mit Malen, mit Schreiben.

Und das hat wirklich mit der Ernährung zu tun. Nach zwei Wochen Diät konnte ich mit ihm das erste Mal reden, ohne dass irgendwie zwei Meter Wand dazwischen war. Er hat mir zugehört, zum ersten Mal mit sechseinhalb Jahren. Ich habe geweint vor Freude.
Er hat ja jetzt auch Freunde zum ersten Mal. Er geht mit ihnen spielen, oder sie kommen hierher. Das hat schon in den letzten Wochen vom Kindergarten angefangen. Da haben sie angerufen und gefragt, ob der Simon mit ihnen spielen dürfe, ich dachte, wie bitte?
Das hat Simon natürlich sehr gefallen.«

Eigentlich ist es eine ganz simple Veränderung: Eine natürliche Kost ohne Additive und Geschmacksverstärker wirkt vorteilhaft auf die Persönlichkeit der Kinder. Womöglich schützt sie auch vor späten Schäden, vor den modernen Plagen der Menschheit – jenen Krankheiten, bei denen das Hirn ganz langsam zerstört wird, bis der Verstand ausgelöscht ist und der Körper zu zittern beginnt.

7. AUS DER DOSE

ZUM BEISPIEL ALZHEIMER: DIE ZERSTÖRUNG DES GEHIRNS DURCH NAHRUNG

Die Aldi-Diät: Eine Kampfansage ans Gehirn?/
Als die alte Dame plötzlich die Wäsche der Nachbarn
mitbrachte/Wie die Chemie im Essen die Hirnzellen tötet/
Das Terrorcamp im Kopf wird langsam aufgebaut/
Dämon Alkohol: Wie sich der Entertainer
um den Verstand brachte

Die Tür nach draußen ist abgeschlossen, zu ihrem eigenen Schutz. Sie kann auf den Flur gehen, sie kann sogar ein paar Runden drehen, dank der architektonischen Anordnung der Zimmer, die zwei Kreise bilden, eine Endlosschleife gewissermaßen.

Sie kann auch ins Freie gehen, hinter dem Haus gibt es, zur Straße hin, einen kleinen Garten. Doch der ist umgeben von einem hohen Zaun.

Die Freiheit findet Käthe Keutel nicht mehr.

Früher war sie eine aktive Frau gewesen, immer berufstätig, die letzten Jahre als Sekretärin beim Computerhersteller IBM. Sie hat auch zu Hause die Fäden in der Hand gehabt, hat alles organisiert, entschieden, wo es im Urlaub hingehen soll, wo eingekauft wird.

Frau Keutel ist schlank, sie hat kurze graue Haare, sie lächelt viel, sie teilt den Kuchen mit ihrer Zimmergenossin, freut sich

auch sichtlich über den Besuch ihrer Tochter. Dass etwas nicht so ganz stimmt mit ihr, das fällt daran auf, dass sie sich oft wiederholt und es selbst offenbar nicht mehr merkt.
Jetzt lebt sie unter Aufsicht, in einem Heim mit dem schönen Namen »Pro Seniore Residenz« in Leonberg nahe Stuttgart und eine halbe Autostunde von ihrer früheren Wohnung entfernt, in der ihr Mann geblieben ist.
Es ist eine Einrichtung am Waldesrand mit viel Glas, hellen Räumen, Grünpflanzen und Bildern an den Wänden. Es gibt auch viele Angebote zur Freizeitbeschäftigung, ein Seniorenkabarett zum Beispiel, doch Frau Keutel macht da nicht mit. Ihr, nun ja, Geisteszustand erlaubt solche Aktivitäten nicht mehr. Woran das liegt, warum das so gekommen ist, das ist schwer zu sagen. Vielleicht war es ihre Vorliebe für Aldi und für Gemüse in Dosen. Vielleicht war es eine Mangelernährung im Gehirn, vielleicht ist es bei ihr auch bloß das Alter.
Wann es aber anfing, zunächst mit leichten Aussetzern, das weiß ihre Tochter, Helga Röttgers, noch sehr genau. Sie war damals mit ihrem Mann nach Italien in Urlaub gefahren.

»Ich hab sie gefragt, ob sie mal für eine Woche nach unserem Haus sehen kann, wenn wir nicht da sind.
Das war vor fünf Jahren, da war sie 74.
Als wir zurückgekommen sind, war das absolute Chaos da. Da hat kein Kissen mehr zum anderen gepasst.
Die ganze Wohnung war umgestaltet. Die Bettdecke lag plötzlich im Wohnzimmer auf der Couch, Pflanzen waren ersoffen, weil sie sie gegossen hat und gegossen und fünf Minuten später wieder mit der Gießkanne rumgelaufen ist. Meine armen Pflanzen.
Das waren so die ersten Sachen, wo wir gedacht haben, da stimmt irgendwas nicht.

Und sie hat immer wieder etwas vergessen. Auch beim Kochen, sie hat angefangen, alles mögliche zusammenzumischen. Sie hat nicht nur einmal Salz reingetan, sondern drei- oder viermal, bis mein Vater irgendwann gesagt hat, ich kann dein Essen nicht mehr essen.

So hat's angefangen. Da hat er auch gemerkt, dass irgendwas nicht mehr passt.

Irgendwann ist sie dann auch in den öffentlichen Verkehrsmitteln auffällig geworden. Sie hat dann nicht mehr gezahlt, ist einfach reinmarschiert. Und hat dann natürlich oft Strafe zahlen müssen, weil sie schwarzgefahren ist. Und es ging auch schon recht früh los, dass sie nicht mehr zurückgefunden hat. Wir haben sie dann suchen müssen.

Meine Eltern wohnten in so einem Sechsfamilienhaus, eine gute Hausgemeinschaft, Gott sei Dank. Die haben die Wäsche immer unten aufgehängt, da war die Waschküche fürs ganze Haus. Meine Mutter hat zu der Zeit die Kleidungsstücke nicht mehr auseinanderhalten können. Da hat sie die Unterhosen von anderen Leuten mitgenommen.

Mein Vater hat den Nachbarn dann immer versucht zu erklären, dass sie irgendwie nicht gut drauf ist und dass sie das aus Versehen verwechselt hat. Aber irgendwann hat mein Vater zu meiner Mutter gesagt, du kannst keine Wäsche mehr unten aufhängen, du bringst immer die verkehrten Sachen wieder hoch.

Auch mit den hygienischen Geschichten wurde es dann problematisch. Weil meine Mutter sich irgendwann nicht mehr richtig waschen konnte. Oder sie hat die Zähne nicht mehr geputzt, weil sie das vergessen hat. Also, um das ganz brutal auszudrücken: Sie hat sich irgendwann auch nicht mehr ihren Arsch abgewischt. Weil sie's vergessen hat.«

Käthe Keutel hat Morbus Alzheimer, die Krankheit, bei der das Gehirn langsam, aber stetig zerfressen wird, bei der die Hirnzellen verklumpen, immer mehr Regionen befallen werden, bis nicht nur die Erinnerung verlöscht, sondern auch die ganze Persönlichkeit.
Morbus Alzheimer droht zur Geißel des neuen Jahrtausends zu werden, zu einer Seuche des Vergessens.
Allein in Deutschland sollen 100 000 bis 200 000 neue Fälle pro Jahr auftreten. Nach Angaben des »World Alzheimer Reports« der Organisation »Alzheimer's Disease International's« (ADI) soll sich die Zahl der Betroffenen alle 20 Jahre verdoppeln, von 35 Millionen im Jahr 2010 und 65,7 Millionen im Jahr 2030 auf über 115 Millionen im Jahr 2050. »Ohne entsprechende Gegenmaßnahmen wird die Alzheimer-Krankheit eine riesige Belastung für Einzelpersonen, Familien, das Gesundheitswesen und die Weltwirtschaft darstellen«, sagt der Niederländer Marc Wortmann, verantwortlicher Direktor von ADI.
Die Gegenmaßnahmen sind vor allem ein großes Geschäft. Medikamente sollen den Verlauf verzögern, die Symptome mildern. Heilung gibt es nach derzeitiger Erkenntnis nicht. Umso wichtiger wäre die Vorbeugung. Allerdings ist immer noch nicht ganz erwiesen, was die eigentliche Ursache der Krankheit ist.
Wenn das Gehirn aussetzt, ist die Ursachenforschung besonders schwierig. Man sieht ja nicht zu Lebzeiten hinein, kann also den Verfall nicht frühzeitig erkennen. Und der Verfall beginnt früh, es kann bis zu 30 Jahre dauern, bis die Alzheimer-Krankheit sich mit ersten Ausfällen bemerkbar macht. Ganz langsam breiten sich jene Störzentren im Gehirn aus, die schließlich ein Bombardement auf den Denkapparat loslassen, bis der nicht mehr geordnet arbeiten kann.
Die Störer, so viel ist mittlerweile sicher, kommen von außen:

Schadstoffe im Essen, aber auch Zusatzstoffe, die als Hirnzerstörer wirken können. Die Angreifer treffen oft auf ein Organ, das geschwächt und mangels innerer Stabilität nur bedingt abwehrbereit ist. Denn oft fehlt es der industriellen Nahrung auch an den Stoffen, die das Gehirn stärken könnten.

So breitet sich nicht nur die Alzheimer-Krankheit aus, sondern auch andere Leiden, bei denen eine Zerstörung der Hirnzellen stattfindet, sogenannte neurodegenerative Störungen. Dazu zählt auch Morbus Parkinson, die Schüttellähmung. Oder Multiple Sklerose, jene rätselhafte Krankheit, bei der die Betroffenen sich immer weniger bewegen können und schließlich bei lebendigem Leibe verkümmern. Auch die Krankheit namens ALS (»Amyotrophe Lateralsklerose«), an der der Physiker Stephen Hawking leidet, bei der die Muskeln verkümmern, weil die Nerven nicht mehr in der Lage sind, sie zu steuern. Schließlich müssen die Betroffenen ersticken, weil sie nicht mehr atmen können. Auch der deutsche Maler Jörg Immendorff starb an dieser Krankheit. In den 60er Jahren des vorigen Jahrhunderts erkrankten jährlich 1,5 von 100 000 Menschen daran, 2002 waren es schon 2,5, im Jahr 2010 reichten die Schätzungen von drei bis acht.

Das Hirn wird zum Minderleister, weil seine Zellen verfallen, zerstört werden und irgendwann »den Geist« aufgeben. Das Hirn versagt als Steuerungsorgan, es kann den Körper nicht mehr kontrollieren, es kann auch keine Gedanken mehr fassen. Und es versagt als Planungsinstanz, als Zentralorgan des Individuums.

Mit den neuen Einsichten der Hirnforscher in die biochemischen Grundlagen von Geist und Persönlichkeit rückten allerdings auch die Hirnsubstanzen in den Blick. Bislang galt die Demenz als Alterserscheinung, als der Preis, den Menschen in den zivilisierten Ländern für ein langes Leben zahlen müssen.

Mit der steigenden Zahl von Alten gibt es eben auch mehr Menschen, die an Alzheimer oder Parkinson leiden. Das hat natürlich auch die Forschung beflügelt: Denn dadurch wächst der Markt für Medikamente, und die Wissenschaftler beschäftigen sich am liebsten mit dem, was den größten Gewinn verspricht.
Die Suche nach Pillen gegen den Gedächtnisschwund hat allerdings, gewissermaßen als Nebeneffekt, auch zu genaueren Erkenntnissen über die Bedürfnisse des Gehirns geführt. Wir wissen mehr über die nötigen Nährstoffe, welche die grauen Zellen brauchen – und über die Zerstörer, die das Vergessen fördern.
Jetzt stellt sich auch heraus: Nicht alle Alten fallen dem Vergessen anheim. In manchen Weltgegenden trifft es mehr und in anderen weniger.
Auslöser von Alzheimer sind jene Veränderungen im Gehirn, die schon auf Fotos sehr gefährlich aussehen, braune Flecken, hässliche Nester, steinartige Klumpen. »Plaques« und »Fibrillenbündel« nennt der Fachmann diese verhängnisvollen Erscheinungen, die wie »Sprengstoff« wirken, so sagt der Heidelberger Alzheimer-Forscher Konrad Beyreuther: »So ein Plaque ist eine Bombe. Das ist wie ein Terrorcamp, aus dem permanent Selbstmordattentäter entlassen werden, mit Bomben, welche die Logistik der Nervenzelle kaputt machen.« Und diese Terrorcamps im Gehirn nehmen immer mehr Platz ein: »Die sind zehnmal so groß wie eine Nervenzelle. Und wir haben bis zu einer Milliarde Ablagerungen bei Alzheimer-Patienten.«
Was diese Bomben anrichten können, bemerkte als Erster Alois Alzheimer, damals Nervenarzt in Frankfurt am Main. Er musste die merkwürdigen Verhaltensweisen jener Patientin erklären, die ihm eines Tages vorgestellt wurde.
Er nannte sie Auguste D.: Ein Bild, das sich bei Alzheimers Aufzeichnungen befand, zeigt eine Frau mit vollen Lippen, strähnigen Haaren und tief eingegrabenen Falten auf der Stirn.

Auguste Deter war Ende 1901 in die Irrenanstalt am Affensteiner Feld in Frankfurt eingeliefert worden.
Die arme Auguste hatte plötzlich ihren Mann, einen Kanzleischreiber bei der Eisenbahn, nicht mehr erkannt und angefangen, nur noch wirres Zeug zu reden. »Sie fand sich in ihrer Wohnung nicht mehr zurecht, schleppte die Gegenstände hin und her, versteckte sie, zuweilen glaubte sie, man wolle sie umbringen, und begann laut zu schreien«, notierte Doktor Alzheimer.
Seine Diagnose lautete: Demenz. Das Wort stammt aus dem Lateinischen (»Dementia«) und bedeutet: Wahnsinn.
Am 26. November 1901 besuchte Alzheimer seine Patientin (»Sitzt im Bett mit ratlosem Gesichtsausdruck.«) und protokollierte folgenden Dialog:

»Wie heißen Sie?«
»Auguste.«
»Familienname?«
»Auguste.«
»Wie heißt denn Ihr Mann?«
»Ich glaube, Auguste.«

Alzheimer wunderte sich das eine ums andere Mal: »Beim Mittagessen isst sie Weißkohl und Schweinefleisch. Befragt, was sie esse, sagt sie Spinat. Während sie das Fleisch kaut, sagt sie auf Befragen, was sie esse, rohe Kartoffeln mit Meerrettich.«
Schließlich starb Auguste D.
Alzheimer zerlegte ihr Gehirn und untersuchte es genau. Dazu fertigte er Zeichnungen an, über die seine Fachkollegen bis heute staunen. Seine künstlerische Begabung hatte der junge Alois Alzheimer schon bei seiner Doktorarbeit unter Beweis gestellt, seinerzeit in Würzburg. Er hatte über Ohrenschmalzdrüsen

geschrieben, auch diese eigenhändig zerlegt und sorgfältig gezeichnet.
Dank seiner künstlerischen Fähigkeiten wissen die Forscher seither, wie jene charakteristischen Veränderungen im Gehirn der Demenzkranken aussehen, die Plaques, »die steinernen Platten des riesigen Friedhofs im Kopf«, wie der Autor Michael Jürgs sie nennt.
Wie aber kommen die Platten in den Kopf?
Da gibt es eigentlich nur einen Weg: Alles, was ins Gehirn eindringt, muss der Mensch zu sich nehmen – durch den Mund, in aller Regel. Und was die Menschen zu sich nehmen, hat eben auch erhebliche Folgen für die Demenzkrankheit.
Dies war die überraschende Erkenntnis einer Studie, die der US-Forscher Hugh Hendrie von der Universität von Indiana im Februar 2001 veröffentlichte. Er verglich schwarze Amerikaner mit Nigerianern.
Später weitete er seine Untersuchungen auf die Karibik und auf ländliche Gebiete Chinas aus. Es stellte sich heraus: Alzheimer ist nicht allein eine Folge des Alters. Die Umwelt, der Lebensstil, insbesondere die Ernährung spielen eine zentrale Rolle.
Das zeigte schon der Vergleich der Afrikaner und der Afroamerikaner.
Genetisch waren beide Gruppen ähnlich, sie müssten von der Veranlagung her also ein ähnliches Alzheimer-Risiko haben. Ein Irrtum, wie sich zeigte. Von den Amerikanern erkrankten mehr als doppelt so viele an Alzheimer. Bei den Afrikanern entwickelten nur 1,15 Prozent die Krankheit, bei den Amerikanern 2,5 Prozent.
Für die Studie, die das *Journal of the American Medical Association* veröffentlichte, wurde eine beeindruckende Zahl von Menschen untersucht: 4500 Versuchspersonen, alle über 65 Jahre alt. Sie wurden in drei Intervallen zwischen 1992 und 1998 intensiv

auf ihre geistigen Fähigkeiten getestet. Die Afrikaner stammten aus Ibadan, einer Stadt im Süden Nigerias; es waren zumeist arme Händler, die auf den dortigen Märkten ihre spärlichen Waren feilboten. Die Amerikaner stammten aus Indianapolis und pflegten den typischen amerikanischen Lebensstil. Das war nach Ansicht von Forscher Hendrie auch der Grund für die auffällige Alzheimer-Häufung bei den US-Testpersonen: dieser Lebensstil und insbesondere die Ernährung.

Hendrie vermutet, dass ernährungsbedingte Begleiterkrankungen wie Bluthochdruck, Arterienverkalkung und kleinere Schlaganfälle auch bei Alzheimer eine unheilvolle Rolle spielen. Denn die afrikanische Gruppe hatte deutlich niedrigere Blutdruckwerte und einen um 60 Punkte niedrigeren Cholesterinspiegel als die Amerikaner.

Natürlich ist die Ernährung nicht die einzige Erklärung. Gerade bei Alzheimer gibt es ein ganzes Bündel von Risikofaktoren. Ein hohes Alter zählt immer noch dazu, auch die Körpergröße: Wer klein von Gestalt ist, und von geringem Gewicht, muss eher den Hirnschwund fürchten. Ein niedriger Intelligenzquotient erhöht ebenfalls das Risiko, vollends in die Demenz abzugleiten. Sogar die Kindheit wirkt sich noch im hohen Alter aus: Das Risiko hängt auch mit frühen Infektionen zusammen, dem Bildungsniveau der Eltern, der Zahl der Geschwister.

Sogar die Hutgröße kann ein Indiz sein, zumindest bei jenen Gefährdeten, die ein spezielles Alzheimer-Gen haben: Bei ihnen steigt das Risiko um das 18-Fache, wenn sie einen Kopfumfang von weniger als 54 Zentimetern haben, so die US-Forscherin Amy Borenstein-Graves von der Universität von Süd-Florida in Tampa.

Und auch bei anderen Störungen von Geist und Seele gibt es eine Fülle von Ursachen: die Gene, die Kindheit, die Lebensgeschichte. All die Erfahrungen, die ein Leben so mit sich bringt.

Jedoch: All dies muss vom Körper verarbeitet, in Hirnchemie übersetzt werden. Und der Zustand der Hirnchemie, ihre Fähigkeiten und ihr Alterungspotenzial hängen auch von der Qualität der Rohstoffe ab, aus denen das Hirn hergestellt und mit denen es betrieben wird: den Speisen und Getränken, die im Laufe eines Lebens verzehrt werden.

»Die Ernährung«, sagt der Heidelberger Alzheimer-Forscher Konrad Beyreuther, »ist wahrscheinlich die ganz entscheidende Komponente bei Alzheimer.«

»Es gibt überzeugende Beweise, dass die Ernährung den Verlauf der Alzheimer-Erkrankung beeinflussen kann«, war auch das Fazit eines Beitrags von Anne-Sophie Nicolas und Bruno Vellas beim Nestlé-Symposium über Ernährung und Gehirn. Das ist erfreulich: Denn während die Hutgröße oder die Zahl der Geschwister kaum zu beeinflussen ist, ist die Wahl der Speisen und Getränke einer Willensentscheidung zugänglich.

Dass die Ernährung bei hirnorganischen Störungen eine zentrale Rolle spielt, ist neu und auch für die Mehrheit der Mediziner überraschend. Bisher hatten die Forscher ja angenommen, dass sich kein Organ so gut gegen schädigende Einflüsse schützen könne wie jenes unter der Schädeldecke.

Dabei war den Medizinern eigentlich bekannt, dass sich manche Menschen selbst um den Verstand bringen – vor allem durch die Wahl ihrer Getränke.

Durch Übermengen von Alkohol beispielsweise.

Wie im Fall des deutschen Entertainers Harald Juhnke, dessen langsames Verschwinden aus der Welt des Verstandes dank seiner Prominenz detailliert protokolliert ist.

Den Tod fürchte er nicht, hatte er einmal zum Klatschreporter Paul Sahner gesagt, der ihn im Herbst im Berliner Grunewald traf. Schlimmer als der Tod, meinte Juhnke, seien die Nebenfolgen zu Lebzeiten: »Das Schlimmste ist, dass diese Sucht zum

Schwachsinn führen kann. Schwachsinn bedeutet das Ende. Du bist verloren, wenn der Kopf nicht mehr mitmacht. Kaputt. Aus. Ende der Fahnenstange. So will ich nicht enden.«
Sahners Bericht wurde in der *Süddeutschen Zeitung* veröffentlicht, unter der Überschrift: »Zu Tode saufen? Was soll's! Nur vor Lalle-Lalle graut es Harald Juhnke.«
Ein Jahr später war es so weit: »Harald Juhnke: Endstation Pflegeheim«, titelte das Klatschblatt *Bunte,* das ihn dort besuchte – und von seltsamen Szenen berichtete: »Harald Juhnke sitzt auf dem Bett, spielt mit einem Teddybären und murmelt Verse aus ›Der Geizige‹ von Molière.«
»Mein Mann hat sich in eine eigene Welt zurückgezogen«, sagt seine Frau Susanne, »zu der niemand mehr Zugang hat.«
Für seine Ärzte wie Professor Franz Müller-Spahn von der Psychiatrischen Universitätsklinik Basel ist der Fall klar: Juhnke hat ein Leben lang schwer getrunken. Die Folge war jene Form des Schwachsinns, den die Fachleute das Korsakow-Syndrom nennen, benannt nach Sergej Sergejewitsch Korsakow (1854–1900), dem Begründer der Psychiatrie in Russland.
Kennzeichnend für Morbus Korsakow sind Gedächtnislücken, Desorientierung, inhaltsleere Konversation, auch ein Mangel an Einsicht in die Krankheit und »Konfabulationen«, erfundene Erzählungen. Morbus Korsakow ist ein »hirnatrophischer Prozess«, wie die Mediziner sagen, ein Prozess, bei dem die Hirnzellen unwiderruflich absterben. Er wird in der Regel durch chronische Alkoholzufuhr in großen Mengen ausgelöst – aber auch durch Fehlernährung, die zu einem Mangel an Vitamin B_1 führt. Pillen mit Vitamin B_1 in hoher Dosierung können den Schwundprozess ein wenig bremsen – aber nicht rückgängig machen.
Wenn die Hirnzellen erst einmal tot sind, ist es zu spät: »Ein leeres Hirn kann man nicht reparieren«, pflegt Alzheimer-Forscher Beyreuther zu sagen.

Aber: Der Gedächtnisverlust bricht nicht von heute auf morgen herein. Es braucht seine Zeit, bis die Hirnzellen so zerstört sind, dass sich die Symptome zeigen. Erst wenn 75 Prozent der Neuronen abgestorben sind, machen sich die ersten Ausfälle bemerkbar. »Es dauert ja 30 Jahre«, sagt Beyreuther. »Und das ist eine gute Nachricht, denn wir haben 30 Jahre Zeit, etwas dagegen zu machen.«

Käthe Keutel, die ehemalige IBM-Angestellte, konnte davon noch nichts wissen. Aber im Lichte der heutigen Erkenntnisse waren ihre Vorlieben vielleicht nicht ganz so ideal für ihre grauen Zellen. Ihre Tochter Helga erinnert sich:

> *»Auch als meine Mutter noch hat kochen können, ist sie nie auf den Markt gegangen. Bei meinen Eltern gab's keinen Salat und kein frisches Obst. Sie hat halt bei Aldi eingekauft, Dosen vor allem. Aldi war immer angesagt. Die haben ja nie ein Auto gehabt. Meine Mutter ist also immer mit ihrem Fahrrad los, hat hinten ihren Korb gehabt, bestimmt drei-, viermal die Woche, sie konnte ja nicht viel auf ihr Rädle packen.*
>
> *Sie hat auch keine richtige Suppe gekocht. Das war immer Suppe aus der Dose. Mit der Nahrung hat sie's nicht so gehabt. Sie hat nicht gern gekocht, auch als sie noch gesund war. Sie hat höchstens ein bisschen was gekocht und den Rest mit Dosen abgedeckt. Auch das Obst hat sie sich aus Dosen geholt, Ananas, Pfirsiche.*
>
> *Ich esse auch gern Vollkornbrot, aber die haben nur Halbweißbrot gegessen, ihr Leben lang nur halbweißes Brot.*
>
> *Für meine Begriffe haben die sich nicht gesund ernährt. Ich meine, so wie ich das mitbekommen hab, ich war ja schon eine Weile weg. Aber was ich so gesehen hab, was auf den Tisch gekommen ist, das war völlig einseitig. Viel Nudeln oder Kartoffeln. Kein Reis, nie Reis.*

Sie ist ständig zum Aldi gefahren und hat da das Zeug geholt, Süßigkeiten auch. Viel Schokolade haben die gegessen. Jeden Tag haben die Süßigkeiten gegessen.
Ja, und nie einen Salat, seit Jahren nie einen Salat.
Weil mein Vater irgendwann mal gesagt hat, er mag keinen Salat.«

Die Aldi-Diät, wie sie Käthe Keutel genoss, ist vielleicht nicht unbedingt das allerschädlichste, was man seinem Hirn antun kann. Aber nach neuesten wissenschaftlichen Erkenntnissen kommt sie dem ziemlich nahe. Denn viele Bestandteile der modernen Supermarkternährung sind schlicht Gift fürs Gehirn.

Der prominenteste Alzheimer-Förderer ist sicher Aluminium. Seit langem tobt ein Streit unter Wissenschaftlern über dessen gesundheitliche Risiken. Unstrittig ist, dass Aluminium schädlich ist. Die internationalen Aufsichtsbehörden haben deshalb die als unbedenklich geltende Menge weiter eingeschränkt, von wöchentlich sieben auf ein Milligramm pro Kilogramm Körpergewicht. Neuerdings gilt es sogar als »Metallöstrogen«, weil es wie das weibliche Geschlechtshormon wirken kann. Unstrittig ist auch, dass es schädlich fürs Gehirn ist und auch zu Hyperaktivität und Lernstörungen beitragen kann.

Wissenschaftler und auch Aufsichtsbehörden wie das deutsche Bundesinstitut für Risikobewertung, aber auch die europäische Lebensmittelbehörde EFSA glauben nicht, dass Aluminium Auslöser und mithin Ursache für diese Form der Demenz sei. Gleichwohl können Metalle wie Aluminium, so das BfR, als »Kofaktoren« bei der Zerstörung von Hirnzellen beteiligt sein. »Aluminium«, sagt der Alzheimer-Forscher Konrad Beyreuther, »ist ein Faktor, der die Krankheit beschleunigen könnte.« Und überraschenderweise essen die Menschen mehr Alumini-

um, als sie glauben. Zahlreiche Zusatzstoffe enthalten Aluminium.
Die Industrie setzt das Leichtmetall in großen Mengen Lebensmitteln zu:

- als silbrigen Farbstoff (E 173) im Zuckerguss,
- als Trockenpulver (E 599), damit zum Beispiel Käsescheiben nicht aneinanderkleben,
- als Festigungsmittel (E 521, E 522, E 523) bei kandierten Früchten und anderen Obstprodukten,
- als Backtreibmittel (E 541) in Feinbackwaren.

Zudem enthalten zahlreiche Süßigkeiten Aluminium, wie etwa Schokolinsen wie Smarties oder M & M, Schokolade von Ritter Sport. Zum Teil von Natur aus, denn Aluminium steckt vielerorts im Boden, so dass Kartoffeln oder Kakao und viele andere Naturprodukte belastet sind – allerdings, je nach Acker in unterschiedlichem Maße.

Häufig wird das Leichtmetall allerdings auch mutwillig zugesetzt, wie der Informationsdienst Dr. Watson Der Food Detektiv erstmals enthüllte. Sogenannte Aluminiumfarblacke enthalten das gefährliche Metall, damit sie knalliger wirken. Behördliche Messungen bestätigten die Watson-Analysen: Manche Schokolinsen waren so hoch belastet, dass ein kleines Kind nur vier am Tag essen darf, darüber beginnt das Risiko.

Und von solchen Aluminiumzusätzen nehmen die Europäer weit mehr zu sich, als gut für sie ist. Nach einem Bericht der EU-Kommission zu Lebensmittelzusatzstoffen (siehe Kapitel 6) wird die akzeptable tägliche Dosis bei diesen Aluminiumverbindungen (E 520 bis E 559) von Erwachsenen um bis zum Sechsfachen überschritten, bei manchen Kleinkindern bis zu drei Jahren gar um das 7,5-Fache.

Auch Apfelsaft kann relativ hohe Mengen Aluminium enthalten, etwa wenn der Saft in Aluminiumtanks gelagert wurde. Auch dadurch könne, so das deutsche Bundesinstitut für Risikobewertung (BfR), die unschädliche Aufnahmemenge »um ein Vielfaches überschritten werden«.

Nun muss das Leichtmetall allerdings erst einmal ins Hirn gelangen – und dabei bedient es sich verschiedener Transporter, die als »Trojanisches Pferd« (Beyreuther) fungieren: Zitronensäure beispielsweise. Zitronensäure ist einer der wichtigsten Zusatzstoffe der Food-Industrie. Dank der Hilfe eines Schimmelpilzes kann der Zusatz ganz unabhängig vom Zitronenangebot in fast beliebigen Mengen hergestellt werden: Weltweit sind es jährlich über 1,6 Millionen Tonnen – säuremäßig das Fünffache der gesamten Weltzitronenernte. Und so erhöht die künstlich erzeugte Zitronensäure das Risiko erheblich.

Gelegenheit hat sie genug: Zitronensäure erleichtert »besonders gut« den Aluminiumtransport ins Gehirn, sagt Beyreuther. »Sie wird ja aktiv aufgenommen, die Zitronensäure im Gehirn.« Dies ist besonders für Kinder prekär, denn sie nehmen Zitronensäure häufig in Dosengetränken zu sich wie etwa Fanta oder Eistee. Das Aluminium aus den Dosen, so ergaben Studien, findet sich auch im Getränk wieder – und bildet im Gehirn dann einen frühen Grundstock für hässliche Plaques und Fibrillenbündel.

Zitronensäure steckt auch in Gummibärchen, in Schokolinsen Aluminium – auch das kommt in einem Kinderleben oft zusammen. Im Apfelsaft sind dann mitunter beide Substanzen in einem Drink vereint.

Auch Glutamat, der Geschmacksverstärker aus Kartoffelchips und zahlreichen Fertiggerichten, und Aspartam, der Süßstoff aus Cola light und zuckerfreien Kaugummis, dienen als Fähren für Aluminium, befördern es durch die Blut-Hirn-Schranke.

»Und wenn es durch die Schranke ins Hirn gelangt ist«, sagt Hirnforscher Beyreuther, »hat's keine Chance mehr rauszukommen.«

Glutamat und Aspartam sind aber auch selbst veritable Hirnschädlinge (siehe Kapitel 3 und 4) und vermutlich die wichtigsten unter den Nahrungszusätzen. Allein von Glutamat werden weltweit zwei Millionen Tonnen pro Jahr unters Essen gemischt.

Kein anderer Nahrungsbestandteil hat wohl derart gravierende Auswirkungen auf den menschlichen Geist. Glutamat gilt als »Exzitotoxin«, ein Erregungsgift. Denn Glutamat ist ein erregender Botenstoff, und wenn zu viel davon im Umlauf ist, tötet es die Zellen durch Überreizung: »Zu viel Glutamat provoziert die Neuronen, immer und immer wieder zu feuern, bis sie völlig erschöpft sind. Wenn sie dies tun, wird ein ständiger Strom freier Radikale freigesetzt, und die Kalziumregulierung in der Zelle gerät so durcheinander, dass der Kalziumanteil steigt, bis er toxische Ausmaße angenommen hat. An diesem Punkt kann die Funktion der Nervenzelle versagen. Sie gibt dann den Befehl zur Selbstzerstörung«, so Carper. »Im zellulären Totenbuch steht dann als Todesursache ein Prozess namens Exzitotoxizität. Diese Selbstzerstörung ist vermutlich einer der Gründe, warum Nervenzellen bei der Alzheimer-Krankheit sterben.«

»Glutamat wird in der Alzheimer-Forschung sehr ernst genommen«, sagt Beyreuther, »eben wegen der Neurotoxizität.«

Der Geschmacksverstärker spielt eine ähnlich unheilvolle Rolle bei anderen neurodegenerativen Störungen, bei denen also das Gehirn geschädigt wird. Diese Krankheiten gelten bisher als unheilbar, weil die Neuronen, die Nervenzellen, unwiederbringlich zerstört werden: »Der Neuronentod«, sagt Beyreuther, »ist ein sehr spätes Ereignis, aber wenn er eintritt, ist er ein irreversibles Ereignis.«

Auch bei Multipler Sklerose spielt das weiße Pulver Glutamat eine unheilvolle Rolle. Bei dieser Krankheit wird eine dünne Fettschicht (»Myelin«) über den Nerven zerstört, die der Isolation dient wie die Plastikummantelung beim Kabel, so dass gewissermaßen ein Kurzschluss im Gehirn die Folge ist.

»Bei der Multiplen Sklerose werden nicht nur die Myelinscheiden zerstört, sondern auch viele der für die Herstellung dieser Isolierschicht zuständigen Zellen. Die schädliche Wirkung geht offenbar vom Nervenbotenstoff Glutamat aus«, meldete die Wissenschaftsredaktion der *Frankfurter Allgemeinen Zeitung* im März 2000, nachdem britische Wissenschaftler einen Rückgang der Symptome durch Blockierung der Glutamatrezeptoren erreicht hatten; französischen Kollegen war das durch Verstärkung der Blut-Hirn-Schranke geglückt.

Auf viele der zerstörerischen Wirkungen des Suppenverstärkers waren die Wissenschaftler gestoßen, indem sie bestimmte Rezeptoren blockierten, an denen der Botenstoff gemeinhin andockt – und so die jeweilige Krankheit bremsen konnten. Auf Glutamatblockierer setzen jetzt auch Pharmafirmen: Eine Droge namens »Memantin« kann weltweit schon Erfolge bei der Alzheimer-Behandlung vorweisen.

Ein merkwürdiger Vorgang, meint der amerikanische Glutamatkritiker Russell L. Blaylock: »Ironischerweise investiert die pharmazeutische Industrie riesige Summen in die Entwicklung von Medikamenten, die die Glutamatrezeptoren blockieren, während zur gleichen Zeit die Lebensmittelindustrie fortfährt, große Mengen an Glutamat in die Lebensmittelkette einzubringen.«

Für Krankenkassen und Sozialbudgets wäre es günstiger, wenn der Hirnschädling erst gar nicht in die Nahrungskette eingeschleust werden würde.

Das würde vielleicht auch vorbeugend gegen Morbus Parkinson

wirken. Auch bei dieser Schüttellähmung, die erstmals 1817 vom britischen Arzt James Parkinson beschrieben wurde, sind Schäden unter der Schädeldecke die Ursache. In diesem Fall wird weniger Dopamin produziert, jene Substanz, die die charakteristischen Bewegungen und Gesten eines Menschen steuert. Dopamin ist »zweifellos ein sehr wichtiger persönlichkeitsprägender Botenstoff des Gehirns«, schreibt der Mediziner Josef Zehentbauer. Dopamin reguliert die Aufmerksamkeit, steuert Bewegungen und Mimik. Es macht wach, aufmerksam, optimistisch und sorgt für gute Stimmung. In Gehirnzentren, die für Freude und Glücksgefühl zuständig sind, findet man besonders hohe Dopaminkonzentrationen. »Für das fein abgestimmte Fingerspiel eines Klaviervirtuosen ist es ebenso zuständig wie für die grazil koordinierten Bewegungen einer Balletttänzerin.« Dopamin kann die Gedanken beflügeln und die Kreativität zu Höhenflügen veranlassen. Bei Morbus Parkinson wird das Dopamin knapp. Bei Betroffenen fehlen überraschenderweise auch bestimmte Hirnzellen. Das fiel den Forscherinnen Glenda Halliday und Virginia MacDonald vom australischen Prince of Wales Institute auf, als sie die Gehirnzellen von gesunden und parkinsonkranken Toten verglichen.

Verglichen mit Gesunden hatten die Parkinson-Opfer nur die Hälfte einer bestimmten Gruppe von Zellen, den sogenannten Pyramidenzellen. Diese »Löcher im Kopf«, so das Wissenschaftsmagazin *New Scientist* im Frühjahr 2002, entstehen, weil die Pyramidenzellen zerstört werden – durch Glutamat, wie eine Studie aus Mexiko ergab.

Auch viele Agrargifte können die Hirntätigkeit beeinträchtigen und zur Schüttellähmung Parkinson beitragen. Die amerikanische Regierung startete 2008 ein 21-Millionen-Dollar-Projekt über die Rolle der Pestizide bei Parkinson.

»Parkinson geht durch den Magen«, titelte die deutsche *Ärzte-*

Zeitung im Februar 2010: Dresdner Wissenschaftler hatten herausgefunden, wie die Parkinson-Krankheit beginnt – im Darm, dem »Zweiten Gehirn«, gewissermaßen als eine Vergiftung mit Pestiziden.

Die Agrargifte können auch die Intelligenz beeinträchtigen: Der US-Wissenschaftler Paul Winchester von der Universität im Bundesstaat Indiana wies nach, dass Kinder, die von Juni bis August gezeugt worden waren, bei Tests schlechter abschnitten als die anderen. Im Sommer aber wird im Mittleren Westen der USA auf den Farmen gespritzt. »Das Gehirn des Fötus entwickelt sich bald nach der Zeugung«, sagte Winchester. »Der Kontakt mit Pestiziden und Nitraten kann das hormonelle Milieu der schwangeren Frau verändern und damit die Gehirnentwicklung des Kindes beeinflussen.«

Die amerikanische Anthropologin Elizabeth Guillette konnte in Mexiko beobachten, wie die Lernfähigkeit von Kindern, die mit Pestiziden in Kontakt kamen, abnahm. Die Vier- bis Fünfjährigen fingen Bälle ungeschickter, zeichneten krakeliger und erinnerten sich bei Gedächtnistests schlechter an die Farbe von Luftballons als Kinder einer Vergleichsgruppe, die in einer unbelasteten Region aufgewachsen waren.

Die USA erließen wegen seiner schädlichen Wirkungen eine gesetzliche Nutzungsbeschränkung für das Agrargift Chlorpyrifos, namentlich für Kinder: Der Stoff könne in die Signalübertragung des Nervensystems eingreifen und zu neurologischen Schäden führen.

Nun sind es allerdings nicht immer Schadstoffe und die künstlichen Zutaten, die das menschliche Hauptorgan in seiner Funktion stören. Das Hirn kann auch am Überfluss leiden – sogar am Überfluss bei lebensnotwendigen Stoffen.

Einen überraschenden Zusammenhang fand der deutsche Arzt Max Dienel in Neuburg an der Donau. Er ließ an der dortigen geriatrischen Fachklinik bei den alten Leutchen schlicht die Zähne zählen und fand heraus: Die Nichtdementen hatten 20-mal mehr Zähne als ihre dementen Altersgenossen. Er führt das auf den gleichzeitigen Einfluss beispielsweise von Zucker auf Gehirn und Gebiss zurück. Der Zahnstatus sei mithin ein Indiz »für eine lebenslange gesündere Ernährungsweise, die eventuell vor Alzheimer schützt«.

Tatsächlich scheinen Zucker und auch das Zuckerverarbeitungshormon Insulin auch nach anderen Studien eine bislang übersehene Rolle bei der Entwicklung von Alzheimer zu spielen. Zucker ist bekanntlich der Treibstoff fürs Gehirn. Zu viel Zucker jedoch schadet ihm. Denn ein Übermaß an Zucker führt zu einer gestörten Glukosetoleranz. Das hängt mit dem Hormon Insulin zusammen, jenem Stoff, der dafür sorgt, dass der Treibstoff im Körper auch verwertet werden kann.

»Wenn Sie zu viel Zucker zu sich nehmen, überfordern Sie das Insulinsystem«, sagt Alzheimer-Forscher Beyreuther. Und wenn das »Insulinsystem im Gehirn nicht mehr stimmt«, können die Nervenzellen keinen Zucker mehr aufnehmen – mit der Folge, dass die Gehirntätigkeit eingestellt wird. Genau dies ist bei Alzheimer-Kranken nachgewiesen worden, »dass die tatsächlich keinen Zucker mehr aufnehmen können«.

Das ist prekär: Die gestörte Glukosetoleranz bedeutet, dass das Gehirn auf seinen wichtigsten Treibstoff nicht mehr anspricht – gerade so, als würde ein Auto auf Benzin plötzlich nicht mehr reagieren. Wenn der Treibstoff nicht angemessen verarbeitet wird, leidet das Denkvermögen, und auch die Bewegungssteuerung und der Gefühlshaushalt geraten in Unordnung.

Das Insulinsystem wird durch zahlreiche Supermarktlebensmittel auf Trab gehalten. Und es ist nicht nur der pure Zucker, es sind auch viele andere Inhaltsstoffe, die das Zuckersystem überfordern, die allgegenwärtigen Kohlenhydrate.

Vielleicht waren es die vielen Nudeln, die billige Schokolade von Aldi, die bei Käthe Keutel die Krankheit gefördert haben. Vielleicht waren es aber auch die Dosen mit Obst und Gemüse. Denn Konserven enthalten bekanntlich wenige Vitamine – und Vitamine braucht das Hirn nun mal.
»Wir sind heute der Meinung, dass Vitaminmangel eines der ganz entscheidenden Probleme bei der Entstehung der Alzheimer-Krankheit ist«, sagt Konrad Beyreuther. Forscher am Universitätskrankenhaus Hamburg-Eppendorf fanden heraus, dass schon nach vierwöchiger Gabe von Vitamin C und E die Vitaminkonzentration im Gehirn deutlich anstieg und die Fettsäuren weniger oxidiert waren. Zahlreiche Studien ergaben, dass bei Alzheimer-Patienten besonders niedrige Levels von Vitamin A, C und E festzustellen sind – und dass Vitamingaben das Alzheimer-Risiko senken können.
Nach einer Studie des Rush-Instituts für Gesundes Altern in Chicago verringert sich das Alzheimer-Risiko bei erhöhtem Vitamin-E-Konsum. Dies gelte indessen nicht für Vitamin E in Tablettenform. Auch Folsäure und die Vitamine B_6 und B_{12} scheinen für die geistige Fitness eine Rolle zu spielen.
Fehlen Vitamine, droht geistiger Verfall. Bei vielen Gesundheitsstörungen, die ihren Ursprung im Gehirn haben, konnte Vitaminmangel festgestellt werden. Auch bei Morbus Parkinson, bei Depressionen. Ebenso bei Multipler Sklerose (MS): MS-Kranke haben ein Defizit an Vitamin D. Im sonnigen Süden treten daher weniger MS-Fälle auf als im dunklen Norden – weil die Produktion lichtabhängig ist.
Vitamine werden gebraucht, um die Hirnmasse vor Verfall zu schützen. Denn das Gehirn ist ein sensibles Organ: Bis zu 60 Prozent seiner Masse bestehen aus Fett. Und Fett ist ein empfindlicher Stoff: Es kann ranzig werden, wenn es zu alt wird. Es verfärbt sich schnell, was an der Fleischertheke zu sehen ist,

wenn die Wurst dort zu lange liegt. Vitamine verhindern diese Verfärbung, die sogenannte Oxidation. Das bedeutet, dass die Wurst durch den Kontakt mit Sauerstoff gewissermaßen rostet. Im Gehirn ist der Sauerstoff zwar lebensnotwendig – aber gerade er führt bedauerlicherweise dazu, dass die Hirnzellen rosten. Vitamine dienen da als Rostschutzmittel. Sie sind Hirnschoner. Heute fehlt es oft an Vitaminen, vor allem bei Junkfood-Junkies, Fertigkostfreunden, Aldi-Abhängigen.

Und: Es fehlt am Fett (siehe Kapitel 1 und 2), vor allem am guten Fett.

Fett gibt es in sehr unterschiedlicher Qualität: Butter ist etwas ganz anderes als eine Speckschwarte oder Gänseschmalz, Olivenöl. Fett kann sehr unterschiedlich schmecken, es kann schmierig sein oder fein, fest oder flüssig. Wenn das falsche Fett ins Hirn kommt, kann die Funktionsfähigkeit leiden. Dummerweise kommt heute zu wenig Fett ins Hirn, auf jeden Fall zu wenig vom guten. Fett ist generell in Verruf geraten, was Hirnforscher heute schon bedauern: »Ich glaube, dass diese Antifettkampagne falsch war. Der Mensch braucht natürlich diese Fette, er braucht vor allem die richtigen Fette«, sagt Hirnexperte Beyreuther.

Weil aber Fett als Dickmacher galt und als Verursacher von Herzleiden, nahmen die Menschen vor allem in den USA immer weniger davon zu sich. Der Verzicht aber, so stellten Wissenschaftler zu ihrer großen Überraschung fest, schlug den Menschen aufs Gemüt: Wenn Fette fehlen, trübt das die Stimmung, wie zahlreiche Studien über Depressionen ergaben. Auch bei manisch-depressiven Störungen, selbst bei Schizophrenie gibt es einen Zusammenhang mit dem Fettstoffwechsel. Bestimmte Fette führen zu einer Besserung des Befindens.

Ein Mangel an guten Fetten geht den Menschen auch auf den Geist: Die Alzheimer-Kranken und auch die Parkinson-Patienten haben oft ein Defizit an diesen guten Fetten. Gute Fette, das sind die Omega-3-Fette. Die aber fehlen in der Supermarktkost oft, weil sie bei den Food-Fabriken unbeliebt sind: Sie sind zu empfindlich und verkürzen die Haltbarkeit der Waren (siehe Kapitel 1 und 2).

Viel Fisch scheint den geistigen Verfall zu bremsen: Studien unter anderem in Chicago und Rotterdam kamen zu diesem Ergebnis.

Auch bei der Multiplen Sklerose scheint das Fett eine tragende Rolle zu spielen. Die Krankheit tritt beispielsweise in Norwegen an der Küste seltener auf als im Landesinneren. Die Küstenbewohner essen mehr Fisch und damit die »guten« Fette, die Binnenländer mehr Fleisch und damit die »bösen« Fette.

»Wenn Sie es versäumen, Ihr Gehirn mit der richtigen Menge des richtigen Fettes zu versorgen, kann es durchaus in seiner Effizienz nachlassen und möglicherweise ganz versagen«, sagt Hirnernährungsspezialistin Jean Carper.

Und die falschen Fette können auch schaden: Die industriellen Transfette beispielsweise, die eigens erfunden wurden, um die Haltbarkeit von Produkten zu verlängern, könnten die Haltbarkeit der Hirnzellen eher verkürzen. Die Forscherin Ann-Charlotte Granholm von der Universität im US-Staat South Carolina fand entsprechende Entdeckungen an Ratten »ziemlich alarmierend«.

Bisher gingen Mediziner davon aus, dass die Fettversorgung nur fürs Gehirn des Babys und Kleinkindes wichtig sei, später aber keine Rolle mehr spiele. Jetzt wird deutlich, dass die Fette eine ganz grundlegende Bedeutung haben, ja dass sich das Gehirn des Menschen zu seiner bekannten Leistungsfähigkeit überhaupt erst entwickeln konnte, nachdem es eine ausreichende Menge derartiger Fette bekommen hatte.

Niemand kann diese Fette im Körper selbst herstellen. Doch sie sind unabdingbar für die Botschaftsübertragung über die Nervenzellen im Hirn: Niemand kann Synapsen und auch Rezeptoren ohne diese Fettsäuren bilden (siehe Kapitel 2).

Dass Omega 3 auch bei vielen psychischen Störungen helfen kann, ergaben zahlreiche Studien, unter anderem des US-Wissenschaftlers Andrew Stoll. Er glaubt sogar, »dass eine Erhöhung des Omega-3-Anteils in unserer Ernährung das Vorkommen von Depressionen und anderen psychischen Erkrankungen senken könnte«.

Im Fall von Morbus Alzheimer kann das gute Fett allenfalls vorbeugend wirken. Wenn aber die Krankheit erst einmal ausgebrochen ist, kann sie nicht mehr geheilt werden. Der geistige Verfall ist unwiderruflich.

Da bleibt dann nur noch, dem Schicksal eine positive Seite abzugewinnen. Vielleicht habe die Krankheit ja auch ihr Gutes, meint Professor Beyreuther. Vielleicht habe der liebe Gott die Demenz gewissermaßen als Gnadenakt geschaffen, um die Alten vor einer Überfülle an Informationen zu bewahren. Um ihnen am Ende des Lebens ein Stück Ruhe zu schenken. Denn die Überfülle an Eindrücken und Reizen könnte die Menschen ja erdrücken. So sei es auch ein Segen, vergessen zu dürfen.

Der Hamburger Psychiater Jan Wojnar sieht es gar als Segen an, dass die Armen im Geiste im Spätstadium gar nicht mehr merken, dass sie krank sind. So versetzt die Krankheit die Alten in die schönste Zeit ihres Lebens: die der Kindheit und Jugend.

Was Käthe Keutel noch weiß, oder was sie noch empfindet? Das ist schwer zu beurteilen. Obwohl sie geistig weiter abbaut, mache sie manchmal einen ganz zufriedenen Eindruck, erzählt Tochter Helga.

> *»Seit sie in dem Heim ist, ist es bergab gegangen. Da ist sie sprachreduziert. Sie spricht nimmer so viel wie daheim. Ist*

auch nimmer zugänglich. Nur wenn ich sie besuche, dann freut sie sich noch. Sie versucht mir was zu erzählen, bloß begreift sie den Sinn nimmer, kriegt die Worte nicht mehr zusammen. Manchmal sagt sie zu mir einen anderen Namen, Helene. Das war ihre Schwester. Also, ich glaub', dass bei ihr von früher Geschichten auftauchen und sich mit der Gegenwart vermischen.
Meine Mutter hat eine Frau im Zimmer, von der weiß sie den Namen nicht, obwohl die Frau jeden Tag seit einem Jahr neben ihr wohnt und schläft, im gleichen Zimmer. Ich glaube, innerlich will die keinen Kontakt aufnehmen.
Die anderen Leute sind für sie Fremde gewesen von Anfang an. Es ist nicht mehr möglich für meine Mutter, oder sie will auch nicht mehr was Neues erleben.
Sie geht weg so langsam, körperlich, und seelisch geht sie auch weg. Meine Mutter hat ihr Leben lang nicht gesungen, jetzt singt sie auf einmal: ›Es ist alles vorüber, es ist alles vorbei‹, das singt die. Und das jeden Tag. Das ist ja auch so bezeichnend. Ich denke mir, dass sie froh wär, wenn's endlich vorbei ist.«

Was die Tochter überrascht hat, waren die heftigen Gefühlsausbrüche, die es mitunter im Heim gibt: Aggressionen, ja sogar Schlägereien unter den älteren Damen. »Die hauen sich gegenseitig. Die hauen auch die Schwestern, und zwar dermaßen, dass eine vor kurzem einen Nasenbruch gehabt hat, und bei einer anderen war das ganze Gesicht blau. Meine Mutter haut auch die Schwestern. Als ich das zum ersten Mal gehört hab, das hab ich echt verdauen müssen.«

Heute ist ein sehr friedlicher Tag, Frau Keutel lächelt und möchte am liebsten alle Mitmenschen umarmen: »Ich hab dich lieb«, sagt sie das eine ums andere Mal zu ihrer Tochter, den anderen alten Frauen, den Besuchern.

Die Gefühle, so scheint es, wirken weiter, auch wenn der Geist sich längst verabschiedet hat.
Die Gefühle sind nicht immer angenehm, oft sogar schmerzlich. Sie sind aber, da sind sich die Hirnforscher sicher, weitaus wichtiger als bisher angenommen.

8. HEISSE OHREN

ESSEN UND PSYCHE: DIE MACHT DER GEFÜHLE

Über den Mann mit dem Loch im Kopf /
Der Zorn sei männlich, weiblich die Freude /
Warum ist Frauen Schokolade wichtiger als Sex? /
Die Macht des Unbewussten: Hatte Freud doch recht? /
Treu wie die Wüstenspringmaus – dank Kuschelhormon /
Die Grundlage der Vernunft aber ist das Gefühl

Der Tag, an dem Phineas Gage seine Gefühle verlor, war ein Mittwoch, ein heißer Tag im September.
Bis zu diesem Tag war er ein tüchtiger Mann gewesen. Seine Vorgesetzten lobten seinen Charakter und sein Verantwortungsbewusstsein. Er war fleißig und zielstrebig, klug und energisch. Er war nur 1,70 Meter groß, galt aber als der fähigste unter den Kollegen. Bis zu diesem Tag, an dem der Unfall geschah. Danach war er wie verwandelt.
Nun war er plötzlich launisch und respektlos, manchmal halsstarrig und dann wieder wankelmütig. Er erzählte Lügengeschichten, missachtete seine Mitmenschen, stieß schreckliche Flüche aus, so dass ein Zeitgenosse notierte: »Seine Ausdrucksweise war so gemein und abscheulich, dass man Frauen mit Rücksicht auf ihr Feingefühl riet, nicht zu lange in seiner Gegenwart zu verweilen.«
Phineas Gage arbeitete für die Firma Rutland & Burlington Railroad. Er trug die Verantwortung für einen Bautrupp, der

die Aufgabe hatte, neue Bahngleise durch den US-Bundesstaat Vermont zu legen. Gage war der Sprengmeister.

Es war an jenem Mittwoch, dem 13. September 1848, um halb fünf Uhr nachmittags. Gage hatte eben Pulver und Zündschnur in einem Sprengloch versenkt und einen Helfer aufgefordert, Sand hineinzustopfen. Da rief jemand etwas hinter ihm. Gage blickte über die rechte Schulter, wollte nachsehen, was los ist. Durch die Ablenkung vergaß er, abzuwarten, bis sein Helfer den Sand eingefüllt hatte, und bearbeitete den Sprengstoff direkt mit der Eisenstange. Dadurch entstanden Funken am Felsen, die ganze Sprengladung ging in die Luft, in einer gewaltigen Explosion, durch die der gesamte Bautrupp erstarrt erschrak.

In den Knall mischte sich ein merkwürdiges pfeifendes Geräusch, wie beim Abschuss einer Silvesterrakete. Es stammte von der Eisenstange, die durch die Detonation im Sprengloch herausgeschossen wurde – und direkt in den Kopf des Sprengmeisters Phineas Gage eindrang.

Man hätte annehmen können, der arme Mann wäre auf der Stelle tot gewesen. Doch er lebte weiter, er wirkte anfangs, zum Befremden seiner Mitmenschen, trotz der monströsen Verletzung am Kopf völlig normal.

Er zeigte sich aber bald auf eine Weise verwandelt, die fortan die Wissenschaftler so faszinierte, dass sie sich auch noch mehr als 150 Jahre danach mit ihm beschäftigen.

Der Hirnforscher Antonio R. Damasio hat den Vorfall so rekonstruiert: »Die Eisenstange tritt durch Gages linke Wange ein, durchbohrt die Schädelbasis, durchquert den vorderen Teil seines Gehirns und tritt mit hoher Geschwindigkeit aus dem Schädeldach aus.«

Das Metallobjekt ist noch heute zu besichtigen, und sogar der verletzte Schädel: Beide werden im Warren Medical Museum der Harvard Medical School in Boston aufbewahrt und sind im Internet zu bestaunen (www.deakin.edu.au/hbs/GAGEPAGE/index.htm).

Phineas Gage gilt für die Neurowissenschaftler als Extremfall, bei dem durch ein einschneidendes Ereignis mit durchschlagender Wirkung eine exakt umgrenzbare Hirnregion ausfiel.

Die Stange traf jene Zentren im Gehirn, die für die Verarbeitung von Gefühlen zuständig sind. Das war der Grund, weshalb sich die Persönlichkeit des Phineas Gage nach einer gewissen Zeit komplett veränderte.

Phineas Gage gilt als Musterbeispiel für die Folgen eines gewissermaßen gefühlsamputierten Lebens. Er gelangte zu Berühmtheit, weil er der Welt zeigte, dass die Gefühle eine materielle Grundlage haben. Bei ihm fehlte die Substanz, aus der die Emotionen sind, bei ihm klaffte dort ein Loch.

Phineas Gage blieb auch noch lange nach seinem Tod berühmt, weil sein Fall zeigte, wie wichtig die Gefühle sind: für ein gelungenes Leben, für eine soziale Existenz, aber auch für die eigene Persönlichkeit. Und sogar, wie den Neurowissenschaftlern erst sehr spät klarwurde, für den Intellekt, für den Geist.

Eine spektakuläre Wende. Denn Geist und Vernunft galten jahrhundertelang als streng von den Gefühlen getrennt. Die gesamte moderne Wissenschaft beruht auf der Annahme, dass Verstand und Vernunft besonders dann zu objektiven Einsichten kommen, wenn Gefühle ausgeblendet werden. Gerade die Naturwissenschaften hielten viel von ihren Methoden, die Aussagen und Einsichten über die Welt erlaubten, ohne durch gefühlsmäßige Interpretationen – und Irrungen – beeinflusst zu werden.

Nun aber stellen ausgerechnet die Naturwissenschaftler, und dazu jene aus der Avantgardisten-Riege der Neuro-Gurus, das bisherige Dogma radikal in Frage. Ohne eine Gefühlsbasis, so die überraschende These des Neurologen Damasio und anderer Hirnforscher, ist auch Geist nicht möglich.

»Körper und Gehirn bilden einen unauflöslichen Organismus«, sagt Hirnforscher Antonio R. Damasio. Er behauptet, dass das »Gefühl ein integraler Bestandteil der Verstandesmechanismen ist«, dass »Gefühle sogar die Grundlage des Bewusstseins sind«. Denn eine rein rationale Analyse könnte kaum in der Lage sein, Entscheidungen vorzubereiten oder Urteile zu fällen. »Im Idealfall lenken uns Gefühle in die richtige Richtung«, sie »helfen uns bei der einschüchternden Aufgabe, eine ungewisse Zukunft vorherzusagen und unser Handeln entsprechend zu planen.«

Phineas Gage ist ein krasses Beispiel dafür, dass die Gefühle eine materielle Basis haben: Klafft an der Stelle im Hirn ein Loch, an der die Gefühle verarbeitet werden, fehlt es schlicht an der materiellen Basis, um Empfindungen zu speichern. Denn die Emotionen, durch Erfahrungen und Erlebnisse ausgelöst, werden vom Gehirn gewissermaßen chemisch codiert.

Die Gefühlswelt kann durch einen dramatischen Eingriff verändert werden, bei dem die zuständigen Hirnareale und die dort ansässigen Nervenzellen auf einen Schlag ausgelöscht werden.

Doch es muss nicht gleich ein spektakulärer Unfall sein, der zu folgenschweren Veränderungen in der Gefühlszone führt. Chronischer Stress kann die Nervenzellen bestimmter Hirnregionen ebenfalls schädigen. Bei Vietnamveteranen etwa, so haben Traumaforscher herausgefunden, war eine bestimmte Hirnregion, die für die Verarbeitung von Erfahrungen zuständig ist (der Hippocampus), umso kleiner, je länger sie an der Front waren. Ähnliches fand sich bei Missbrauchsopfern.

Die Hirnchemie aber und das Konzert der Gefühlssubstanzen werden nicht nur durch Erlebnisse und Erfahrungen, durch Liebe und Hass, Glück und Trauer bestimmt. Die Gefühlsregion ist auch ganz direkt zu beeinflussen.

Wer Sorgen hat, hat auch Likör: Was der Volksmund etwas verkürzt formuliert, hat eine hirnorganische Grundlage: Die Stimmung, die Gefühlslage kann direkt beeinflusst werden, durch Drogen, auch durch Medikamente, sogar durch ganz normale Bestandteile der Nahrung.

»Wie allgemein bekannt«, sagt Hirnforscher Damasio, »gelangen Tabak, Alkohol, Medikamente und Drogen ins Gehirn, modifizieren seine Funktion und verändern damit den Geisteszustand.«

Man könne sich, meint Damasio, das Konzert der Gefühlschemikalien als »sinnreich aufeinander abgestimmte Sprinkleranlagen vorstellen«. Je nach Art und Menge der ausgeschütteten Substanzen könnten »Zustände von Depression, Euphorie oder gar Manie auftreten. Manchmal verlangsamen oder beschleunigen sich Gedankenprozesse, der Zustrom von Erinnerungsbildern nimmt ab oder zu, neuartige Verknüpfungen von Vorstellungsbildern werden erleichtert oder erschwert«.

Viele Nahrungsbestandteile haben eine psychoaktive Wirkung. Bestimmte Fette beispielsweise, die berühmten Omega-3-Fette – wenn sie fehlen, können Depressionen die Folge sein. Oder auch Kohlenhydrate – sie braucht der Körper, um bestimmte »Glückshormone« wie etwa Serotonin herzustellen.

»Die meisten von uns«, so eine Autorengruppe um den Göttinger Neurobiologen Professor Gerald Huether, »können den unterschiedlichen Effekt einzelner Speisen einschätzen und haben bereits als Kinder gelernt, welche Speisen, Nahrungs- und Genussmittel ihre Stimmung heben und welche nicht. Besonders deutlich tritt dieses unbewusste Wissen dann zutage, wenn wir schlechter Stimmung sind.«

Dies stärkt dann auch die verhängnisvolle Neigung, diesen Effekt auszunutzen – und in suchtartiges Essverhalten überzugleiten, oft aufgrund traumatischer Lebenserfahrungen, die zu

einer entsprechenden Verschiebung in der Hirnchemie geführt haben. »Sowohl bestimmte Substanzen als auch bestimmte Essgewohnheiten«, welche die Aktivitäten des »Glückshormons« Serotonin verstärken, »scheinen in dieser Hinsicht ein besonders hohes psychisches Abhängigkeitspotenzial zu besitzen«.
An erster Stelle bei diesen Substanzen steht Schokolade, ein Stoff von offenkundig hohem Suchtpotenzial – bei Frauen vor allem.
»Frauen brauchen Schokolade«, sagt die amerikanische Autorin und Ernährungsberaterin Debra Waterhouse.
Bei den Frauen gaben bis zu 76 Prozent an, häufiger mal Schokolade zu brauchen oder andere Süßigkeiten, bei den Männern keimt ebenso häufig der Wunsch nach Fleisch, auf Eier oder ein Wurstbrot. Denn: »Der männliche Körper braucht mehr Eiweiß, weil er mehr Testosteron und eine größere Muskelmasse zu versorgen hat.«
Die Liebe zu Kakaoerzeugnissen entspringt offenbar der weiblichen Körperchemie. Denn Frauen bilden nur halb so viel Serotonin im Gehirn wie Männer. Nach dem Eisprung sinkt der Serotoninspiegel weiter ab, was einen Energieabfall und wechselnde Stimmungen zur Folge hat. »Das Bedürfnis nach Süßem ist der natürliche Weg, den Serotoninspiegel zu heben und zu größerer Ausgeglichenheit zu finden.« Für 50 Prozent aller Frauen sei, einer Umfrage zufolge, Schokolade sogar wichtiger als Sex.
Schokolade essen ist wie Kokain schnupfen – zumindest sind bei Suchtmittelnutzern in beiden Fällen die gleichen Hirnregionen aktiv. Wissenschaftler der Northwestern-University im US-Bundesstaat Illinois stellten bei 15 Testpersonen, die sich selbst als »Schocoholics« bezeichneten, fest, dass bei ihnen, wenn sie bis zu 170 Gramm Schokolade essen mussten, dieselben Regionen im Mittelhirn aktiviert waren wie bei Kokainschnupfern.

Kein Wunder also, dass die großen Nahrungsmittelkonzerne auf der Suche nach jenen Stoffen sind, die das Glück verheißen und ganz legal käuflich sind. Sie sollen die Nutzer dauerhaft, ja möglichst suchthaft an die Marke binden.

Forscher des Nestlé-Konzerns suchten nach diesen drogenähnlichen Stoffen in vielen Lebensmitteln, in Bohnen, in Erdnüssen, Haselnüssen, Walnüssen. Bislang blieb der große Erfolg aus, selbst in Schokolade fanden sie nur ganz geringe Spuren der sogenannten Anandamide, jenen haschischartigen Rauschsubstanzen. »Man müsste schon 25 Pfund Schokolade essen, um marihuanaähnliche Effekte zu erzielen«, meinte Nestlé-Forscherin Gayle Crozier-Willi, und dass jene Anandamide wahrscheinlich nicht die Ursache für das Wohlbefinden seien, das die Schokolade auslöst.

Dennoch blieb sie dabei: »Ich denke, es ist ganz klar, wenn wir essen, gibt es psychotrope Effekte.« Die Suche geht also weiter.

Viele Substanzen sind beteiligt an der Produktion der Gefühle. Der Münchner Arzt Josef Zehentbauer unterscheidet zehn »Basis-Emotionen«, die durch eine fein ausbalancierte Mischung verschiedener Botenstoffe erzeugt werden: Die Basis-Emotion Freude etwa mit ihren glücklichen bis euphorischen, ja erotischen Elementen werde aus den Botenstoffen Dopamin, Noradrenalin, Endorphinen, Azetylcholin und weiblichen Sexualhormonen erzeugt. Trauer hingegen aus Melatonin, Serotonin, Gaba. Der Zorn ist eher männlich. Er wird unter anderem aus Adrenalin gebildet, aus Dopamin, Schilddrüsenhormonen und männlichen Sexualhormonen.

Die Substanzen wirken in unglaublich geringen Konzentrationen: Das männliche Sexualhormon Testosteron beispielsweise ist in einer Konzentration von sechs Milliardstel Gramm pro Milliliter Blut vorhanden: sechs Milliardstel Gramm also. Das entspricht einem Gramm Testosteron, das auf 1666 Badewannen mit je 100 Litern Inhalt verteilt ist. Frauen haben ein Zehntel davon, ihr Testosteron verteilt sich also auf 16 666 Badewannen.

Testosteron prägt nicht nur die »typisch männliche Gehirnstruktur«, wie der Autor und Chemiker Marco Rauland weiß, sondern auch die Erregbarkeit – was erklären könnte, meint Rauland, dass Frauen »in aller Regel etwas mehr Zeit« brauchen, um beim Sex auf Touren zu kommen. Testosteron schärft auch die Sinne: Bei erhöhtem Spiegel ist man für Gerüche sensibler und auch empfänglicher für Berührungen.

Und: Der Testosteronspiegel ist durch Essen zu beeinflussen. Italienischen Forschern zufolge sinkt er – zumindest bei 22- bis 24-jährigen Männern – beim Verzehr von nur sieben Gramm Lakritze am Tag binnen vier Tagen um die Hälfte.

Welches Gericht den Spiegel wieder höhertreibt, wissen die Wissenschaftler leider nicht. Rauchen scheint von Vorteil, und eine schlanke Gestalt: Einer britischen Studie aus dem Jahr 2002 mit 696 Testmännern zufolge hatten Dicke um bis zu 30 Prozent weniger vom Sexhormon im Blut als die Dünnen. Sie zeigte auch, dass Rauchen den Spiegel womöglich deutlich anhebt: Zumindest hatten jene, die mehr als zehn Zigaretten pro Tag rauchten, 15 Prozent mehr Testosteron. Es könnte allerdings auch sein, dass Testosteronprotze eher rauchen als die hormonschwachen Geschlechtsgenossen.

Sex sowie Sport treiben den Testosteronspiegel in die Höhe. Es geht aber auch einfacher: Spricht ein Mann nur fünf Minuten mit einer Frau, steigt sein Testosteronspiegel um 30 Prozent, ergab eine Untersuchung der Universität von Chicago.

Künstliche Hormonstörer (»Endocrine Disruptors«) wie etwa die Weichmacher aus Verpackungen können die Testosteronproduktion stören. Bisphenol A beispielsweise. Oder die sogenannten Phthalate. Nach einer Untersuchung der University of Rochester im US-Bundesstaat New York können diese Phthalate den Testosteronwert bei Männern um 22 Prozent senken.

So ist es bei allen Stimmungschemikalien: Sie werden vom Körper selbst eingesetzt, um einer bestimmten Lebenslage die angemessene emotionale Tönung zu verleihen – und auch die entsprechenden Körperzustände vorzubereiten. Sie können aber auch zugeführt werden – und können dann den Gefühlszustand manipulieren.

Besonders effektvoll ist dabei offenbar ein Stoff namens »Oxytozin«, das sogenannte »Kuschelhormon«.

Es entsteht unter anderem beim Streicheln, wird aber auch bei der Geburt und beim Orgasmus freigesetzt. Es gibt dafür mehrere Produktionsstätten: im Gehirn, in den Eierstöcken und den Hoden. Der Stoff fördert offenbar die Moral, zumindest aber die Treue und die langfristige Bindung zwischen Liebespartnern. Diese Einsicht verdankt die Welt der Wüstenspringmaus. Die Männchen und Weibchen dieser Gattung sind sich innig verbunden, von der Paarung bis zum Tod. Zu anderen Geschöpfen als seiner Mäusin ist der Wüstenspringmausmann recht unfreundlich – jedenfalls, solange sein Oxytozinspiegel angemessen hoch ist.

Bei Mäusen, die ein oxytozinsenkendes Mittel bekamen, änderte sich die Sexualmoral allerdings drastisch: Die Mäuse paarten sich wahllos, übten sexuelle Befreiung, suchten nach jedem Sexakt neue Partner. Zumindest die Maus scheint also tatsächlich zuweilen eine Marionette ihrer Moleküle.

Doch auch der Mensch steht unter dem Einfluss dieses Stoffes: Ist genug Kuschelhormon da, herrscht eher Sofa-Stimmung. Es bewirkt ein behagliches Gefühl der Geborgenheit und stärkt zudem das Immunsystem.

Es beruhigt dermaßen, ja wirkt geradezu betäubend, so dass

Ratten allein durch sanftes Massieren so ruhiggestellt wurden, dass sie sogar ohne Narkose operiert werden konnten.

Der Stoff ist auch eine Art Sensor bei der Partnerwahl. Er ermöglicht Weibchen, jene Männchen zu erkennen, die an einer Paarung besonders interessiert sind. Im Wirtschaftsleben ist das Mittel besonders verführerisch: Die Schweizer Ökonomen Ernst Fehr und Michael Kosfeld vom Institut für Empirische Wirtschaftsforschung in Zürich organisierten zusammen mit dem Oxytocin-Experten Markus Heinrichs ein Experiment an der Universität Zürich. 194 Versuchspersonen sollten entscheiden, wie viel Geld sie einem Treuhänder überließen, der es dann verdreifachen würde. So viel war sicher. Nicht sicher war, ob der Mann ihnen das Geld auch geben würde. Wenn sie es aber behielten, würde es sich sicher nicht vermehren. Das Ergebnis: Mit Kuschelhormon im Kopf gab die Hälfte der Leute das Geld weg, ohne nur jeder Fünfte.

Eine Firma namens Vero Labs in Boca Raton im US-Staat Florida verkauft schon »Liquid Trust« (flüssiges Vertrauen) für 49,49 Dollar, mit Geld-zurück-Garantie, speziell für Verkäufer, Singles und Manager. »Sie könnten mehr verkaufen, mehr lieben und mehr erreichen, wenn die Leute Ihnen mehr trauen würden«, wirbt die Firma.

Auch Phineas Gage reagierte wie betäubt. Doch bei ihm war es vermutlich der Schock, der ihn so cool bleiben ließ – samt körpereigener Narkosemittel, obwohl er doch jetzt mitten im Kopf ein riesiges Loch hatte. Gage lag auf dem Boden, seine Männer nahmen ihn auf, trugen ihn zur Straße, die etwa fünf Meter entfernt war, und hoben ihn auf einen Ochsenwagen, mit dem sie ihn in die nächste Stadt, nach Cavendish fuhren, in das Hotel von Joseph Adams. Dort saß er auf der Veranda, als der Arzt Dr. Edward Williams kam. Der Doktor hat seine Eindrücke hinterher notiert:

»*Als ich vorfuhr, sagte er: ›Hier gibt es reichlich für Sie zu tun, Doktor.‹ Bevor ich von meiner Kutsche stieg, bemerkte ich die Wunde auf dem Kopf und sah deutlich das Pulsieren des Gehirns. Außerdem nahm ich ein Phänomen wahr, das ich mir nicht erklären konnte, bevor ich den Kopf untersucht hatte: Das Schädeldach hatte eine gewisse Ähnlichkeit mit einem umgekehrten Trichter.*

Wie ich später entdeckte, hing das damit zusammen, dass der Knochen rund um die Öffnung auf eine Entfernung von fünf Zentimetern in alle Richtungen gebrochen war. Die Ränder der Öffnung waren nach außen gestülpt, und die ganze Wunde sah aus, als sei ein keilförmiger Körper von unten nach oben hindurchgegangen.

Während ich seine Wunde untersuchte, berichtete Mr. Gage den Umstehenden, wie es zu der Verletzung gekommen war. Er äußerte sich so vernünftig und antwortete so bereitwillig, dass ich meine Fragen an ihn richtete statt an die Männer, die dem Unfall beigewohnt hatten und noch zugegen waren. Daraufhin schilderte mir Mr. Gage einige der Umstände, wie er es seither öfter getan hat.

Und ich darf getrost behaupten, dass er auf mich weder zu diesem noch zu einem späteren Zeitpunkt, von einem einzigen Mal abgesehen, anders als vollkommen vernünftig wirkte. Der eine Vorfall, auf den ich anspiele, ereignete sich etwa vierzehn Tage nach dem Unfall. Da bestand er darauf, mich John Kirwin zu nennen, beantwortete aber alle meine Fragen zutreffend.«

Dass Gage überlebt hat, lag möglicherweise an der Form der Stange, die ihn traf, meint Chirurgieprofessor Henry Bigelow von der Harvard University: »Das Eisen, das den Schädel durchquert hat, wiegt sechs Kilogramm und zehn Gramm. Es ist einen Meter und achtundneunzig Zentimeter lang und hat einen Durchmesser von 3,12 Zentimetern. Das zuerst eingedrungene Ende verläuft spitz. Die Verjüngung ist achtzehn Zentimeter lang und die Spitze sechs Millimeter im Durchmesser – Umstände, denen der Patient möglicherweise sein Leben verdankt. Das Eisen weist eine ganz eigene Form auf und wurde von einem Schmied in der Gegend nach den Wünschen des Besitzers angefertigt.«

Die Eisenstange hatte, was man kaum ein Glück nennen möchte, einen genau begrenzten Bereich des Gehirns getroffen, meint Hirnforscher Damasio. Die Stange hatte »keine Gehirnregion in Mitleidenschaft gezogen, die für motorische Funktionen oder Sprache erforderlich ist«. Auch die grundlegenden geistigen Fähigkeiten waren nicht beeinträchtigt. Und dennoch büßte Gage »eine spezifisch menschliche Eigenschaft ein: die Fähigkeit, seine Zukunft als soziales Wesen zu planen«.

Besonders betroffen war offenbar das sogenannte limbische System, das Gefühlszentrum des Gehirns.

Das Gefühlszentrum ist mit zahlreichen anderen Regionen verknüpft: Auch sachliche Informationen, die im Gehirn eingehen, werden »mit einem Gefühl gewürzt«, wie es Marco Rauland nennt, Autor des Buches *Chemie der Gefühle*. Dadurch prägen sie sich mehr oder weniger gut ein und sind mit schönen oder hässlichen Assoziationen versehen.

Eine Hauptrolle im Konzert der Gefühlschemikalien spielt Serotonin, das Glückshormon, einer der prominentesten Botenstoffe im Gehirn (und auch im Bauch). Der Stoff mit dem unaussprechlichen chemischen Namen 5-Hydroxytryptamin aktiviert die Stimmungszentren, dämpft körperliche Schmerzen, verengt Gefäße und hemmt Entzündungen. Gerade einmal zehn Milligramm dieser Substanz finden sich im menschlichen Körper, und nur ein Prozent davon, also 0,0001 Gramm oder

100 Millionstel Gramm, schwirrt im Hirn herum. Neun Prozent kreisen im Blut, 90 Prozent aber sind im Darm zu finden, helfen dort unter anderem bei der Verdauung – und deuten darauf hin, dass der Bauch in Gefühlsdingen eine bislang unterschätzte Bedeutung hat (siehe Kapitel 9).

Selbst geringe Abweichungen von der Normalmenge können die Stimmungslage aus dem Gleichgewicht bringen. So gelten Störungen des Serotoninhaushalts als mögliche Ursache für Depressionen – aber auch von unkontrollierbarem Appetit. Ein Zuviel oder Zuwenig an Serotonin kann auch bei Migräne, bei Schizophrenie und sogar bei extremer Gewalttätigkeit eine Rolle spielen.

Eine zu hohe Konzentration kann einen Menschen sogar töten, weil alle Glücksindikatoren – Puls, Herzschlag – übersteuert werden – bis zum Exitus.

Wenn die Menschen auf der nördlichen Erdhalbkugel im Winter mehr Schokolade essen, versuchen sie damit auch gegen Depressionen anzufuttern: Denn mit dem Breitengrad nimmt die Melancholie zu – in Florida sind nur vier Prozent der Bevölkerung depressiv, in New York 17 und in Alaska gar 28 Prozent.

Das liegt unter anderem daran, dass die Serotoninproduktion lichtabhängig ist: Im Winter ist es länger dunkel, der Spiegel sinkt – und damit auch die Stimmung. Auch abends fällt der Serotoninspiegel – gut, wenn dann Johnny Walker kommt, der Whisky, denn Alkohol hemmt den Abbau. Vielleicht wird deshalb im Norden Europas mehr Alkohol getrunken und auch mehr Kaffee, ebenfalls ein Serotonin-Pusher.

Auch körperliche Betätigung erhöht die Serotoninkonzentration im Hirn. Besonders wirksam ist Wintersport: Der weiße Schnee reflektiert das Licht, die körperliche Aktivität versetzt den Skifahrer oder Snowboarder in eine milde Euphorie.

Dass beim Fasten die Stimmung besser wird, liegt auch am Serotonin: Der Körper mobilisiert alle Reserven, löst seine Speicher auf – und erhöht die Menge an herumschwirrendem Serotonin.

Kohlenhydratreiche Nahrungsmittel wie Bananen, Müsli oder Vollkornbrot können die Laune deutlich verbessern. Denn durch sie wird die Produktion von Glückssubstanzen angekurbelt: Da der Körper Kohlenhydrate in Zucker umwandelt, steigt durch die Zufuhr von Kohlenhydraten die Konzentration des Blutzuckers. Prompt schüttet die Bauchspeicheldrüse mehr Insulin aus, um den überschüssigen Zucker wieder abzubauen. Das Insulin wiederum erhöht die Menge eines Stoffes namens Tryptophan, das via Blutbahn ins Gehirn gelangt und dort die Serotoninbildung vorantreibt.

Tryptophan selbst ist auch in vielen eiweißhaltigen Produkten wie Milch, Fisch und Fleisch enthalten – was erklären könnte, weswegen auch Männer, ohne Schokolade, zuweilen guter Dinge sind.

Fettarme Ernährung hingegen kann auf die Stimmung schlagen: Menschen, die sehr wenig Fett essen, sind oft gereizter und auch empfindlicher. Wer fettarm isst, erhöht sein Risiko für Depressionen, ja es steigt sogar die Selbstmordgefahr (siehe Kapitel 2 und 7).

»Fett ist die Streicheleinheit schlechthin«, sagt die Medizinerin Françoise Wilhelmi de Toledo, Forschungschefin an der Buchinger Klinik in Überlingen am Bodensee, einer Spezialklinik für Ernährungsmedizin, in der neben Essen und Trinken auch seelische Aspekte berücksichtigt werden und die Menschen lernen, auf die Signale ihres Körpers zu hören (siehe Kapitel 10).

Die Omega-3-Fettsäuren haben einen Wohlfühleffekt im Gehirn, weil sie den Spiegel der Botenstoffe Dopamin, Norepinephrin und Epinephrin erhöhen und das Serotonin besser an die Rezeptoren andocken kann.

Fisch enthält viele Omega-3-Fettsäuren, vor allem fette Fische wie Thunfisch, Makrele, Lachs. Zur guten Laune der Fischesser trägt auch das Jod bei: In 100 Gramm Kabeljau etwa stecken 120 Mikrogramm. Jod kurbelt die Hormonproduktion in der Schilddrüse an, die für Aktivität und Energie sorgt, aber auch für gute Laune.

Selbst Milch beeinflusst die Stimmung: Muttermilch beruhigt den Säugling, und weil auch der Nachwuchs von Schafen, Kamelen, Büffeln sich wohl fühlen soll, enthält die Milch von diesen Tieren ebenfalls sogenannte Exorphine. Die beeinflussen die Stimmung und die psychische Entwicklung. Küken, denen man Exorphine spritzte, machte es weniger aus, von der Glucke getrennt zu sein. Milch beeinflusst sogar die Träume und den Schlaf: Sie enthält Tryptophan, jenen Serotonin-Vorläufer, der von manchen Ärzten auch verabreicht wird, um Alpträume zu mildern.

Generell kann industriell verarbeitete Nahrung aufs Gemüt schlagen: Das fand ein Forschungsteam um die Psychologin Archana Singh-Manoux von der Abteilung für Epidemiologie und Gesundheitsförderung der Universität London heraus. Ihr Team kategorisierte das Essverhalten vor allem nach »vollwertig« und »industriell verarbeitet« und fand heraus, dass diejenigen am wenigsten unter Depressionen litten, die am häufigsten zu Obst, Gemüse und Fisch griffen.

Am stärksten vom Unglück verfolgt wurde, wer sich vor allem von Weißmehl, süßen Desserts, frittierten Gerichten oder verarbeitetem Fleisch (etwa Burger oder Wurst) ernährte. Diese neu belegte Nebenwirkung des schlechten Essens führen die Wissenschaftler darauf zurück, dass das industriell verarbeitete Essen den Körper nicht mit den für das Glücklichsein notwendigen Nähr- und Wirkstoffen versorgt.

Nach Meinung von Gesundheitswissenschaftlern kann etwa ein Mangel an Folsäure die Hirnchemie negativ beeinflussen. Dieses Vitamin würde in der vollwertigen Ernährung über grünes Blattgemüse oder Erbsen, Bohnen und Linsen aufgenommen, fehlt allerdings in Schokopudding, Tiefkühlpizza und Dosenwürstchen.

Auch die berühmten Omega-3-Fette werden genannt.

All diese Nahrungsbestandteile beeinflussen die Körperchemie und das Zusammenspiel der Substanzen, die sozusagen die chemische Basis des Befindens bilden. All diese Gefühlssubstanzen werden auch in bestimmten Lebenssituationen erzeugt, sie spielen bei der gefühlsmäßigen Verarbeitung von Erlebnissen, Erfahrungen und sozialen Beziehungen eine Rolle. Schöne oder auch traumatische Erfahrungen, beispielsweise in der frühen Kindheit, hinterlassen ebenfalls ihre Spuren in der Hirnchemie.

Stress etwa hat einen erhöhten Ausstoß von Neurotransmittern wie Dopamin zur Folge. Joe Garner, Forscher an der Universität von Kalifornien, vergleicht solche Erfahrungen und die dadurch eingeschliffenen Verhaltensweisen mit einer Vinylschallplatte: »Irgendwie verstärkt der chronische Stress, vielleicht über den erhöhten Dopaminausstoß, das Einschneiden der Rille.« Damit sind die Erfahrungen im Gehirn eingegraben – und wirken damit auch nach, wenn die belastenden Erlebnisse längst Vergangenheit sind.

Umgekehrt kann auch eine besonders liebevolle Behandlung Auswirkungen auf die Hirnanatomie haben: Michael Meaney und seine Kollegen von der kanadischen McGill-Universität haben herausgefunden, dass junge Ratten, die von ihren Müttern besonders zärtlich behandelt, häufig geleckt und gepflegt wurden, bei späteren, rattengemäßen Intelligenztests besser abschnitten als der Nachwuchs von lieblosen Rattenmüttern. In einem Swimmingpool fanden sie leichter zu einer bestimmten Plattform zurück.

Die höhere Intelligenz war sogar in der Gehirnanatomie nachweisbar: Der Hippocampus, Sitz von räumlichem Lernen und Gedächtnis, war durch eine höhere Zahl von Synapsen verschaltet. Solche Prägungen waren erstaunlich dauerhaft: Klügere Jungtiere, die von ihren fürsorglichen Müttern zu den Rabenmüttern getauscht wurden, wurden dadurch nicht dümmer. »Liebe macht schlau«, folgerte die *Süddeutsche Zeitung* in einem Bericht über die Studie.

Diese Beobachtungen bestätigen die These des Seelenkundlers Sigmund Freud, wonach frühe Erfahrungen, Zuneigung, aber auch Kränkungen und Traumata lebenslang Spuren hinterlassen können – im Unbewussten. Bisher war das Unbewusste nicht recht fassbar, nicht messbar gewesen und hatte deshalb einen schlechten Ruf. Die moderne Hirnforschung sieht viele von Freuds Annahmen durch neurowissenschaftliche Erkenntnisse bestätigt. Denn für viele von Freuds Thesen konnten jetzt gewissermaßen die handelnden Subjekte im Gehirn identifiziert werden, etwa der Mandelkern, ein Speicher-Chip für Gefühle. Der Psychologe Daniel Goleman (»Emotionale Intelligenz«) neigt der neueren neurowissenschaftlichen Ansicht zu, derzufolge die Rolle des Mandelkerns in der Kindheit einen alten Grundsatz des psychoanalytischen Denkens bestätige: »Dass die Interaktionen der ersten Lebensjahre eine Reihe von emotionalen Lektionen verankern.«

Denn der Mandelkern, jenes Hirnareal, das für die Speicherung der Gefühle zuständig ist, ist schon bald nach der Geburt vollständig ausgebildet – zu einer Zeit, in der die Zentren für das Denken, der sogenannte Neokortex, und auch die fürs Erzählen nötigen Areale im Hippocampus noch längst nicht so weit sind. So sind also im Gefühlshirn viele Erinnerungen abgespeichert,

für die sich keine Worte finden, weil die erst später dazukamen.
»Dass unsere emotionalen Ausbrüche uns so verwirren können, liegt also unter anderem daran, dass sie oft aus einem frühen Abschnitt unseres Lebens stammen, als alles verwirrend war und wir noch keine Worte hatten, um die Ereignisse zu begreifen. Wir haben die beginnenden Gefühle, aber nicht Worte für die Erinnerungen, die sie formten«, schreibt Goleman.
Freud habe »die enorme Macht der Gefühle erkannt«, lobt Damasio, und auch, »dass es Bereiche des Geistes gibt, die dem Bewusstsein kaum zugänglich sind«. Dafür gehöre »Freud ins Pantheon der größten Denker aller Zeiten«, meint der Hirnforscher.
»Freud hatte sicherlich in der Annahme recht, dass das Unbewusste die Instanz ist, die unser Verhalten weitgehend steuert«, sagt auch der Bremer Neurowissenschaftler Gerhard Roth. »Das Unbewusste beinhaltet natürlich auch das Verdrängte, es ist insgesamt überwiegend eine positive, nützliche Instanz. Es ist die Gesamtheit all unserer Vorerfahrungen, die unser Gehirn seit dem Mutterleib gemacht hat.«
Das »limbische System« im Gehirn, sagt Roth, sei »weitgehend identisch mit dem Unbewussten«. Es bewertet alles, was wir tun – und wird aus Quellen gespeist, die unserem Bewusstsein nicht ohne weiteres zugänglich sind.
Auch die Bedeutung der Kindheit, so Roth, habe Freud völlig richtig gesehen: »Das Bewusstsein entsteht in seinen Vorformen etwa vom zweiten, dritten Lebensjahr an und ist in seinen wichtigen Bestandteilen überhaupt erst mit sechs oder sieben Jahren vorhanden. Dann sind wir aber charaktermäßig, persönlichkeitsmäßig weitgehend fertig.«
Auch das Phänomen der Verdrängung haben Hirnforscher hirnphysiologisch bestätigen können. Die neuere Forschung konnte nachweisen, dass durch traumatische Erlebnisse Ge-

dächtnisblockaden ausgelöst werden können. Die Hirnforscher glauben, frühe Traumata – Misshandlungen in der frühen Kindheit und auch Virusinfekte – hätten Auswirkungen auf bestimmte Hirnregionen. »Dadurch, vermuten wir, ändert sich die Verteilung der Rezeptoren für bestimmte Botenstoffe«, sagt der Neuropsychologe Hans J. Markowitsch von der Universität Bielefeld. Für ihn ist klar, dass die Trennung zwischen psychischen und organischen Phänomenen überholt sei: »Psychische und organische Hirnschäden sind zwei Seiten einer Medaille. In beiden Fällen ist der biochemische Stoffwechsel des Gehirns verändert«, meint Markowitsch.

Veränderungen in der Hirnchemie können aber nicht nur durch Erfahrungen und Erlebnisse verursacht werden, sondern auch durch Medikamente oder durch bestimmte Nahrungsbestandteile.

Und weil es bei bestimmten psychischen Störungen oft an bestimmten hirnwichtigen Substanzen fehlt, können diese eine deutliche Verbesserung des Befindens bewirken.

Beispielsweise die berühmten guten Fette, die Omega-3-Fette. Zumindest bei Depressionen brachte die simple Behandlung mit solchen Fetten oft eine deutliche Besserung. Wie etwa in einem schottischen Krankenhaus. Eine 45-jährige Frau, die häufig an manisch-depressiven Episoden gelitten hatte, mal himmelhoch jauchzend, mal zu Tode betrübt war, kam ins Hospital, weil sie schnell und zusammenhanglos sprach, Halluzinationen hatte und Stimmen hörte. Sie hatte bislang Psychopharmaka bekommen, mit unterschiedlichem Erfolg. Jetzt bekam sie Omega-3-Fettsäuren in Gestalt von Fischöl, vier Gramm täglich.

»Das Ergebnis übertraf sämtliche Erwartungen aller Beteiligten«, schreibt die US-Autorin Jean Carper. »Innerhalb einer Woche war die Psychose der Frau verschwunden. Innerhalb von zwei Wochen normalisierte sich ihre Sprache, obgleich sie immer noch sehr instabil war. Nach vier Wochen konnte sie aus dem Krankenhaus entlassen werden.«

Ähnliche Erfolge feierten schottische und auch amerikanische Mediziner mit ebenfalls Omega-3-haltigem Leinöl. »Ich weiß nicht genau, warum«, sagt Andrew Stoll, Direktor des pharmakologischen Forschungslabors am McLean Hospital in Belmont im US-Bundesstaat Massachusetts, »aber Leinöl scheint ebenfalls antidepressiv und stimmungsstabilisierend zu wirken.«

Für das Leinöl wurde bereits im Jahr 1981 vom amerikanischen Mediziner Donald O. Rudin nachgewiesen, dass zwei bis sechs Esslöffel Leinöl täglich gegen Depressionen helfen. Leinöl kann auch bei hyperaktiven Kindern helfen, wie der indische Mediziner Kalpana Joshi herausfand.

Bestimmte Substanzen können allerdings auch Schaden anrichten wie etwa bei der 27-jährigen Christiana, die sich plötzlich als »körperlose Frau« empfand, wie der Neurologe Oliver Sacks berichtet: Christiana war eine kräftige, selbstbewusste Frau, die Hockey spielte und gern ritt. Sie kam ins Krankenhaus, um sich die Gallenblase entfernen zu lassen. Kurz vor der Operation zeigte sie seltsame Symptome: »Christiana konnte sich nur sehr unsicher auf den Beinen halten, vollführte ungelenke, rudernde Bewegungen, ließ immer wieder Gegenstände fallen.« Ihr Hirn hatte offenbar die Kontrolle über den Körper verloren: »Sie konnte nur stehen, wenn sie dabei auf ihre Füße sah. Ihre Hände ›machten sich selbstständig‹, und sie konnte nur etwas festhalten, wenn sie es im Auge behielt. Wenn sie etwas in die Hand nehmen oder etwas in den Mund stecken wollte, griff sie daneben, schoss über ihr Ziel hinaus, als sei sie nicht in der Lage, ihre Bewegungen zu steuern und zu koordinieren. Zudem konnte sie kaum aufrecht sitzen – ihr Körper ›gab nach‹. Ihr Gesicht war seltsam ausdruckslos und schlaff, ihr Unterkiefer hing herab, und sogar ihre Stimmlage hatte sich verändert.«

»Es ist irgendetwas Furchtbares passiert«, sagte Christiana. »Ich fühle mich wie verhext – als wäre ich körperlos.«
Fortan musste sie jede Bewegung bewusst überwachen. Sogar ihren Gesichtsausdruck musste sie bewusst steuern, da ihr die Eigenwahrnehmung der Gesichtsmuskeln fehlte. Und wenn sie »beim Essen sprach oder sich in Gedanken mit anderen Dingen beschäftigte, umklammerte sie Messer und Gabel mit aller Gewalt, so dass dabei Blut aus ihren Fingerspitzen wich; sie konnte ihren Griff jedoch nicht lockern, denn dann bestand die Gefahr, dass sie das Besteck fallen ließ«.
Die Krankheit mit Namen »Neuropathie« war bisher selten. Jetzt aber gebe es »überall zahlreiche Patienten mit schweren sensorischen Neuropathien«, sagt Sacks. Bei Christiana war es vermutlich ein Antibiotikum gewesen, das sie vor der Operation bekommen hatte. Andere hätten »ungeheure Mengen Vitamin B_6« geschluckt – und ihr Zustand bessere sich, immerhin, sobald sie aufhörten, sich damit »zu vergiften«.
Das Körperbewusstsein gilt als etwas so Selbstverständliches, dass seine Bedeutung bisher nicht angemessen gewürdigt wurde. Dabei ist das Körpergefühl, sagt Neurologe Sacks, »die Grundlage des Selbst«. Es hat eine fundamentale Bedeutung für den Geist, die Vernunft, es ist die Basis der Urteilskraft, betont Damasio.
Alle Gefühle drücken sich, so Damasio, in bestimmten Körperzuständen aus. Liebe, Angst, Hass, Wut, all das findet nicht primär im Kopf statt, sondern zunächst im Körper, in Gestalt von Herzklopfen, kalten Händen, heißen Ohren. Alle Empfindungen manifestieren sich zunächst im Leib – und werden dann zusammen mit den jeweiligen Gefühlsauslösern im Gehirn gespeichert.
Alle Erfahrungen sind sozusagen mit einer Gefühlsnote markiert:

»Bei Begegnungen mit einem bestimmten Menschentyp – einer angenehmen, aber autoritären Persönlichkeit – haben Sie sich klein oder ganz großartig gefühlt. Auf dem Lande haben Sie sich melancholisch gefühlt, während Sie am Meer zum unheilbaren Romantiker wurden.«

Diese abgespeicherten Gefühlszustände nennt Damasio »somatische Marker«, sie sind gewissermaßen die im Gehirn erinnerbaren Körperzustände – und sie dienen als Maßstab für Entscheidungen.

Urteile über Menschen, Entscheidungen über Reiseziele oder auch einen neuen Job werden von solchen Gefühlserinnerungen maßgeblich beeinflusst, meint Damasio. Und mehr noch: »Es dürfte keinen Sinn haben, ein umfassendes Geisteskonzept zu entwickeln, ohne Gefühle und Empfindungen zu berücksichtigen.«

Jedes vernünftige Handeln, alle Urteile, alle Verstandesmaßnahmen seien nur möglich, weil im Geiste die Gefühlsfolgen und die zugehörigen Körperempfindungen vorweggenommen werden.

Diese Körperzustände sind sogar messbar – über die Schweißabsonderung. Minimale Veränderungen in der Schweißabsonderung bewirken eine Veränderung der Hautleitfähigkeit. Die durch Schweiß messbaren Gefühlsreaktionen fehlen bei Menschen, die, wie Phineas Gage, an bestimmten Hirnregionen geschädigt sind. Bei stirnhirngeschädigten Patienten sind keine Reaktionen messbar. Wenn diese Hirnareale, die für die Gefühlsmarkierung zuständig sind, im Erwachsenenalter geschädigt würden, wie es bei Gage der Fall war, sagt Damasio, »dann funktioniert der Mechanismus der somatischen Marker nicht mehr angemessen«. Dann herrscht nicht nur ein Gefühlsvakuum, es sind auch keine vernünftigen Lebensentscheidungen mehr möglich.

So war es bei Phineas Gage. Sein Schicksal war dadurch bestimmt. Er konnte sein Leben nicht mehr organisieren. Und so schlitterte er ziellos durch die Zeit. Bei der Eisenbahngesellschaft konnte er nicht bleiben: Dort hielt man »seine Wesensveränderung für so ausgeprägt, dass man ihn nicht in seiner Stellung belassen konnte«, schreibt der Arzt Dr. Harlow in seinem Bericht.
Sein Abstieg setzte sich fort. Er nahm nun Jobs auf Pferdefarmen an. Wie Dr. Harlow anmerkte, besaß er tragischerweise eine besondere Begabung, »stets Stellungen zu finden, für die er sich nicht eignete«.
Irgendwann verkaufte er sich selbst und sein außergewöhnliches Äußeres als Attraktion: Gage trat als Zirkusnummer auf und stellte sein Loch im Kopf und die berühmte Eisenstange zur Schau. Zehn Jahre nach dem Unfall zog er nach Südamerika, arbeitete wieder auf Pferdegütern, wurde Postkutscher in Santiago de Chile und in Valparaíso. 1859 verschlechterte sich sein Gesundheitszustand, und 1860 kehrte er in die Vereinigten Staaten zurück. Er lebte bei Mutter und Schwester in San Francisco, bekam anfangs Arbeit auf einer Farm in Santa Clara, wo er es indes nicht lange aushielt. Er zog umher, fand schließlich einen Job in der Umgebung von San Francisco. In den Kreisen, in denen seine Mutter und Schwester verkehrten, war er nicht tragbar; seine Schwester war mit einem wohlhabenden Kaufmann verheiratet.
Nun aber trieb Phineas sich »trinkend und krakeelend«, wie Damasio berichtet, in üblen Vierteln der Stadt herum. Einst war er der tüchtigste Mann in seiner Firma, jetzt hatte er sich einer »Schar von Gestrandeten« angeschlossen. Schließlich bekam er epileptische Anfälle.
Am 21. Mai 1861 hatte er einen heftigen Krampfanfall, bei dem er das Bewusstsein verlor. Es folgte eine Reihe weiterer Krämp-

fe. Er kam nicht wieder zu sich, starb schließlich im Alter von 38 Jahren an einem »Status epilepticus«.

Wer nicht empfinden kann, kann auch nicht vernünftig entscheiden. Das ist die tragische Lehre aus dem Schicksal des Phineas Gage.
Die Fähigkeit, zu empfinden, ist die Basis für ein selbstbestimmtes Leben. Bei Phineas Gage war jene Zone im Gehirn zerstört, in der die Gefühle verarbeitet werden.
Der Ausgangspunkt aber für die Gefühle, der Quell der wichtigsten Botenstoffe, die Emotionen erzeugen, liegt allerdings nicht dort oben im Kopf, sondern viel weiter unten – im Bauch.
Auch das Denken beginnt im Bauch. Und weil der Bauch damit auch für den Geist eine überaus wichtige Rolle spielt, gilt er mittlerweile als das »zweite Gehirn«. Das klingt ziemlich absurd, und deshalb hatte der Entdecker des »zweiten Gehirns« auch mit erheblichen Widerständen zu kämpfen.
Seine Entdeckung hat ja auch weitreichende Folgen. Wenn der Darm am Denken beteiligt ist, dann ist es sehr von Bedeutung, womit man ihn füllt. Die vielen Chemikalien im Essen sind jedenfalls keine Wohltat für das Gehirn dort unten.

9. ORGAN DES JAHRES

DAS DARMHIRN: DER BAUCH DENKT MIT

Vor dem Duell hatte der Professor ein mulmiges Gefühl im Bauch/Der Beitrag des Bauches zum Geistesleben/ Was tut es dort, das Glückshormon?/Wehrlos gegen Eindringlinge: Pfanni-Püree und die Löcher im Schutzwall/Auch ein Darm hat Träume/Ein Herz kann man verpflanzen, den Verdauungstrakt nicht

Es ist vielleicht nicht ganz der Olymp. Aber es kommt ihm schon sehr nahe.

Eine vornehme Stille herrscht hier oben. Nur gedämpft dringt der Lärm der Stadt herauf, das Brummen des Verkehrs, zwischendurch eine Polizeisirene: das unablässige Rauschen der Metropole.

Für ihn war es kein leichter Weg, aber jetzt ist er angekommen, ganz oben in der akademischen Welt. Die Gebäude erinnern an antike Tempel, mit hohen Säulen, einer mächtigen Kuppel. Hinauf führt eine breite Treppe, vorbei an einer schwarzen Statue, die die Arme ausbreitet, lorbeerumkränzt das Haupt, mit der Aufschrift: Alma Mater.

Hoch oben zieht sich ein Schriftband über die ehrwürdige Fassade, mit klangvollen Namen aus dem klassischen Altertum: Homer, Herodot, Sophokles, Platon, Aristoteles, Demosthenes, Vergil. Die Auswahl erscheint etwas willkürlich, aber die europäische Antike ist auch weit weg.

Wir sind in Amerika, in New York City. Columbia University,

2960 Broadway, New York, NY: eine der ersten Adressen in der amerikanischen Universitätslandschaft.

Die Columbia University ist eine ehrwürdige Institution, deren Geschichte immerhin bis ins Jahr 1754 zurückreicht. Sie hat 76 Nobelpreisträger hervorgebracht und ist eine der größten und reichsten Universitäten des Landes. Der Campus reicht über mehrere Straßenzüge, von der 114. bis zur 124. Straße – ein Gelände, das 24 Hektar groß ist. Es herrscht eine Atmosphäre der Abgeschiedenheit, der Gelehrsamkeit, mit einer vielleicht ein bisschen elitären Note. Akkurat geschnittene Hecken, geteerte Wege. Drumherum die Institutsgebäude mit Fassaden aus hellem Sandstein und roten Klinkern. Durch die Grünanlagen schlendern Studenten, schwatzend, lachend, das Handy am Ohr, die Taschen und Tüten voller Bücher.

Gärtner pflegen unablässig die Anlagen. Wachleute in Schwarz, den Schlagstock am Gürtel, patrouillieren und sorgen für ungestörten Geistesbetrieb.

Die medizinische Fakultät liegt noch ein paar U-Bahn-Stationen weiter nördlich, in der 168. Straße, mit einem eigenen Krankenhaus, dem Presbyterian Hospital, davor warten Notarztwagen in Blau-Weiß-Rot auf ihren Einsatz.

Im Kollegiengebäude, im zwölften Stock, liegt sein Labor. »Caution«, steht an den Türen, »Vorsicht«, und: »radioaktiv«. Lange Gänge, Stahlschränke. Computer, Papiere und Tabellen auf Tischen, Reagenzgläser stehen herum, ein Eimer voller Pipetten. Neben dem Schreibtisch sechs Käfige, darin hüpfen, etwas nervös schon, Mäuse herum, mit seidig schwarzem Fell. Auf dem ersten Käfig steht:

XVI SCB
Name: Michael Gershon
Species: Mouse

Prot. 216
Account 5–34930–3000

Michael Gershon ist der Chef hier: Professor Michael Gershon, Dekan der Fakultät für Anatomie und Zellbiologie. Er spricht mit ruhiger Stimme; kaum zu glauben, dass er einst als Unruhestifter galt, als Aufrührer.
Er ist ein freundlicher Mensch, der gern lächelt, dann zeigt er auch seine dekorative Zahnlücke an prominenter Stelle, vorn in der Mitte der oberen Zahnreihe; fast scheint es, er trüge sie mit Stolz, allen Verlockungen der ästhetischen Dentalkunst zum Trotz.
Er trägt einen blauen Pullunder, ein hellblau gestreiftes Hemd mit roter Krawatte, eine helle, sportliche Hose, eine Brille.
In seinem Büro steht neben der Sitzgruppe ein Regal mit seinen Büchern, auch den internationalen Ausgaben. An der Wand neben der Tür hängen seine Diplome und Auszeichnungen.
Jetzt ist er ganz oben und arriviert. Michael Gershon ist der Wegbereiter einer ganz neuen Forschungsrichtung. Vielleicht ist er sogar ein Forscher-Star, er bekommt immerhin Fanpost, zeitweise waschkörbeweise. Und wenn er heute sagt: »Ich habe immer noch Feinde«, und dabei lächelt, klingt es eher wie Koketterie.
Am Anfang war das ganz anders, da wurde er heftig angefeindet und bekämpft. Als er seine Erkenntnisse zum ersten Mal einem größeren Fachpublikum vorstellen musste, hatte er deshalb ein ziemlich flaues Gefühl im Magen. Es war bei einem Kongress im Jahr 1981, in Cincinnati, der Stadt am Ufer des Flusses Ohio im gleichnamigen Bundesstaat.
Gershon hatte sich bereit erklärt, seine Theorien vorzustellen. Aber ganz wohl war ihm dabei nicht, wie er sich in seinem Buch »Der kluge Bauch« erinnert. Er hatte ein mulmiges Gefühl:

»Dieses Gefühl kommt leider aus dem Bauch. Meine Angst geht von meinem Darm aus.« Damit war er schon beim Thema und dem Grund für seine »Angst«. Denn er sollte seine neue Theorie vorstellen, derzufolge der Darm das »zweite Gehirn« sei, eine intelligente Körperregion.
Nur: Die meisten Wissenschaftler wollten nicht glauben, dass jenes »Gehirn im Bauch« wirklich existierte.
Gershon aber war wild entschlossen, den Kampf zu gewinnen: »Die Tagung musste zur Erleuchtung werden, zur letzten Zuckung meiner Gegner.«

> *»Ich war umstritten. Es waren meine Theorien, die sich in dem darwinistischen Kampf auf der Tagung durchsetzen mussten. Ich war überzeugt, dass ich recht hatte. Obwohl meine Theorien unter Beschuss standen, war ich entschlossen, das Risiko nicht zu scheuen. Wenn es eine Offenbarung geben würde, sollte es eine gute Offenbarung sein. Ich hatte mich bereit erklärt, den Workshop zu organisieren, und ich hatte ihn als Duell geplant: Mein Kollege Jackie Wood und ich wollten für das eintreten, was mir als richtig schien, und zwei andere, Marcello Costa und Alan North, sollten die Gegenposition vertreten.«*

Es ist verständlich, dass die Ablehnung zunächst groß war. Seine Behauptungen erschienen verwegen, ja abstrus. Und auch der Gegenstand seines Interesses erfreute sich gemeinhin keiner großen Beliebtheit. Es finden dort unschöne Vorgänge statt. Es riecht unangenehm. Und am Ende steht ein abstoßendes Produkt.
Zu Recht ist er, der menschliche Darm, immer eine Tabuzone gewesen.
Gershon aber ließ sich davon nicht abschrecken. Er hatte als junger Wissenschaftler von einer neuen Entdeckung erfahren, die

ihn faszinierte: Dort unten hatte man Serotonin entdeckt. Das Glückshormon, im Darm.
Was hat ein Glückshormon dort zu suchen?
Gershon machte diese Frage zu seiner Aufgabe. Er kümmerte sich um das Hormon dort unten und stieß auch auf eine Reihe weiterer Botenstoffe, Neurotransmitter, die ansonsten eigentlich nur im Gehirn zu finden sind. Und schließlich formulierte Gershon seine Theorie: Im Bauch befände sich ein bislang unbeachtetes Nervensystem, das sogenannte »enterale« (im Darm befindliche) Nervensystem. Es liefen dort eigenständige, gewissermaßen geistige Leistungen ab. Ja, es sei dort im Bauch ein »zweites Gehirn« am Werk.
Und Gershon zog daraus den verwegenen Schluss: Der Darm denkt.
Stolz veröffentlichte er seine Entdeckungen in den angesehenen Fachzeitschriften *Science* und *Journal of Physiology*. Natürlich hoffte er, Ruhm und Ehre zu ernten. Doch zu seiner Überraschung war das Gegenteil der Fall. Er stieß auf schroffe Ablehnung.
»Obwohl bekannt war, dass Serotonin neurotransmitterähnliche Qualitäten hat, kam der Proteststurm wie ein Schock über mich«, erinnert sich Gershon. Er hatte nicht vorausgesehen, dass er »in der wissenschaftlichen Welt Empörung auslösen« würde, und so brachten ihn die Reaktionen, mit denen er es zu tun bekam, »völlig aus der Fassung«.
Es ist allerdings auch schwer, sich vorzustellen, dass ein Körperteil einen zentralen Beitrag zum Geistesleben leisten solle, der bislang bestenfalls als private Problemzone galt: der Bauch. Der Bauch ist, von außen betrachtet, meist eher peinlich. Und der Darm drinnen eignet sich auch nicht recht als Medienthema, als Talk-Objekt im Fernsehen, als Gegenstand privater Erörterung in launigen Partyrunden.

Neuerdings aber drängt sich der Verdauungstrakt in den Vordergrund. Offenbar ist die Zeit vorbei, da er still gelitten und erduldet hat, was man in ihn hineinstopfte. Offenbar ist es ihm nun zu viel geworden. Der Darm leidet jetzt öffentlich.

Nun bekennt der Entertainer Harald Schmidt, dass er sich alle zwei Jahre (»Ich gönne mir ja sonst nichts«) eine Darmspiegelung genehmigt. Und dass der Darm eigentlich ein faszinierender Körperteil sei: »Man sollte den Darm zum Organ des Jahres machen.«

Der Filmregisseur Wim Wenders dreht einen Werbespot über Darmkrebsvorsorge und merkt an: »In Deutschland ist dieser Darmkrebs ein richtiger stiller Killer.« Schließlich sterben allein in Deutschland alljährlich 30 000 Menschen an diesem Geschwür – Darmkrebs ist in Deutschland der häufigste bösartige Tumor.

»Jedes Jahr lässt der Darmkrebs eine deutsche Kleinstadt verschwinden«, empörte sich die *Frankfurter Rundschau*.

Selbst der Fußballverein FC Bayern München warb in Illustrierten doppelseitig für Darmkrebsfrüherkennung (www.darmkrebsfrueherkennung.de), mit einem eindringlichen Statement aus Fußballermund: »Du kannst die Saison Deines Lebens spielen, Torschützenkönig werden, den Titel holen. Und heimlich, still und leise dabei an Darmkrebs zugrunde gehen. Ohne, dass Du es merkst.«

Der Darm, der bisher klaglos im Dunkeln seinen Dienst tat, wird zum Störenfried.

Bei immer mehr Menschen ist er ein Schmerzzentrum, in dem es zwickt und rumpelt, in dem Geschwüre sich einnisten. Sie werden chronisch von Krämpfen geschüttelt, müssen sich unablässig entleeren – oder können es gar nicht mehr. Wird der Darm zum Störfaktor, ist nicht nur schlichtes Bauchweh die Folge. Wenn der Darm leidet, können die Folgen verheerend sein –

auch für das Gehirn im Kopf. »Das Gehirn im Darm«, so schrieb die *New York Times,* »spielt eine große Rolle bei menschlichem Glück und Unglück.«

Der Darm hat überraschenderweise den meisten Kontakt mit der Außenwelt. Die Oberfläche des Darms ist mit 250 bis 400 Quadratmetern mehr als doppelt so groß wie die Lunge und hundertmal größer als die Hautoberfläche. Und weil die Außenwelt sehr bedrohlich sein kann, muss der Verdauungskanal in erhöhtem Maße abwehrbereit sein. Zumal er eine heroische Abwehraufgabe hat: Denn wenn er gegen Angreifer zu Felde zieht, sind die schon ziemlich weit gekommen, haben das Körperinnere schon erreicht, können sich weiter ausbreiten. Der Darm ist daher das größte Immunorgan des Körpers: Dort sitzen mehr als 70 Prozent aller Abwehrzellen. Im Darm sitzt also gewissermaßen das Verteidigungsministerium des Körpers – und große Teile der Armeen.

Er muss bei Bedarf Abwehrschlachten organisieren, körpereigene Killerzellen mobilisieren und Angreifer unschädlich machen. Und er muss auch das soziale Gefüge unter Kontrolle halten: Über 500 Bakterienarten leben im Darm, insgesamt 100 Billionen Keime mit einem Gesamtgewicht von eineinhalb Kilo arbeiten bei der Verarbeitung der Nahrung mit – und können dem Körper auch gefährlich werden: Denn viele von ihnen sind potenzielle Killer, könnten einen Menschen umbringen, wenn sie die Oberhand gewinnen würden.

Der Darm muss daher ständig Daten erheben, aus einer unglaublichen Vielzahl von Informationen auswählen, Entscheidungen fällen, sich an vergangene Maßnahmen erinnern. Er muss pausenlos handeln, und er trägt dabei eine große Verantwortung: Denn von seinen Maßnahmen hängt unser Leben ab. Er muss die Abwehrschlachten sinnvoll organisieren – und auch sehen, dass es die Richtigen trifft. »Das Immunsystem ist dermaßen potent, wenn es wollte, könnte es unseren Körper ruckzuck auflösen«, sagt Professor Stephan Bischoff von der Universität Stuttgart-Hohenheim, der zeitweilig Gastprofessor war bei Michael Gershon in New York. »Das Immunsystem muss sozusagen Gut und Böse unterscheiden«, sagt Bischoff.

Der Verdauungstrakt ist ein Wunder an Fähigkeiten – und muss mit einiger Intelligenz zu Werke gehen. Schon bei seiner eigentlichen Aufgabe, der Verdauung. Dafür ist das Organ gut gerüstet. Überraschenderweise hat der Mensch im Bauch die gleichen Nervenzellen (»Neuronen«) wie im Hirn – und zwar in großer Zahl: 100 Millionen Neuronen enthält der Darm, die größte Ansammlung von grauen Zellen außerhalb des Kopfes.

Der Darmkanal wird denn auch in zwei Schichten umhüllt von Nerven, die den Strang wie dünne Netzstrümpfe überziehen. Dort sitzen nicht nur die gleichen Nervenzellen wie im Hirn, dort wirken auch die gleichen Neurotransmitter, die gleichen Neuromodulatoren, laufen die gleichen synaptischen Verbindungen ab wie im großen Hirn. Nahezu all jene Chemikalien, die im Kopf fürs Denken, Erinnern, Planen sorgen, all jene Substanzen finden sich auch: im Bauch.

»Lange Zeit glaubten wir, dass der Darm eine Röhre mit einfachen Reflexen sei«, sagt David Wingate, Professor an der Universität von London, »aus schierer Ignoranz. Keiner ist auf die Idee gekommen, die Nervenzellen zu zählen«.

So herrschte über lange Zeit eine simple Vorstellung von der Nachrichtenübermittlung dort unten: Lediglich zwei Botenstoffe waren gesichtet worden, Epinephrin und Azetylcholin. Eigentlich ein bescheidenes Arsenal angesichts der Informationsmenge und des Handlungsbedarfs. Mittlerweile wurden mindestens 40 weitere Nervenbotenstoffe identifiziert, die in der gigantischen Chemiefabrik im Bauch leitende Funktionen ausüben, darunter Glutamat, Dopamin, Norepinephrin, körper-

eigene Opiate. Auch Benzodiazepine werden hier produziert, jene Chemikalien, die Drogen wie Valium ihre beruhigende Wirkung geben. Und von vielen dieser gefühlsaktiven Substanzen befinden sich die meisten im Darm. Allein 95 Prozent des Botenstoffes und Glückshormons Serotonin befinden sich im Darm. Was tut es dort, das Glückshormon?
Es wirkt mit beim Erzeugen jener Welle aus Muskelbewegungen, die das Fortbewegen des Darminhalts zur Folge hat, beim La Ola der Verdauung, dem sogenannten peristaltischen Reflex. Und: Es dient der Erzeugung von Gefühlen: Denn die Gefühle entstehen tatsächlich im Bauch.
»Das Darmhirn fühlt«, sagt der Münchner Professor Michael Schemann.
»Der Bauch macht Stimmung«, sagt das Magazin *Geo*.
Ohne die Bauchgefühle, sagt der US-Hirnforscher Antonio R. Damasio, wäre auch keine Vernunft möglich. Die jeweiligen Bauchzustände werden, Damasio zufolge, an einer bestimmten Stelle im Gehirn, der »Region der Körperwahrnehmung«, mit sogenannten »somatischen Markern« abgespeichert – gewissermaßen gebündelte und mit Leuchtfarben als angenehm oder unangenehm markierte Momentaufnahmen der Bauchgefühle. Im Bedarfsfall sind sie abrufbar und dienen als Grundlage für Entscheidungen und Urteile, mithin für vernünftiges Handeln. Jedes Mal, wenn der Mensch eine Entscheidung in einer ähnlichen Situation fällen muss, basiert das auf den gespeicherten Informationen über Gefühlszustände im Verdauungstrakt. Die anstehende Entscheidung verursacht eine »Empfindung im Bauch«, sagt Damasio (siehe Kapitel 8), und diese Bauchgefühle (»gut feelings«, wie es die anglizistisch orientierten Forscher nennen) beeinflussen die Entscheidungen und Urteile weit mehr als bisher gedacht: Der Bauch hat die Entscheidungsmacht.
»Das Herz ist dagegen eine primitive Pumpe«, sagt Darm-

Freund Gershon. Ein Herz ist auch problemlos zu transplantieren, der Darm hingegen kaum. Schon die vielen Immunzellen lassen sich im fremden Körper nicht installieren, sie würden dort vermutlich gegen die neue Umgebung rebellieren.

Ist das Geschehen im Darm gestört, kann die Abwehrkraft geschwächt werden, die Immunbalance aus dem Gleichgewicht geraten. Dann ist der Körper entweder wehrlos gegen Angreifer – oder er schickt seine Truppen aus zur Selbstzerstörung, lässt ihre Waffen gegen den eigenen Körper richten: Viele der rätselhaften Krankheiten, bei denen das Gehirn gestört wird, gelten als Fehlreaktionen des Immunsystems, von Autismus bis Alzheimer, von Parkinson bis zur Multiplen Sklerose.

Trifft das Darmhirn also falsche Entscheidungen, kann darunter das Kopfhirn leiden, die Psyche, die gesamte Persönlichkeit sich verändern – oder der Körper.

Von den Entscheidungen des zweiten Gehirns hängt viel ab. Der Bauch ist von überragender Bedeutung. Auch wenn ihn sein Besitzer geringschätzt, im Alltag kaum bemerkt noch gar würdigt: Der Körper weiß um die zentrale Funktion des Darms, umsorgt und pflegt und hegt das gute Stück und hält es sorgsam instand, wechselt sogar alle paar Tage die Darmzellen komplett aus.

Was den Darm um den Verstand bringen kann, ist das, was sein Besitzer isst und trinkt: Die Nahrung ist »eine enorme Bedrohung für die Unversehrtheit des Verdauungstraktes«, sagt Stig Bengmark, emeritierter Medizinprofessor der schwedischen Universität Lund.

Je nach Hunger und Verzehrgewohnheiten wandern im Laufe eines 75-jährigen Lebens 30 bis 60 Tonnen Nahrung durch seine Kanäle, bei Amerikanern gar bis zu 100 Tonnen. Dazu kommen 50 000 Liter Flüssigkeit. Er muss die lebensnotwendigen Substanzen aus der Nahrung bereitstellen, ohne die sein Besitzer binnen kurzem stürbe, er muss aus Erdbeeren, Kartoffeln, Joghurt, Bier, den ganz alltäglichen Sachen all die Chemikalien herausfieseln, die der Körper zum Leben braucht: Kalium, Chrom, Selen, Magnesium, von allem nicht zu viel und nicht zu wenig, dazu Vitamine, Fette, Kohlenhydrate und vieles, vieles andere mehr.

Mittlerweile auch viele artwidrige Chemikalien: Professor Bengmark aus Schweden ist besonders besorgt über den »Konsum von manipulierter und industriell verarbeiteter Nahrung«. Denn die enthält zahlreiche aggressive Stoffe, die das Milieu im Bauch verändern können.

Die Darmwand gilt zwar als die effektivste Verteidigungslinie des Körpers, obwohl sie nur wenig dicker ist als die Pelle eines Frankfurter Würstchens. Bei vielen Menschen ist sie allerdings angegriffen und nicht mehr ganz dicht: Das »Leaky Gut Syndrome«, der durchlöcherte Darm, ist schon ein weitverbreitetes Krankheitsbild – mit gefährlichen Folgen: Denn durch den durchlöcherten Schutzwall können Krankheitserreger, Allergene oder auch psychoaktive Substanzen leichter in den Körper und schließlich ins Gehirn eindringen (siehe Kapitel 2).

Der Darm ist bedroht. Der Darm wird zum Krankheitsherd – und auch zum Ausgangspunkt psychischer Störungen. Forscher haben den Ernst der Lage erkannt – und kümmern sich verstärkt um die gefährdete Region. »Der Bauch mit seinem ausgeklügelten Verdauungssystem, seinem unappetitlichen Inhalt und den eher peinlichen Bekundungen seiner Existenz ist in ungeahnter Form in das Interesse der Forschung gerückt«, schrieb das Magazin *Geo* in einer Titelgeschichte über den Bauch.

Eines der letzten Tabus fällt. Der neuseeländische Forscher und Mikrobiologe Gerald W. Tannock sieht schon eine »Renaissance« des Darms und der »Forschung über die Mikroflora des Verdauungstrakts«.

Und Michael Gershon gilt als Pionier auf diesem Gebiet, als Begründer einer ganz neuen Forschungsrichtung: der Neurogastroenterologie.
Das Fach macht schnell Karriere. Neben einer eigenen Fachzeitschrift *(Neurogastroenterology and Motility)* gibt es eine europäische Internet-Heimat (www.neurogastro.org) und Fachgesellschaften in Italien, Frankreich, Spanien, Belgien, den skandinavischen Ländern. In Deutschland gibt es einen Arbeitskreis Neurogastroenterologie und Motilität, eine nationale Homepage (www.neurogastro.de) und Kongresse für die wachsende Zahl der Darmhirnforscher.
Damals in Cincinnati sah es zunächst noch nicht nach dem großen Durchbruch aus, jedenfalls fühlte sich Gershon nicht danach.

»Endlich war das Taxi bei meinem Hotel angelangt.
Leider war mein Zimmer noch nicht fertig, und das würde noch mindestens vier Stunden dauern. Jetzt bemerkte ich wieder einmal, welche Wirkung das Gehirn im Kopf auf das zweite Gehirn ausüben kann.
Ich hatte Sodbrennen, mein Magen reagierte, und mein Darm zog sich zusammen.
Wie ich in das Tagungszentrum kam, weiß ich nicht mehr. Wenn ich mir heute das Ereignis ins Gedächtnis rufe, fallen mir nur der Tagungsraum, die Atmosphäre wie vor einem Gladiatorenspiel und mein trockener Mund ein. Es ist, als hätte das Ganze eigentlich keinen Anfang, als wäre es mitten in Cincinnati aus einer himmlischen Leere heraus erschaffen worden.
Wieder spürte ich die Botschaften vom oberen und unteren Ende meines Gedärms. Ich war vielleicht bereit, alles für das zweite Gehirn zu geben, aber mein eigenes enterales Nerven-

system gab durchaus nicht alles für mich. Stattdessen schien es mir so übel mitzuspielen, wie es nur konnte.«

Der Darm ist erstaunlich autonom: Er tauscht zwar mit dem Kopfhirn Informationen aus, doch hat das große Gehirn nicht viel zu melden. Der Darm arbeitet weitgehend eigenständig, ohne dass er der Kommandos aus dem Kopf bedürfte. Das ist auch sinnvoll so: »Wir können nicht alles im Gehirn verstauen«, sagt der Physiologe Michael Schemann, Professor an der Technischen Universität München. »Durch die nötigen Leitungen nach unten hätten wir einen riesigen Hals.«
Erste Hinweise auf die Autonomie des Darmes fand der deutsche Nervenarzt Leopold Auerbach Mitte des 19. Jahrhunderts, als er ein Stückchen Gedärm zerlegte und unter einem einfachen Mikroskop etwas sah, das ihn überraschte: ein Netzwerk von Nervenzellen und -strängen, zwischen zwei Muskellagen versteckt.
Dass dies alles selbsttätig funktionieren kann, entdeckten die britischen Forscher William Bayliss und Ernest Starling. Sie hatten in ihrem Labor einen Hund betäubt und dessen Gedärm ans Tageslicht geholt. Auf Druck reagierte das Verdauungsorgan mit rhythmischen, wellenartigen Muskelbewegungen. Der Darm »dachte«, dass der Nahrungsbrei unterwegs sei und weitergeschoben werden müsste. Sogar als sie alle Nervenverbindungen zum Gehirn kappten, reagierten die Eingeweide auf Druck mit An- und Entspannung.
Wissenschaftler fanden zu ihrer großen Überraschung heraus, dass 90 Prozent der Informationen von unten nach oben transportiert werden. »Little Brain« speist »Big Brain« mit Neuigkeiten – die meisten Nachrichten werden von unten nach oben weitererzählt, »weil sie wichtiger sind als die von oben nach unten«, sagt Darmhirn-Pionier Gershon.

Die Botschaften des Bauches sind dauernd präsent, wir nehmen sie nur nicht wahr: Wenn wir alle Aktivitäten mitbekämen, würden wir verrückt werden. Wir könnten uns beim Essen nicht unterhalten, die Verdauung würde uns stundenlang in Anspruch nehmen.

Der Darm führt nicht nur ein Eigenleben, er herrscht sogar über andere Sphären: Er gibt den Nachbarorganen Anweisungen, koordiniert die Infektabwehr und die Muskelbewegung, er muss schnell arbeiten und gespeichertes Wissen abrufen. Und er ist in der Lage, Zustände zu registrieren, zu analysieren und darauf zu reagieren.

Das autonome Darmleben wird allerdings von außen bedroht. Denn im Nahrungsangebot finden sich mehr und mehr artfremde Zusätze, die von Kopfhirnen ersonnen wurden, von Lebensmitteltechnologen, Chemikern, Ingenieuren. Und diese neuen Cocktails werden zu einer Gefahr für das Milieu dort unten.

Es ist ein Prozess von menschheitsgeschichtlicher Bedeutung. Denn das, worauf sich der Darm seit Jahrtausenden vorbereitet hat, rutscht immer seltener durch die Kanäle. Es kommen neue Stoffe, neue Mixturen.

Denn die Veränderungen im Nahrungsangebot wie Tütensuppen, 5-Minuten-Terrinen, Gummibärchen, Kartoffelchips, Coca-Cola haben dramatische Folgen für den Inhalt des Darms – und den dortigen Mikrokosmos aus Bakterien und Botenstoffen, die über das Befinden des zweiten Gehirns entscheiden. Und es ist ein großer Unterschied, ob Kokosnüsse, Auberginen, Ananas, Äpfel dort durchgeschleust werden – oder aber Fruchtzwerge, Fanta, Pfanni-Püree, Mars-Riegel. Je weiter aber die Industrialisierung der Nahrung weltweit fortschreitet, desto mehr schwindet die Chance, noch Erkenntnisse über den Natur-Darm zu gewinnen.

Forscher sind deshalb alarmiert: »Auf lange Zeit werden wir

nicht mehr die Gelegenheit haben, zu erfahren, wie die menschliche Darmflora eigentlich einmal ausgesehen hat«, sagt der schwedische Medizinprofessor Stig Bengmark. »Es ist höchste Zeit, ein großes Team von Mikrobiologen damit zu beauftragen, die menschliche Darmflora in verschiedenen Regionen auf der Welt zu untersuchen. Das muss getan werden, bevor all die modernen Industrielebensmittel, Fertiggerichte, Getränkedosen, und vor allem bakterienhaltigen Joghurts, die sogenannten Probiotika, alle menschlichen Gemeinschaften auf der Erde erreicht haben.«

Die moderne Industrienahrung unterscheidet sich gravierend von traditioneller Nahrung. Bei der Herstellung traditioneller Nahrung von Müttern, Vätern, Köchinnen und Köchen geht es in erster Linie darum, dass sie schmeckt und bekömmlich ist. In manchen Weltgegenden wie etwa China kommt noch ein umfangreiches überliefertes Wissen über die gesundheitlichen Vorzüge der Nahrungsmittel und Zubereitungsformen hinzu.

Bei der industriell hergestellten Nahrung kommt es in erster Linie darauf an, dass die Produkte lange halten. Für die Verlängerung des sogenannten »Shelf Life« im Supermarkt (zu Deutsch etwa: die Lebensdauer im Regal) werden von den Food-Fabriken für die Nahrung bestimmte Zutaten und Zubereitungsweisen gewählt, die gravierende Auswirkungen auf die Bakterienfamilien im Darm und ihre Aktivitäten haben.

Lange haltbar sind beispielsweise Zucker und Mehl – doch sie erhöhen offenbar die Gefahren für den Darm: Nach einer italienischen Untersuchung mit 3336 Krebspatienten und 3526 Gesunden stieg bei jenen, die besonders viele Weißmehlprodukte wie Pasta, Pizza, Brot und Reis gegessen hatten, das Risiko für Enddarmkrebs um 30 Prozent, Magen- und Dickdarmkrebs um 50 Prozent, Schilddrüsenkrebs gar um 100 Prozent.

Auch die zahlreichen Zusatzstoffe, die zur Verlängerung des

Regallebens der Produkte eingesetzt werden, können das Darmmilieu beeinflussen.

Am Darm kommt kein Zusatzstoff vorbei.

Es sind zahlreiche Chemikalien mit komplizierten Namen: Zu den darmschädlichen Stoffen zählen unter anderem Sorbitanmonolaurat (E 493) und Sorbitanmonooleat (E 494). Nach dem Bericht der EU-Kommission über die Aufnahme von Zusatzstoffen (siehe Kapitel 5) wird die akzeptable tägliche Dosis bei Kindern um mehr als das Sechsfache überschritten.

Doch auch bei zahlreichen anderen Zusatzstoffen gibt es Hinweise auf Schäden im Verdauungstrakt: Emulgatoren wie E 470 oder E 476 können den Darm durchlässig werden lassen. Süßungsmittel wie E 421 (Mannit), E 966 (Lactit) und E 953 (Isomalt) können zu Durchfällen und Blähungen führen. Guarkernmehl (E 412) fördert die Aufnahme größerer Partikel durch die Darmwand. Die als Emulgatoren, Stabilisatoren oder Verdickungsmittel verwendeten Stoffe E 466 bis E 469 (»Carboxymethylcellulosen«) können zu Durchfall und Bauchschmerzen führen. Carrageen, E 407, führte im Tierversuch zu Darmentzündungen und Geschwüren, verzögerte auch die Reaktion des Immunsystems.

Die wichtigsten Darmschädlinge aber sind vermutlich die Sulfite, von denen nach EU-Erkenntnissen viele Erwachsene mehr als das Doppelte und Kinder gar bis zum Zwölffachen der akzeptablen Dosis zu sich nehmen. Diese Chemikalien tragen die Zusatzstoffnummern E 220 bis 228. Sie sind für 61 Lebensmittelgruppen zugelassen, von Marmelade und Süßwaren bis zu Senf.

E 223, ein Stoff namens Natriumdisulfit, steckt etwa in 5-Minuten-Terrinen und im Kartoffelpüree von Pfanni und Maggi. Viele Trockenfrüchte von der Firma Seeberger etwa enthalten E 220 (Schwefeldioxid).

Diese Zusatzstoffe führen dazu, dass sich bestimmte aggressive Bakterien munter vermehren, die den Darm angreifen – und sogar bei Ölbohrfirmen gefürchtet sind, weil sie die Pipelines anfressen.

In Großbritannien haben, so ergaben Untersuchungen, bis zu 70 Prozent der Bevölkerung jene angriffslustigen Bakterien im Darm, aber nur 15 Prozent der schwarzen Landbevölkerung im südlichen Afrika. Die Folge ist, unter anderem, das »Leaky-Gut-Syndrome«, der durchlöcherte Darm. Wenn aber der Darm durchlöchert ist, können Krankheitserreger, Schadstoffe, Allergene ungehindert in den Körper dringen – und auch schädliche Opiate, die bei Autisten zu den charakteristischen Symptomen führen (siehe Kapitel 2). Selbst Hyperaktivität kann durch den löchrigen Darm befördert werden, weil die auslösenden Allergene sich leichter verbreiten können (siehe Kapitel 6).

Auch der Geschmacksverstärker Glutamat wirkt aufs Darmgeschehen ein. Denn der Neurotransmitter zählt zu den Stoffen, welche die Aktivitäten des »zweiten Gehirns« ermöglichen – und, in erhöhter Dosis, Schaden anrichten. In Versuchen reagierten Ratten sowohl durch Glutamat als auch durch den Süßstoff Aspartam mit Muskelkontraktionen in bestimmten Regionen des Verdauungstraktes. Glutamat ist bekanntlich ein erregender Botenstoff (siehe Kapitel 3), regt also auf noch nicht genau geklärte Weise die Verdauungstätigkeit an – und kann daher im Übermaß zu Durchfall, Magenkrämpfen, Reizdarmsyndrom, Blutungen, Übelkeit und Erbrechen führen.

Glutamat ist allerdings auch ein erregender Bote im Hypothalamus, in jener Vermittlungszentrale zwischen Kopf und Bauch, die Gefühle und Körperreaktionen koordiniert, die für den Ausstoß von Stresshormonen sorgt und für ganz unbewusste Reaktionen, die oft sehr lästig sind.

Wie bei Professor Gershon an jenem Tag, als er sein Publikum endgültig überzeugen wollte. Schon der Raum, in dem er auftreten sollte, kam ihm vor wie eine Kampfstätte, und sein Körper reagierte entsprechend.

»Vor den Stühlen befand sich ein großes hölzernes Podest mit einem Rednerpult und einem Klapptisch, über den ein Tuch gebreitet war. Hinter dem Tisch standen die Stühle für die Diskussionsteilnehmer. Die Kabel des Lautsprechersystems hingen von den Mikrophonen auf dem Rednerpult und dem Tisch wie die Fangarme eines unterernährten Tintenfisches. Es war ein ungemütlicher Raum, aber als immer mehr Stühle besetzt wurden, kam allmählich die summende Atmosphäre einer Arena auf.
Das Publikum erschien mir unweigerlich lebhaft.
Ich malte mir aus, wie alle auf diese Nacht der langen Messer warteten.
Mein Darm wand sich. Darin lag angesichts des Themas eine gewisse Ironie, aber meiner Moral tat die Einmischung meiner Verdauungsorgane alles andere als gut. Meine Handflächen waren feucht, und das Herz schlug mir bis zum Hals. Ich glaube, ich habe mich in meinem ganzen Leben noch nie so elend gefühlt.
Als ich anschließend die Diskussionsteilnehmer vorstellte, merkte ich, wie mein Darm sich beruhigte. Vielleicht war es ja doch möglich, diesen Tag zu überstehen.«

Offenbar weiß sein Darm, was der Professor vorhat.
»Die beiden Gehirne sind verbunden wie siamesische Zwillinge«, schrieb die *New York Times*. Und: »Wenn das eine verwirrt ist, wird es das andere auch.« Kopfhirn und Darmhirn stehen in ständigem Austausch, interessieren sich für die gleichen Sachverhalte, regen sich über die gleichen Ereignisse auf, freuen sich

auch gleichzeitig und leiden gemeinsam. So können äußere Umstände, Gefühlslagen, Erfahrungen die Darmtätigkeit beeinflussen.
Selbst in der Nacht reißt der Kontakt nicht ab: Der Darm träumt mit. Parallel zu den nächtlichen Gehirnwellen in 90-Minuten-Abständen, in denen das Auge schnelle Bewegungen vollführt (»Rapid-Eye-Movements«, REM), bewegt sich auch der Darm, in kurz aufwallenden, schnellen Muskelbewegungen. Dabei hätte er eigentlich mangels Nahrungszufuhr gar nichts zu tun.
Wenn er allerdings noch eine Nachtschicht fährt, weil sein Besitzer spät noch schlecht gegessen hat, dann hat auch der Geist darunter zu leiden: wer ihn so traktiert oder sonst unter Darmproblemen leidet, neigt erwiesenermaßen zu Alpträumen.
Wenn dort unten Unordnung herrscht, leidet oben auch der Geist, und wenn mit den grauen Zellen im Kopf etwas nicht stimmt, dann nimmt das auch den Bruder im Bauch mit. Ist das Hirn droben geschädigt, zeigen sich merkwürdigerweise auch Schäden im Darm.
Bei Alzheimer- und Parkinson-Patienten, bei denen bekanntlich wesentliche Gehirnfunktionen gestört sind, fanden sich die gleichen Typen von Gewebeschäden im Bauch, jene Plaques und Neurofibrillen, die sich im geschädigten Gehirn zeigen. Manche Mediziner hoffen schon auf eine Frühdiagnose von Demenz – durch Darmbeschau.
Auch bei BSE, dem Rinderwahn, ist der Darm extrem befallen.
Bei Autismus ist der Darm ebenfalls betroffen: Viele Patienten leiden an chronischer Verstopfung, an Entzündungen oder auffälligen Zellveränderungen in der Darmschleimhaut.
Auch bei hyperaktiven Kindern zeigten sich oft Entzündungen im Darm oder erhöhtes Wachstum von Lymphgewebe, was auf eine allergische Reaktion hindeutet.
Umgekehrt schlagen Probleme im Verdauungstrakt auch aufs

Gemüt: 40 Prozent der Reizdarmpatienten leiden an Angsterkrankungen und Depressionen, manche gar an Panikstörungen. Mit Morbus Crohn, einer chronischen Darmentzündung, gehen ebenfalls oft seelische Probleme einher – und eine Psychotherapie bessert oft auch das Brennen im Bauch.

Psychopharmaka wirken häufig auch auf den Darm. Das in Amerika verbreitete Antidepressivum Prozac etwa führt bei einem Viertel der Patienten zu Übelkeit, Durchfall oder Verstopfung.

Auch Drogen wie Heroin oder Morphium docken an die Opiatrezeptoren des Verdauungstrakts an – und verursachen ebenfalls Verstopfung.

Ein Migränemittel beruhigt auch überaktive Eingeweide, Betäubungsmittel können Entzündungen im Darmtrakt in Schach halten. Das erste Medikament gegen die Volkskrankheit Reizdarm ist eigentlich eine Psychodroge, wurde ursprünglich als Medikament gegen Angst entwickelt.

Wenn die Anspannung nachlässt, beruhigt sich auch der Bauch.
Als Michael Gershon an jenem Tag in Cincinnati seinen Vortrag begann, war er zunächst aufgrund des seltsamen Verhaltens seines langjährigen Gegners Marcello Costa aus Australien noch ein bisschen irritiert. Doch gerade er war derjenige, der schließlich am meisten zu Gershons schlussendlich positivem Bauchgefühl beitrug.

> »*Marcello hustete. Er saß auf dem Podium und beobachtete mich von hinten, so dass ich ihn im Blick hatte, während ich mein Dia vorlas. Er grinste. Ich konnte es kaum glauben: Worüber lächelte er? Irgendetwas lag in der Luft, und als er mir auch noch eindeutig zuzwinkerte, wäre ich fast wieder in Panik geraten.*
> *Ich blickte zu ihm hinüber und sah, dass er jetzt über das ganze*

Gesicht grinste. Daran gab es keinen Zweifel. Uns stand eine Überraschung bevor, und ich war sicher, dass es keine angenehme sein würde.
Nachdem Marcello mir gedankt hatte, begann er seinen Vortrag auf eine Weise, die ich nie vergessen werde.
Als Erstes erinnerte er das Publikum an unsere Meinungsverschiedenheiten. ›Die ganzen Jahre über‹, sagte er, ›haben wir gedacht, Michael habe unrecht, und Serotonin sei in Wirklichkeit kein Neurotransmitter. Heute möchte ich Ihnen sagen: Er hatte schon immer recht, und ich werde Ihnen den endgültigen Beweis dafür liefern.‹
Ich hatte mit einem offenen Streit gerechnet, und jetzt erlebte ich einen Gang nach Canossa. T. S. Eliot hat einmal gesagt, die Welt werde ›nicht mit einem Knall enden, sondern mit Winseln‹, und so war es auch hier. Marcello gab bereitwilligst nach! Ganz offen und ehrlich streckte er in aller Öffentlichkeit die Waffen. Ich glaube, es gibt nicht viele Menschen, deren Verhalten so viel Würde offenbart. Mir fiel wieder ein, wie ich hinter mir sein Glucksen gehört hatte, und jetzt verstand ich, was es wirklich bedeutete. Es war nicht das Lachen eines bösen Geistes, sondern die Belustigung eines Freundes, der mir eine freudige Überraschung bereiten wollte. Es war ein angenehmes Gefühl, aber gleichzeitig schämte ich mich auch ein wenig, weil ich zuvor so verärgert gewesen war.
Als ich das Podium verließ, spürte ich den starken Drang, einen vermeintlich schweren Alkoholmangel in meinem Blut zu beseitigen.«

Er vertagte das Bedürfnis allerdings auf den Abend in der Hotelbar. Der Drink am Abend gehört für Gershon zu seinen ganz persönlichen Darmpflegemaßnahmen. Denn er achtet verständlicherweise sehr auf das Wohlbefinden seines zweiten Gehirns,

lebt daher auch relativ unamerikanisch. Zum Frühstück isst er eine Banane, nimmt einen Cappuccino aus der eigens angeschafften italienischen Maschine. Eher karg ist dann sein Mittagsmahl, ein Apfel, ein Glas Tomatensaft, Hüttenkäse mit Rosinen. Abends isst er dann auch mal ein Steak – und trinkt Wein, einen »sehr guten Wein«, sagt er, und lacht: Darüber gebe er sogar Kurse für die Studenten. »Wein in Maßen ist gut für den Darm. Er entspannt, und der Darm arbeitet dann besser.«
Wer sein zweites Gehirn umsorgt und gut behandelt, wird auch im ersten Gehirn die Folgen spüren.

Was aber ist es, was klug und glücklich macht?
Manche denken an Pillen und Pülverchen, die dem Hirnabbau entgegenwirken. Andere konstruieren schon Ersatzteile: Computerchips fürs Hirn.
Dabei ist es eigentlich ganz einfach: Das Gehirn selbst weiß am besten, was es braucht. Man muss nur seine Signale beachten.

10. HÖRT DIE SIGNALE

DIE GOURMET-DIÄT:
WAS KLUG UND GLÜCKLICH MACHT

Willenlos in Arabien: So viele Leckereien!/Künstliche
Intelligenz – oder doch lieber echte?/Der Chip im Hirn bleibt
taub im Konzert der Botenstoffe/Vitamine, Zink und Ginkgo:
Hilft es dem Hirn?/Das lange Garen des Bratens und das
Glück, das aus der Suppe kommt/Auf der Suche nach dem
guten Geschmack/Und: Vergesst den Wein nicht!

Sie kommt aus Arabien. Sie hat dort viele Diener, sie lebt fast
wie im Märchen aus Tausendundeiner Nacht, in Prunk und
Reichtum. Und dennoch fühlt sie sich manchmal eher wie ein
Sklave, als ob sie fremdgesteuert sei, als ob irgendjemand die
Fäden zöge, und sie folge einfach, ohne eigenen Willen.
Gabriele Saifi ist hellblond, sie stammt aus Bremen und lebt in
Jordanien, ist dort mit einem reichen Bauunternehmer verheiratet. Sie trägt eine sportliche Jacke, eine Hose. Eine muntere,
heitere Hanseatin, souverän und durch nichts zu erschüttern.
Nur beim Essen, da verliert sie die Kontrolle.

*»Im letzten Monat hatte ich 300 Leute zu beköstigen.
Wenn man bei uns einlädt, isst man nicht nur hier ein Stückchen, da ein Stückchen. Was die Araber können, ist essen und
kochen. Natürlich viel Hammelfleisch. Kartoffeln. Reis. Alles
mögliche. Und Süßes. Mmh, die arabischen Süßigkeiten! Getrocknete Datteln, die werden mit Schokolade überzogen und*

mit Mandeln gefüllt. Herrlich. Und erst die Schokolade. Für Schokolade könnte ich jemanden umbringen.
Ich habe auch ein Problem, das heißt Coca-Cola. Da muss was drin sein, das abhängig macht. Mindestens sechs Dosen am Tag habe ich getrunken. Dann hab ich das einen Monat nicht angerührt.
Dann habe ich wieder angefangen. Zuerst nur einen Schluck. Dann ging es wieder los. Das ist schlimm, wie eine richtige Sucht.«

Bei Siegfried Flemm sind es eher die Spaghetti.

»Manchmal auch noch spät in der Nacht. Spaghetti, immer gleich eine 500-Gramm-Packung, und ein schönes Glas Bordeaux dazu. Dann bin ich glücklich. Ich wühle gern in Spaghetti.«

Er ist aus Hamburg angereist, ein pensionierter Schauspieler, der Engagements an vielen Theatern hatte, in Düsseldorf, Stuttgart, Hannover. Er hatte auch Rollen in Filmen, einmal in einem Tatort, »Der Tote im Fleet«, da habe er, sagt er stolz lächelnd, »die Titelrolle gespielt«.
Als Künstler trägt er natürlich Schwarz. Eine schwarze Hose, ein schwarzes Hemd, das sich in der Körpermitte zu einer stattlichen Wölbung formt. Auf 137 Kilo hat er es mittlerweile gebracht.
Er isst »leidenschaftlich gern«, zu leidenschaftlich.
Es ist eigentlich schön, wenn die Leute gern essen und mit Leidenschaft. Nur: Wenn es dann Leiden schafft, weil sie sich fremdbestimmt fühlen, ist das nicht gut und auch für sie selbst nicht befriedigend.
Manche Hirnforscher meinen ja, der Mensch hätte ohnehin kei-

nen freien Willen, da er nur das Produkt der chemischen Vorgänge im Gehirn sei; dass er mithin auch gar nicht verantwortlich zu machen sei für seine Taten. Nicht einmal Mörder seien eigentlich zur Rechenschaft zu ziehen: »Einem Mörder eine individuelle Schuld zuzuschreiben«, behauptet der Bremer Neurobiologe Gerhard Roth, »ist völlig absurd.«

Das ist natürlich Unsinn. Denn auch wenn die Hirnchemie eine wichtige Rolle spielt, hat der Mensch Möglichkeiten, die Vorgänge zu beeinflussen, und ist verantwortlich für das, was er tut oder sagt, ob als Mörder oder Professor. Es sind ja nicht die Hirnchemikalien, die handeln. Der Mensch handelt auf der Grundlage jener chemischen Umstände in seinem Kopf – und seinem Bauch.

Nun ist es für Philosophen und Geisteswissenschaftler nichts Neues, dass der freie Wille nur eingeschränkt existiert: Es gibt kein voraussetzungsloses Handeln. Jeder Mensch ist eingebunden in ein Ensemble von Umständen, die seine Aktionen beeinflussen, aber eben nicht determinieren. Und zu diesen Einflussfaktoren – Geschichte, Gene, Gesellschaft – gesellen sich nun auch noch die neuentdeckten Chemikalien im Gehirn, die Hormone, Botenstoffe, Neurotransmitter, die sozusagen die materielle Basis für die Gefühle, den Intellekt, die Handlungen sind.

Tatsächlich können diese Chemikalien erheblichen Einfluss ausüben. In vielen Lebensbereichen. Sie können zum Beispiel die Nahrungsaufnahme, das Essverhalten so manipulieren, dass sich die Menschen regelrecht fremdbestimmt fühlen. Sie empfinden einen Zwang, gegen den sie machtlos sind.

Andererseits kann der Mensch durch Einsicht und Verhaltensänderung die Zusammensetzung dieser Chemikalien im Körper ändern. So hat die Hirn- und Hormonforschung höchst Interessantes über die manipulativen Möglichkeiten der Nahrungsbestandteile zutage gefördert: So können Ingredienzien wie Zucker oder der Geschmacksverstärker Glutamat tatsächlich das Konzert der Botenstoffe so nachhaltig stören, dass gleichsam ein Zwang zum Essen auftritt, den die Menschen wie eine Sucht empfinden. Die verschiedenen Fette können die Gefühlslage beeinflussen und auch die Intelligenz. Farbstoffe können zu Verhaltensauffälligkeiten führen.

Doch der Mensch hat Möglichkeiten, die Hirnchemie zu beeinflussen. Und er möchte sein Leben im Griff haben, gerade in einem so elementaren Lebensbereich wie dem Essen, das ja weitreichende Bedeutung hat, gerade fürs Gehirn, fürs Wohlbefinden, für Stimmung und Psyche.

Deshalb kommen Menschen wie Gabriele Saifi und Siegfried Flemm in die Buchinger Klinik in Überlingen am Bodensee.

In der Klinik lernen sie, auf ihre Gefühle zu achten, auf die Bauchgefühle, ganz wörtlich verstanden. Sie lernen, auf die natürlichen Signale ihres Körpers zu achten. In der Buchinger-Klinik in Überlingen lernen die Leute das Essen.

Die Klinik sieht eigentlich eher aus wie ein feines Hotel, am Hang hoch über dem Bodensee, mit einem eigenen Park mit alten Bäumen, vielen Blumen und einem traumhaften Blick über den See.

Die Klinik am Bodensee ist vor allem bei Prominenten sehr beliebt.

Der Schriftsteller Max Frisch war hier, Schauspieler und TV-Stars wie Fritz Wepper, Max Schautzer und auch Marie-Luise Marjan, die Mutter Beimer aus der Lindenstraße. In die Filiale im spanischen Marbella kommen internationale Promis wie Bianca Jagger oder der Schriftsteller Mario Vargas Llosa. Und viele Araber, auch aus dem saudischen Königshaus.

Es ist seltsam, wenn die Menschen in eine Klinik müssen, um das Essen zu lernen.

»Viele Leute essen, ohne nachzudenken, ohne auf ihren Körper zu hören. Sie kennen die Signale ihres Körpers nicht mehr«, sagt Frau Dr. Françoise Wilhelmi de Toledo, eine gebürtige Genferin. Sie ist gertenschlank, hat dunkle Haare, trägt goldenen Ohrschmuck, eine Kostümjacke, eine elegante Hose und ein schlichtes weißes T-Shirt. Sie ist Ernährungsmedizinerin und Leiterin in der Forschungsabteilung der Klinik und will die Menschen dazu bringen, dass sie ihren Gefühlen wieder trauen.
Eigentlich regelt das Gehirn die Nahrungsaufnahme. Das Gehirn weiß, was es selbst zum Leben braucht, und was der ganze Körper haben muss. Das Gehirn wird vom Darmhirn über Bestände und Bedürfnisse informiert, und es weiß daher, was an Nährstoffen fehlt. Im Kopf, im sogenannten limbischen System, sitzen die Kontrolleure, die darauf achten, dass der Mensch das Richtige isst, dass er seinen Bedarf an Nährstoffen deckt, dass er auf das Appetit bekommt, was fehlt: Äpfel oder Ananas, Sushi oder Sauerbraten. Im Gehirn ist gespeichert, welcher Geschmack für welche Nährstoffe steht – und das limbische System sorgt durch die Steuerung des Appetits dafür, dass das Fehlende verzehrt wird. Und dass es auch nicht zu viel ist.
All dies läuft zunächst vollkommen unbewusst ab.
Doch im Gehirn wird auch eine Verbindung zwischen den unbewussten Körperprozessen und dem Bewusstsein geschaffen. Denn irgendwann ist eine Willensentscheidung gefragt, weil der Mensch ja willentlich zum Einkaufen gehen oder im Restaurant die Speisekarte lesen muss. Oder auch aufhören muss zu essen.
Die moderne Industriekost aber kann diese Mechanismen stören. Vielleicht macht, wie Frau Saifi vermutet, das moderne Junkfood wirklich süchtig: Zumindest manche Wissenschaftler glauben, dass durch bestimmte Bestandteile in süßer und fettiger Industrienahrung manche Areale im Gehirn ähnlich beein-

flusst werden wie durch Drogen, und daher »Fastfood das Gehirn verändert wie Tabak oder Heroin«, wie das Magazin *New Scientist* schrieb. Und Forscher der Universität Bordeaux konnten ja tatsächlich zeigen, dass Zucker und Süßstoffe im Gehirn ähnlich wirken wie Kokain (siehe Kapitel 5).

Sicher ist, dass industrielle Zusätze die natürlichen Gehirnmechanismen durcheinanderbringen, weil sie, wie der Geschmacksverstärker Glutamat, direkt in die zuständigen Gehirnareale eingreifen – und dazu führen, dass die Menschen mehr essen, als sie eigentlich benötigen (siehe Kapitel 3). Und dazu womöglich das Falsche. Denn durch Glutamat wie durch industrielle Aromazusätze wird der Geschmack verfälscht, also das wichtigste Informationsmedium fürs Gehirn, das über die Beschaffenheit der Nahrung Auskunft gibt (siehe dazu: Hans-Ulrich Grimm: *Die Suppe lügt*). Es wird also am Bedarf vorbeigegessen – und es herrscht mithin Mangel an Nährstoffen, ein Mangel, der auf Dauer auch dem Hirn selbst schadet.

Die zeitgenössische Zivilisationskost kann damit sogar, auf lange Sicht, dazu führen, dass das Gehirn komplett aussetzt, aus Mangel an lebenswichtigen Nährstoffen – oder auch aufgrund eines Zuviels an Schadstoffen (siehe Kapitel 7). Denn Krankheiten wie Alzheimer und Parkinson entstehen ja auch, weil Hirnzellen zerstört werden, und zwar unter anderem durch eine Überdosis an hirnschädlichen Zusätzen wie Glutamat oder durch Schadstoffe wie Gifte oder Schwermetalle, die wiederum durch Zusatzstoffe im Essen – wie etwa die beinahe allgegenwärtige Zitronensäure – leichter ins Hirn transportiert werden.

Wichtig wäre also, Körper und Geist vor solchen Schadstoffen zu bewahren und mit den lebensnotwendigen Nährstoffen zu versorgen, die geeignet sind, solchen Schäden vorzubeugen und

zunächst diese elementaren Hirnfunktionen wieder wirksam werden zu lassen, welche die Nahrungsaufnahme steuern.
Wichtig wären also einfache, sozusagen artgerechte Nahrungsmittel, die das menschliche Gehirn nicht aus dem Konzept bringen. Ohne Hightech-Rezepturen und Chemiearsenale, Schadstoffe und Zusatzstoffe. Denn erst seit der menschliche Geist die Produktion der Nahrungsmittel durch industrielle Methoden perfektioniert hat, werden Lebensmittel zum Risiko für den Geist selbst, könnten gar dazu führen, dass sich die Evolution des Gehirns wieder umkehrt, wie Forscher befürchten (siehe Kapitel 1).
Doch der globale Trend geht nicht zur einfachen naturnahen Kost. Noch ist der Ingenieursverstand rege genug, um weitere technische Maßnahmen auszuhecken, mit denen die drohenden Ausfälle behoben werden können. Der Trend geht eher weiter zu Hightech: zu kunstvoll konstruierten Pillen, die die Geistesleistung steigern sollen. Zu Zusätzen für Industrielebensmittel, die den Mangel beheben und das Gehirn vor Schäden bewahren sollen. Oder sogar zu Innovationen, welche die Natur gleich ganz umgehen, etwa neuartige Computerchips, die direkt in den menschlichen Kopf eingepflanzt werden. Die sogenannten »Neuroprothesen« sollen die abgestorbenen Hirnzellen ersetzen und Ausfälle durch Krankheiten wie Alzheimer oder Parkinson ausgleichen.
Kühne Visionäre künden gar schon von intelligenten Maschinen, die es mit dem menschlichen Geist aufnehmen können – und in die der gesamte Gehirninhalt gewissermaßen überspielt werden kann, sollte dem Menschenhirn der Totalausfall durch Tod drohen. Neurotechniker denken aber ans ewige Leben. Wie der amerikanische Techno-Avantgardist Ray Kurzweil, Inhaber einer Firma für Computersysteme in Boston. »Das ehrgeizige, aber letztlich machbare Szenario wird darin bestehen, das Ge-

hirn einer Person zu scannen«, meint Kurzweil. Es könnte »dann einschließlich seines Gedächtnisinhalts in einem neuronalen Computer mit ausreichender Kapazität nachgebildet werden«. Den ersten Download des Gehirninhalts hat er auf 2019 terminiert.

Im alten Europa, wo die Gelehrten seit mehr als 2000 Jahren über die Geheimnisse des Geistes nachdenken, herrscht da eher Skepsis.

»Wir dürfen keine falschen Hoffnungen wecken«, sagt der Frankfurter Hirnforscher Wolf Singer. Er lächelt über die »meist kurzlebigen Propagandaprognosen« von Lobbyisten wie Kurzweil, die häufig nur geschäftlichen Interessen dienten, und mahnt zur Mäßigung: Denn in der Neurowissenschaft sei »alles sehr, sehr viel komplizierter, als wir uns das vor 20 Jahren gedacht haben«.

Die Roboterwesen sind immer noch sehr schlichte Gemüter, die schon Schwierigkeiten mit der Haltung haben: Die Kunstfigur Johnnie etwa vom Lehrstuhl für angewandte Mechanik der Technischen Universität München, ringe »stets von neuem um ihr Gleichgewicht«, notierte die *Frankfurter Rundschau*.

Nicht einmal als Putzhilfen taugen die Maschinenwesen, wie sich bei der ersten Weltmeisterschaft für Putzroboter im Jahr 2002 im schweizerischen Lausanne zeigte. Hector, der motorisierte Putzteufel vom Institut für Technische Informatik der Universität Lübeck, schaffte es immerhin bis ins Halbfinale, wo er allerdings an der »Roboterfalle« scheiterte, wie ein Reporter vom *Spiegel* berichtete: dem Baby der Familie, simuliert von einer Puppe im mintgrünen Strampler. Hector hatte offenbar was an seinen Augen, den Infrarotsensoren, schleuderte das Baby »schnurstracks unters Sofa« und verpasste so den Einzug ins Finale.

Selbst Fußball spielen, eine nicht sehr geistreiche Leibesübung, übersteigt das Niveau der Kunstwesen, notierte ein Robo-Reporter von der *Frankfurter Allgemeinen Zeitung* nach einem Fußballturnier in Paderborn: »Eine typische Spielszene sieht so aus: Nach dem Anpfiff stehen alle erst einmal eine Weile herum. Dann fährt einer los, sichtet den Ball, schießt mehr oder weniger Richtung Tor, verliert den Ball aus den Augen, schaut sich in Ruhe das Tor an, rempelt gegen einen Mitspieler und bleibt schließlich vor einem Pfosten stehen, während die ›Trainer‹ sich die Haare raufen. ›Nun schieß doch!‹ – Rufe bleiben ungehört.«

Typische Trainer-Entschuldigungen für Fehlleistungen: »Der Ball glänzt heute viel mehr als gestern.« Oder: »Das war kein Foul, er hat nur den Torwart für den Ball gehalten.«

Auch bei der Weltmeisterschaft 2009 im österreichischen Graz standen die putzigen Robo-Kickerchen, groß wie Schachfiguren, auf dem Open-Air-Brett im Park zumeist cool tänzelnd auf dem Feld herum und hielten ergebnislos Ausschau nach dem Ball. Das hinderte Robo-Fans aber nicht an der kühnen Prognose: »2050 werden Roboter Fußball-Weltmeister.«

Nun ja. Dafür müssten sie nicht nur an der Motorik arbeiten. Auch am Tempo. Und auch am Gefühl fürs Spiel.

Denn: Menschenähnliches Handeln wird den Metallic-Subjekten schwerfallen, solange sie in ihren Einschätzungen nicht sicherer werden.

Das setzt allerdings Gefühle voraus, denn die sind, wie die Hirnforscher seit Antonio R. Damasio wissen (siehe Kapitel 8), die Grundlage allen vernünftigen Handelns.

Das haben auch die Roboterbastler bereits gemerkt und damit begonnen, Gefühle in die Maschinen einzubauen. Ein Super-Robo namens Kismet 2 hat schon 32 Motoren im Kopf, um Mimik und Gefühlsregungen zu erzeugen.

Der Kanadier David McGoran hat gar einen »Heart Robot«

gebaut, einen »Roboter mit Herz«, puppengroß, mit einem putzigen Aliengesicht. Auf der linken Brust ein roter Fleck – das »Herz«, das unterschiedlich pulsiert, je nachdem, wie die Menschen auf das Roboterchen zugehen.

Fragt sich nur, ob das schon Gefühle sind. Und ob Konstrukteur McGoran die richtige Vorstellung von Emotionen hat, wenn er die Menschen als »Gefühlsmaschinen« bezeichnet, nach deren Vorbild er seinen künstlichen Kumpel gestaltet.

Die Gefühle allerdings entstehen nicht im Kopf und auch nicht im Herzen, sondern im Bauch. Dort wird das »Glückshormon« Serotonin produziert (siehe Kapitel 9), Grundstoff für viele Botenstoffe der Befindlichkeit.

Neuro-Chips aber bleiben »taub gegenüber der vielfältigen Hirnchemie«, wie *Der Spiegel* schrieb: »Das Sammelsurium von Botenstoffen, Stresshormonen und beglückenden Stimulanzien, die zwischen den Hirnzellen zirkulieren, bedeutet ihnen gar nichts.«

Ein intelligenter Roboter müsste, um vernünftig denken zu können, Bauchgefühle entwickeln. Und wenn diese mit Substanzen wie Serotonin erzeugt werden, die wiederum aus Lebensmitteln gewonnen werden, dann müsste der Computer Bananen, Spaghetti und Schokolade essen. Er müsste ein Darmhirn haben, das diese Stoffe umwandelt und dabei Gefühle erzeugt, Urteile und Vernunft ermöglicht.

Ohne Essen kein Denken. Das Essen ist das, was die Philosophen ein »Apriori« des Denkens genannt haben, das, was Geistestätigkeit erst möglich macht.

Wer das Denken möglichst lange möglich machen und dem Gehirn die nötige Nahrung geben möchte, die es braucht, muss lernen, auf seine Signale zu hören.

Der Weg zum bewussten Essen führt in der Überlinger Klinik

übers Nichtessen. So wird die Nahrungsaufnahme erst einmal auf null gebracht und dann gewissermaßen wieder neu justiert.

Wer wie der Schauspieler Siegfried Flemm fasten muss, nimmt sein karges Mahl im Roten Salon ein. Im Roten Salon wirkt es fast ein bisschen plüschig, mit roten Polstersesseln, aber auch mit einer schicken Mineralwasserbar, vielen Pflanzen. Und riesigen Fenstern, die ein grandioses Panorama auf den See eröffnen, auf dem die weißen Schiffe fahren. An dieser Aussicht, scherzen die Ernährungsberaterinnen, müsse man sich sattsehen.

Die Aussicht aufs Tablett ist tatsächlich immer ernüchternd, sagt Flemm: »Zum Frühstück Tee, zum Mittagessen ein Süppchen. Nachmittags Honig mit nichts. Abends einen Saft.« Gemüsebrühe als Hauptnahrungsmittel: Trotz der mageren Ration wirkt Flemm heiter und entspannt.

Die Ernährungsmedizinerin Wilhelmi de Toledo erklärt diesen Effekt mit neuen Erkenntnissen der Hirnforschung, denen zufolge der Körper beim Fasten vermehrt das »Glückshormon« Serotonin aus seinen Depots ausschüttet: Durch die »harmonisierende Serotoninwirkung im Gehirn« und die Entlastung des »zweiten Gehirns« unten im Darm werde »den Gehirnzentren Frieden und Harmonie als Botschaft vermittelt«.

Das ist eher die sanfte Methode. Ungeduldige Hirnverbesserer halten mehr von chemischen Zusätzen, Pulver, Pillen. Die großen Konzerne, die Nahrungsmittel bauen, denken eher an »Functional Food« für Geist und Gemüt. Ein Snack-Riegel, der schlau machen soll, ist schon auf dem Markt, allerdings nur in Österreich: »IQ plus«. Die deutschen Behörden zweifeln noch an der Wirksamkeit.

Chemieriesen, aber auch Kindernahrungshersteller wie Milupa zielen auf jene hirnwichtigen Omega-3-Fettsäuren und bauen sie mit allerlei Kunstgriffen in neue Produkte ein. Gewonnen werden sie unter anderem aus Fischabfällen, aber auch biotechnologisch aus Mikroalgen.

Die Babynahrungsfirma Milupa hat für ein Intelligenz-Pulver die Fettsäuren der Muttermilch nachgebildet, mit Rohstoffen aus Hühnereiern. »LCP *Milupan*« heißt das Erzeugnis, es »fördert die geistige Entwicklung«, behauptet Milupa und verweist auf eine wissenschaftliche Untersuchung, die das bewiesen habe. Eine andere Studie, in der renommierten britischen Wissenschaftszeitschrift *The Lancet* veröffentlicht, fand allerdings »keine Anzeichen« für einen intelligenzfördernden Effekt.

Es sind ja auch so viele Nährstoffe, die der Geist braucht. Die amerikanische Autorin Jean Carper empfiehlt deshalb gleich einen ganzen Cocktail von Nahrungszusätzen (»Supplementen«), insgesamt 14 verschiedene Substanzen, mit 7000 Milligramm täglich: Folsäure, Thiamin, Niacin, Selen, Thioctsäure, Coenzym Q10, Vitamin B_6, dazu ab dem mittleren Alter Ginkgo, Phosphatidylserin (PS), Cholin und natürlich Fischöl.

Ob es den Betroffenen nützt, ist eher fraglich. Es gibt zwar Studien, welche die Nützlichkeit einzelner »Supplemente« beweisen. Doch der ganze Cocktail ist auf seine langfristige Wirksamkeit und auf Nebenwirkungen nicht untersucht worden. Zudem wirken die Vitamine, Enzyme und Fettpillen verständlicherweise vornehmlich dann, wenn zuvor ein Mangel herrschte. Das räumt auch Propagandistin Carper ein.

Dass so ein IQ-Mittel nicht zwingend zu geistigen Hochleistungen führt, ergaben zahlreiche wissenschaftliche Untersuchungen, so etwa eine Studie, die im *Journal of the American Medical Association* veröffentlicht wurde. Der untersuchte Extrakt aus der japanischen Wunderpflanze Ginkgo brachte bei den untersuchten 230 Testpersonen jenseits des 60. Lebensjahrs intelligenzmäßig rein gar nichts. Und auch die Fischölkapseln helfen dem Geist nicht unbedingt auf die Sprünge, das ergab eine Studie aus den Niederlanden an älteren Testpersonen.

Pillen und Pülverchen können sogar schaden: Sie können nicht nur das Leben verkürzen, wie Wissenschaftler für mehrere Vitamine nachgewiesen haben. Sie können auch schon vor dem Ableben das Dasein beeinträchtigen.

Eine Überdosis könne etwa bei Vitamin A und D zu einer »Vergiftung« führen und »die neurochemischen Prozesse im Gehirn stören«, warnt Hirnforscher John Ratey. Zusätzlich sei die rechte Dosierung schwierig: »Angesichts des Überangebots an Vitaminpräparaten in der westlichen Gesellschaft besteht die Gefahr, zu hohe Vitamindosen einzunehmen«, sagt Ratey.

Die vermeintlich auch in hohen Dosen harmlosen Vitamine schließlich können im Extremfall zu schweren Hirnschäden führen.

Hohe Folsäuregaben etwa könnten, so warnt Hersteller Roche, nicht nur die Zinkaufnahme behindern, sondern auch »einen Vitamin-B_{12}-Mangel überdecken«, und so zu »einer Schädigung des Nervensystems führen«. Und Vitamin B_6 könne in hohen Dosen zu »Beeinträchtigungen zentralnervöser Funktionen« führen, warnt der Waschzettel eines Vitamin-B-Präparates des deutschen Pharmaproduzenten Stada. Die Folgen reichen bis zur Neuropathie, jenem bizarren Verlust des Körpergefühls, das der amerikanische Neurologe Oliver Sacks beobachtet hat (siehe Kapitel 8).

Weil bislang viel zu wenig bekannt sei »über die potenzielle Giftigkeit von Zusätzen«, fordert der US-Neurowissenschaftler John D. Fernstrom sogar, künftig für solche Supplemente »Toxizitätsprofile« zu erstellen, also gewissermaßen einen Giftigkeitssteckbrief für Gesundheitspräparate.

Vorsicht ist auch geboten bei Metallen wie Kupfer, Zink, Chrom, Eisen, meinte Professor Giuseppe Rotilio vom Nationalen Ernährungsinstitut in Rom auf einer Nestlé-Konferenz: »Ich persönlich bin gegen den Zusatz jeglicher Metalle, weil meine persönliche wissenschaftliche Erfahrung sagt, dass die Ergebnisse nicht vorhersehbar sind. Die Welt der Metalle ist so komplex, dass wir nicht vorhersagen können, welche Wechselwirkungen da stattfinden.«

So kann zu viel Eisen zu Zinkmangel führen und zudem das Herzinfarktrisiko sowie das Darmkrebsrisiko erhöhen. Kupfer wiederum kann mit Eisen und Zink in einer Weise zusammenwirken, dass eine Zinkvergiftung entsteht. Die Schüttellähmung Parkinson kann durch Eisen, Kupfer und Mangan sogar noch verschlimmert werden.

Auch die Extraportion Magnesium, meint der amerikanische Arzt und Autor Kenneth Giuffre, könne »gefährlich sein«, weil es wie ein Betäubungsmittel wirke, müde und schlapp mache sowie zu Durchfall führen könnte. Und Ginkgo kann sogar zu Hirnblutungen führen, wie bei einem 61-jährigen US-Amerikaner geschehen.

Und selbst die hochgelobten Omega-3-Fettsäuren können im Übermaß schaden, die Blutgerinnung beeinflussen und zu spontanen Blutungen führen.

Vor Überdosierung ist geschützt, wer die Fette und Vitamine in natürlicher Form zu sich nimmt und darauf achtet, die Bedürfnisse des eigenen Körpers zu erkennen. Denn der Körper signalisiert, wenn er genug hat. Man muss die Signale nur hören.

Das lernen Sie in der Ess-Klinik am Bodensee. Die wichtigste Regel klingt simpel: »Essen Sie nur, wenn Sie Hunger haben, und hören Sie auf, sobald Sie satt sind.«

Die Klinikinsassen, die essen dürfen wie Gabriele Saifi, bekommen sehr übersichtliche, schön anzusehende Portiönchen: Es gibt einen Teller mit Salat, mit einer leichten Sauce, die ein bisschen nussig schmeckt. In einem kleinen Schälchen daneben: Quark mit Gurken. Auch sehr lecker. Dann die Hauptspeise: Eine rote Paprika, mit Gemüse gefüllt, dazu eine gelbe Gemüsesauce. Sehr hübsch anzusehen. Das Dessert sieht aus wie ein Toast, es ist aber ein hausgemachtes Biskuitgebäck mit Obst dazwischen. Alles schmeckt wunderbar, und alles sieht sehr ästhetisch und appetitlich aus. »Es muss nicht gesund aussehen, sondern schön«, sagt Chefkoch Hubert Hohler.

Alles wird frisch gekocht. Im Keller stapeln sich Äpfel, Pampelmusen, Tomaten, Kartoffeln, Basilikum, Salbei, Mangold, Zwiebeln. Fast ausschließlich aus Bioanbau. »Der Genusswert ist höher«, sagt Hohler.

Und dann sind im Keller noch die köstlichen Öle gelagert. Chefkoch Hohler zeigt sie, als ob es Weinpreziosen wären. Mit Ölen montiert er seine Saucen, eines gibt es sogar schon zum Frühstück, Leinöl: »Das kommt morgens ins Müsli rein.« Flaschen und Büchsen mit Rapsöl. Walnussöl, Mandelöl, Sesamöl von der Ölmühle Walz im südbadischen Oberkirch. Die hat er selbst besichtigt, sie hat eine eigene Ölmühle mit Wasserantrieb. Im Regal daneben: französisches Öl von Philippe Vigean. Sonnenblumenöl, Öl aus Oliven, Sesam, Kürbiskernen.

»Am besten ist die Ölkanne auf dem Tisch. Öle liefern uns die essenziellen Fettsäuren«, sagt die Buchinger-Ärztin Wilhelmi de Toledo. Und: »Wir werben für Fett. Fett ist die Streicheleinheit schlechthin. Es ist total falsch zu sagen, dass nur Fett fett macht. Die Fettangst, die Anti-Fett-Welle war natürlich eine Katastrophe. Sie hat das Fett zum Feind gemacht. Dabei sind Fette absolut notwendig für die Gesundheit. In Maßen: Sonnenblumenöl, Olivenöl, Leinöl. Wir arbeiten mit kaltgepressten Ölen, mit Nüssen, mit Avocado. Auch Butter, Sahne, alles geht. Nur naturbelassen muss es sein. Beim Fett gilt: nur das Beste vom Besten.«

Es ist gewissermaßen eine Gourmet-Diät, die sie in ihrer Klinik anbieten. Alles ist von höchster Qualität, und auch nicht gerade billig. Aber dafür hat es auch den höchstmöglichen Nährwert.

Vitamin E, das so wichtig für das Gehirn ist, ist in Weizenkeimöl reichlich vorhanden – aber nur, wenn es nicht erhitzt wird: »Das meiste, was Sie kaufen können, ist erhitzt«, sagt Frau Wilhelmi de Toledo. »Denn das Öl ist sehr empfindlich, es wird schnell ranzig. Es hält länger, wenn es erhitzt und der Keimling entfernt wird. Aber dann fehlt auch das Vitamin E – und die essenziellen Fette sind geschädigt, ja sie wandeln sich in Transfettsäuren um und schaden unserer Gesundheit.« Bei der industriellen Nahrung ist die Haltbarkeit das wichtigste Kriterium, nicht der Nährwert.
Vitamin E wäre auch in Vollkornbrot drin – doch der Keimling, der das wertvolle Vitamin enthält, wird wegen der Haltbarkeit meist entfernt. Nur Biobäcker lassen den vitaminhaltigen Keimling drin. Deshalb kauft die Buchinger Klinik beim Biobäcker ein.
Wenn es um die optimale Hirnernährung geht, sollten die Rohstoffe von bester Qualität sein. Doch es kommt auch auf die Art der Zubereitung an.
Das fanden Mitarbeiter des staatlichen schwedischen Gesundheitsamtes heraus, die drei populäre Rezepte aus einem bekannten Kochbuch an zehn vierköpfige Familien gaben. Die Unterschiede insbesondere bei hirnwichtigen Inhaltsstoffen waren frappierend: Beim »Fischfilet in Eisauce« etwa schwankte der Fettgehalt zwischen 29 und 56 Gramm, der Eisengehalt zwischen 2,75 und 6,24 Gramm, der von Kalium zwischen 1,17 und 3,19 Gramm.
Selbst simples Rühren oder Schlagen, wichtig bei Saucen und Mayonnaisen, kann von gesundheitlichem Wert sein.

Bei Buchinger rühren sie morgens Leinöl, das extrem viele Omega-3-Fettsäuren enthält, ins Müsli. »Emulgieren« nennt das der Fachmann. Auch in viele Saucen werden die wertvollen Öle eingerührt. »Dann wird es im Darm besser aufgenommen«, sagt Frau Wilhelmi, »wenn Sie es nicht emulgieren, wird es wieder ausgeschieden.«

Die Industrieköche nehmen, wenn die Sauce sämig werden soll, kurzerhand sogenannte »Emulgatoren« als Zusatzstoffe. Die haben nicht nur keinen Nährwert, sondern noch den Nachteil, dass sie den Darm, das zweite Gehirn (siehe Kapitel 9), schädigen können.

Die Art der Herstellung hat großen Einfluss auf den Inhalt. Die traditionellen Herstellungstechniken haben, was die hirnwichtigen Inhaltsstoffe angeht, deutlich bessere Effekte. Sie sind nur leider mittlerweile fast ausgestorben und haben bald nur noch bei Gourmet-Köchen ihre Reservate.

Langes, sanftes Köcheln beispielsweise. Das Garen hat ein Küchenchef perfektioniert, der nach dem Urteil der *Frankfurter Allgemeinen Zeitung* »der bedeutendste und einflussreichste Koch der Welt« ist: Alain Ducasse. Er empfiehlt in seinem Kochbuch sogar das ultralange Garen zu exakt festgelegten Temperaturen: Schweinespeck etwa soll über 21 Stunden bei 61 Grad garen, bei einer Variation vom Kalb sollen die Füße bei 75 Grad zwölf Stunden köcheln, die Zunge 24 Stunden bei 68 Grad, und der Schwanz 48 Stunden bei 65 Grad.

Das klingt nun etwas extremistisch. 21 Stunden, ja sogar zwei Tage.

»Man kommt aus dem Staunen gar nicht mehr heraus«, gestand selbst Deutschlands Gourmet-Papst Wolfram Siebeck. Die *Frankfurter Allgemeine Zeitung* aber, Abteilung Feuilleton, gab zu bedenken: »Bevor man hier Überspanntheit wittert, sei daran erinnert, dass lange Garzeiten bei niedrigen Temperaturen ein typisches Element der traditionellen Küche sind und völlig zu Recht für das beste Element der ›Hausfrauenküche‹ gehalten werden.«

Besonders wichtig ist das lange Garen bei den Fonds, die bei der traditionellen Küche anstelle glutamathaltiger Brühwürfel zum Einsatz kommen. Für die Fonds werden Suppengemüse, Fleisch oder Knochen zusammen mit Gewürzen über einige Stunden langsam geköchelt. Man kann sie hinterher einkochen und würfelweise einfrieren und dann bei Bedarf zu Saucen hinzugeben. Das langsame Garen hat weitreichende Folgen für die Glutamatbilanz und damit fürs Gehirn. Denn dabei lösen sich nicht nur das natürliche Glutamat und zahlreiche Mineralstoffe aus den Zutaten, sondern auch sogenannte Ribonukleotide: »Das sind natürliche Geschmacksverstärker«, sagt Professor Bernd Lindemann von der Universität des Saarlandes, sie wirken auf den Glutamatrezeptor und können so den Glutamatgeschmack »um das Zehnfache intensivieren« – mit dem Ergebnis, dass mit geringerer Glutamatdosis das gleiche Geschmackserlebnis erreicht wird. »Das ist das Geheimnis des natürlichen Kochens: Mit weniger Glutamat bekommen Sie einen besseren Geschmackseindruck.«

Die herkömmliche Küche hat nährstoffmäßig wissenschaftlich belegbare Vorteile. Die frühere Bundesforschungsanstalt für Ernährung in Karlsruhe etwa (heute Max-Rubner-Institut) hat über Jahrzehnte, von der Öffentlichkeit weitgehend unbemerkt, einen riesigen Datenschatz zum Köcheln, Dämpfen, Braten erstellt und verschiedene Zubereitungsmethoden verglichen. Die Vergleiche brachten oft einen Vitaminvorteil fürs Hausgemachte: Ein selbstgekochter Erbseneintopf mit Speck enthielt 275 Mikrogramm an hirnwichtigen B-Vitaminen, ein Trockenprodukt nur 121 Mikrogramm.

Auch beim klassischen Sonntagsbraten hat die traditionelle Methode, bei der das Fleisch erst angebraten und dann geschmort wird, erhebliche Vorzüge gerade bei B-Vitaminen, verglichen mit dem in Großküchen üblichen schnellen Erhitzen ohne vorheriges Anbraten.

Das wohlige Gefühl, das solche großmütterlichen Klassiker hinterlassen, hat also sehr viel mit der Zubereitung zu tun. Und dass manche Leute sehr viel Geld in Gourmet-Tempeln liegen lassen, findet wohl in den dort hergestellten Glücksgefühlen eine rationale Erklärung.

Die aufwendigen Zubereitungsformen sind wichtig fürs Wohlbefinden, auch fürs Wirken der drogenähnlichen Inhaltsstoffe in den Lebens- und Genussmitteln.

Bei der Schokolade etwa sorgt das sogenannte »Conchieren« der Kakaobohnen, das langsame Rühren, Walzen, Kneten für optimale Bedingungen für das Herauslösen der Opiate im Kakao. Bei Billigschokolade sind es Zucker und Emulgatoren, welche die aufwendige Zubereitungsart ersetzen.

Auch beim fachgerechten Anbraten des Fleisches entstehen viele Geschmacksstoffe, die Opiaten ähneln und deshalb gut sind für die Stimmung.

Schließlich wirken auch die vielen Zutaten der handwerklichen Küche auf Gehirn und Gemüt. Viele Gewürze und Kräuter wirken stimulierend, haben antioxidative und stimmungsfördernde Wirkung. Vanille zum Beispiel: »Es ist unglaublich«, sagte die Duft-Expertin Eliane Zimmermann und Autorin eines Buches über Aromatherapie in der Stimmungs-Fachzeitschrift *Bunte:* »Mir ist noch nie jemand begegnet, der beim Duft von Vanille nicht sofort gelächelt hätte. Außerdem wirkt der Duft angstbeseitigend.«

Muskat, Zimt, Hanf und Nelkenpulver, das wusste schon Hildegard von Bingen (1098–1179), ist eine gute Kombination für Kekse: Denn es macht »das Denken froh und die Sinne rein«.

Das gilt auch für Zimt und Ingwer, wie neuere Studien ergaben.

Monsieur Vuong, ein Vietnamese, serviert in seinem Lokal in Berlin-Mitte ein »Wan-Tan-Suppenglück«, stundenlang gekocht. Dass seine Suppe glücklich macht, ist für Monsieur Vuong klar, und die Autorin Susanne Kippenberger gibt in Cotta's Kulinarischem Almanach dafür eine fachkundige Erklärung: »Petersilie entspannt, Ingwer regt an, Chili vertreibt die Lustlosigkeit, Koriander stimuliert den Geist und die Liebe. Die grünen Gemüse, Zucchini und Brokkoli, enthalten neben Vitaminen, die für das Nervenkostüm unabdingbar sind, auch Kupfer (als Muntermacher) und Magnesium (gut gegen Nervosität und Gereiztheit). Im Huhn in der Brühe steckt Tyrosin und Eisen, das steigert das Adrenalin. Das Wichtigste aber in Monsieur Vuongs heißem Glück sind die kleinen Nudelbonbons. Denn die liefern die nötigen Kohlenhydrate für die Insulinproduktion und die macht den Weg frei für den Glücksboten Serotonin.«

In den Ländern Asiens, in denen solche Suppen gegessen werden, herrsche trotz Armut große Glückseligkeit, sagt Autorin Kippenberger, und erinnert an jene Untersuchung der London School of Economics, der zufolge selbst arme asiatische Länder wie Bangladesch zu den glücklichsten Nationen der Welt zählten, die westlichen hingegen messbar unglücklicher seien.

Ob es nun wirklich solche Wan-Tan-Suppen sind, die dafür verantwortlich sind, und die Tütensuppen von Knorr und Maggi für das ganze westliche Unglück heranzuziehen sind, das ist natürlich die Frage.

Sicher ist, dass durch die weltweite Ausbreitung der Industrienahrung die klassischen Zubereitungsweisen der Suppen von Monsieur Vuong – oder auch Oma Lena und Tante Käthe – vom Aussterben bedroht sind –, und damit jene Methoden der guten Küchenpraxis, bei der die Nährstoffe bereitgestellt werden, die lebenswichtig sind für Geist und Psyche.

Mit der Ausbreitung der Maggi-Kultur und der Supermarktnahrung steigt auch im globalen Maßstab der Verzehr hirnschädlicher Schadstoffe, Farbstoffe, Konservierungsstoffe. Und, was vielleicht am folgenreichsten ist, es steigt auch der Verzehr von solchen Additiven, die den Geschmackssinn austricksen und damit die natürlichen Regelmechanismen des Gehirns aushebeln.

Soll die Selbstregulierung des Gehirns wieder funktionieren, muss also die Geschmackssteuerung wieder wirksam werden. Hinweg also mit allen geschmacksverzerrenden Zutaten, mit Aromen und vor allem dem Glutamat. Bei Buchinger am Bodensee gibt es all dies nicht.

Die Ess-Schüler aus der Klinik fühlen sich durch die Gourmet-Diät so wohl, dass manche den Koch gleich mit nach Hause nehmen. »Wir werden oft verliehen«, sagt Chefkoch Hubert Hohler, der einmal drei Wochen in New York war, bei einem nicht zu nennenden Superstar. Er durfte sogar im US-Fernsehen seine vegetarischen Grillkünste zeigen. Gabriele Saifi, die Hanseatin aus Arabien, nimmt den Koch nicht mit, sie kommt wieder her: »Ich war im Februar hier. Ich komm in vier Monaten wieder. Ich habe gemerkt, wenn ich zu Hause bin, kommt der Schweinehund wieder.« Was darauf hindeutet, dass der freie Wille bei ihr doch noch sehr von äußeren Umständen beeinflusst wird, dass sie noch mehr auf die Lockungen ihrer märchenhaften Umgebung achtet als auf ihre inneren Signale, die leise Stimme des limbischen Systems.

Bei Siegfried Flemm gibt es eine innere Stimme, die zieht ihn immer hinunter in den Ort. Direkt ans Bodenseeufer, neben die Anlegestelle der weißen Schiffe, dort ist das Ziel seines Begehrens nach einem kargen Mahl: »Ich geh jeden Tag durch die

Markthalle. Zur psychischen Stärkung.« Seine innere Stimme sagt ihm schon, dass Fasten nur vorübergehend gut sei. Und sie flüstert ihm noch etwas zu, vermutlich direkt aus dem limbischen System. Und so winkt er die freundliche Dame vom Personal an seinen Tisch: »Ich hätte gern 'nen leichten Roten.« Die Dame ignoriert seinen Wunsch. Sie ist Ökotrophologin, Ernährungsfachfrau. »Das ist wohl ein Witz«, interpretiert sie kühl. »Reines Wunschdenken.« In der Buchinger Klinik gibt es keinen Wein. Es ist schließlich eine Klinik.

Aber es gibt auch ein Leben da draußen, und da wäre der Wein ganz wichtig, nicht nur für Entspannung und Wohlbefinden, auch für den Geist.

Alkohol, so ergaben Studien, könne, in Maßen genossen, vor der Demenz schützen. Die optimale Dosis, so eine im Medizinjournal *The Lancet* veröffentlichte Studie niederländischer Forscher, läge bei ein bis drei Gläsern pro Tag. Eine dänische Studie belegt die besonderen Vorzüge des Weines als Schutztrunk gegen Hirnschwund, etwa durch die Alzheimer-Krankheit.

Wein scheint sehr beliebt zu sein bei den Fachleuten fürs Geistige. Die Experten fürs erste und zweite Gehirn jedenfalls genießen ihre abendliche Weindosis. Hirnforscher Beyreuther wurde ganz unglücklich, als er einmal zeitweise abstinent lebte. Und Darmhirnforscher Michael Gershon lehrt gar seine Studenten den kultivierten Weingenuss.

Wer in Maßen Alkohol genießt, ist sogar klüger, fanden die Forscher vom Nationalen Institut für Langes Leben in der Präfektur Aichi, 250 Kilometer westlich von Tokio heraus. Sie ermittelten, dass Männer zwischen 40 und 79 Jahren, die bis zu einem halben Liter Wein oder auch den Reiswein Sake tranken, einen um 3,3 Punkte höheren Intelligenzquotienten hatten als die Abstinenzler. Bei Frauen waren es immerhin noch 2,5 Punkte.

Hiroshi Shimokata, der Chef der Forschungsgruppe, räumte

ein, es sei womöglich nicht das entnüchternde Getränk allein, das wegen seiner Antioxidanzien die Hirnleistung fördere. Die Weintrinker äßen auch mehr Fisch, der wegen der Omega-3-Fette gut für die Intelligenz sei, und auch mehr Käse, dessen hoher Fettgehalt ebenfalls gut fürs Gehirn sei.
Es kommt nicht unbedingt auf die einzelnen Inhaltsstoffe an. Es kommt auf den gesamten »Lebensstil« an, meinen die japanischen Forscher vom Institut für Langes Leben. Da kann die Bewegung auch eine Rolle spielen, ein ausgeglichenes Seelenleben, Liebe und Freundschaften, geistige Regsamkeit.
All das ist wichtig.
All das aber nützt wenig, wenn dem Gehirn der Stoff fehlt, aus dem Gedanken und Gefühle gemacht werden. Erst Essen und Trinken gibt dem Lebensstil die nötige Substanz, macht es möglich, klug und glücklich zu werden.

11. LEXIKON

WAS NÜTZT, WAS SCHADET: DAS ABC DER HIRNERNÄHRUNG

Acetyl-L-Carnitin (ALC)
Acetyl-L-Carnitin soll die Gedächtnisleistung bei Altersdemenz verbessern. Zumindest für betagte Ratten im Tierversuch erwies sich das in Tablettenform erhältliche Nahrungsergänzungsmittel tatsächlich als Jungbrunnen. Es wirkt an der Schwachstelle der alternden Zelle, den sogenannten Mitochondrien. Diese »Kraftwerke« der Körperzelle brauchen zur Energiebereitstellung Fettsäuren **(› Omega-3-Fettsäuren)** als Brennstoff. Ein auf Acetyl-L-Carnitin angewiesenes Enzym reguliert den Transport der Fettsäuren und sorgt so für ständigen Brennstoffnachschub. Lässt die Aktivität dieses Enzyms nach, fehlt es den Muskelzellen an Kraft und auch die Nervenzellen sind von ihrer Bestform weit entfernt. In einer Studie an Ratten wurde nachgewiesen, dass sich die Gedächtnisleistung älterer Tiere zumindest zeitweise erheblich verbessert, wenn ihre Nahrung mit Acetyl-L-Carnitin ergänzt wird. Es erhöht anscheinend die Aktivität des Fettsäuren transportierenden Enzyms. Ob dieser Stoff auch dem alternden Gedächtnis des Menschen auf die Sprünge helfen könnte, ist offen. Acetyl-L-Carnitin stellt der Körper des gesunden Menschen eigentlich in ausreichender Menge selbst her, abhängig von der Verfügbarkeit des L-Carnitins. Das wird ebenfalls vom Körper produziert und zusätzlich bei einer ausgewogenen Ernährung über Milchprodukte und vor allem, wie es der Name schon verrät, über Fleisch, lateinisch »Carne«, aufgenommen.

ADHD, ADHS
Hyperaktivität

Alkohol

Alkohol macht klug, vor allem wenn er in Form von Wein genossen wird – und nicht mehr als ein halber Liter pro Tag. Zumindest haben Weintrinker verglichen mit Abstinenzlern einer japanischen Studie zufolge einen höheren Intelligenzquotienten, um 3,3 Punkte bei Männern und 2,5 Punkte bei Frauen. Es könnte aber auch, räumten die Forscher ein, am gesamten Lebensstil der Weinfreunde liegen. Dass jedweder Alkohol in Maßen vor Demenz schützt, haben niederländische Forscher nachgewiesen. Optimale Dosis nach deren Ansicht: Zwei bis drei Gläser pro Tag. Zu viel Alkohol aber, da sind sich alle einig, macht dumm. Die Wirkung von Alkohol ist abhängig von der Dosis. Schon bei geringer Blutalkoholkonzentration beeinflussen die Alkoholmoleküle nach Überwindung der Blut-Hirn-Schranke die Funktionen der Nervenzelle. Diese als »Schwips« empfundene Wirkung beruht auf der Lösemitteleigenschaft des Alkohols, der die Durchlässigkeit der aus Fettmolekülen aufgebauten Zellmembran erhöht. Die Folge ist eine, meist erwünschte, Bewusstseinsveränderung. Bei chronisch hoher Blutalkoholkonzentration ist eine andauernde Störung der Zellfunktion oder das Absterben von Zellen die Folge. Das äußert sich in psychischen Veränderungen und spürbar nachlassender Intelligenz. Neueste Forschungen belegen, dass nicht der regelmäßige moderate Alkoholkonsum, sondern der exzessive Vollrausch die größte Gefahr für die Nervenzellen des Gehirns darstellt. Hinzu kommen toxische Wirkungen auf Leber, Niere und andere Organe. Dabei spielt es keine Rolle, ob Alkohol als Bier, Schnaps oder Wein im Übermaß genossen wurde. An der Frage, wie viel Alkohol nun wirklich zu viel ist, scheiden sich die Geister. Als langfristig toxische Tagesdosis gilt allgemein anerkannt der Konsum von mehr als 60 Gramm Alkohol bei Männern und 30 Gramm bei Frauen (20 Gramm Alkohol entsprechen 0,5 Litern Bier oder 0,25 Litern Wein).

Alpha-Linolensäure
Omega-3-Fettsäuren

Alpha-Liponsäure
Alpha-Liponsäure wird seit vielen Jahren zur Behandlung von Nervenschmerzen, sogenannten Neuropathien, bei Diabetikern eingesetzt. Sie übt zusätzlich einen Einfluss auf die Regulation des Blutzuckerspiegels **(› Glukose)** aus und kann so der Entwicklung von Diabetes entgegenwirken. Durch Zufall entdeckten Ärzte in Hannover vor einigen Jahren, dass Alpha-Liponsäure auch einen therapeutischen Effekt bei der Behandlung von Alzheimer-Patienten hat **(› Alzheimer)**. Die positiven Wirkungen der Alpha-Liponsäure werden vor allem auf ihre antioxidative Wirkung und ihren positiven Einfluss auf die Energiebereitstellung in den Nervenzellen zurückgeführt. Über die Ernährung werden nur geringe Mengen Alpha-Liponsäure aufgenommen, was jedoch für den gesunden Menschen ausreichend ist.

Aluminium
Aluminium ist allgegenwärtig. Es findet sich von Natur aus in der Erdkruste und infolgedessen in zahlreichen Nahrungsmitteln wie

etwa Kakao oder Möhren, allerdings je nach Anbauort in unterschiedlicher Menge. Aluminium wird aber auch der Nahrung zugesetzt. So ist es Bestandteil von diversen Zusatzstoffen; bei Farbstoffen wird es eingesetzt, damit die Farben, etwa von Süßigkeiten für Kinder, knalliger wirken (»Aluminiumfarblacke«).

Über die Nahrungskette aufgenommenes Aluminium lagert sich im Organgewebe des Menschen an. Im Gehirn wirkt Aluminium toxisch und schädigt in hohen Konzentrationen die Nervenzellen. Überdies zählt es zu den sogenannten Metallöstrogenen, es kann wie ein weibliches Geschlechtshormon wirken. Es kann zudem bei Hyperaktivität und Lernstörungen eine Rolle spielen. Bei der Erforschung degenerativer Hirnerkrankungen wurden hohe Aluminiumkonzentrationen im Gehirn einiger Patienten nachgewiesen. Studien, welche die Rolle von Aluminium bei der Entstehung von Alzheimer **(› Alzheimer)** untersuchten, ergaben keinen direkten ursächlichen Zusammenhang. Einiges deutet jedoch darauf hin, dass die toxische Wirkung von Aluminium und anderen Metallen die oxidative Zerstörung von Hirnzellen begünstigt, die eine Begleiterscheinung, nach Ansicht einiger Forscher sogar die Hauptursache, vieler degenerativer Hirnerkrankungen sein könnte. In einer japanischen Fallstudie aus dem Jahr 2002 werden die hirntoxischen Symptome des Aluminiums mit Orientierungslosigkeit, Gedächtnisstörungen, Zuckungen und Krämpfen am ganzen Körper und Bewusstseinstrübung beschrieben. Die 59-jährige Patientin, die aufgrund einer Stoffwechselstörung über 15 Jahre große Mengen aluminiumhaltige Medikamente einnahm, starb nach neun Monaten. Eine ebenfalls japanische Studie aus dem Jahr 2002 wies im Tierversuch nach, dass bei einer kalzium- und magnesiumarmen Ernährung erhöhte Aluminiumanteile in der Nahrung schneller zur Degeneration und zum Verlust von Nervenzellen führt. Die Giftigkeit des Aluminiums scheint von vielen Faktoren und auch der Zusammensetzung der Ernährung beeinflusst zu werden. So werden zum Beispiel die Aufnahme von Aluminium und der Transport im Körper durch Zitronensäure **(› Zitronensäure)** erhöht.

Alzheimer

Der deutsche Neurologe Alois Alzheimer beschrieb 1902 erstmals den nach ihm benannten fortschreitenden Gedächtnisverlust und die nachweisbaren Veränderungen im Gehirn. Bei dieser chronischen, bislang nicht heilbaren Erkrankung lassen sich an verschiedenen Orten der Hirnrinde Eiweißablagerungen (Plaques) nachweisen. Neben den auf verschiedenen Chromosomen zu findenden Gendefekten, die bei einem Teil der Alzheimer-Kranken gefunden wurden, werden in der Forschung Umwelteinflüsse und Ernährungsgewohnheiten als Ursachen diskutiert. So erhöht sich zum Beispiel das Risiko, an Altersdemenz zu erkranken, deutlich, wenn die Ernährung fettreich ist und vermehrt gesättigte Fettsäuren enthält. Auch der sogenannte Geschmacksverstärker Glutamat kann nach Ansicht einiger Forscher eine Rolle spielen. Die Ernährung mit einem hohen Anteil ungesättigter Fettsäuren **(› Omega-3-Fettsäuren)**, wie zum Beispiel durch Fisch, vermindert dagegen das Risiko. Hat sich die Erkrankung bereits manifestiert, lässt sich in vielen Fällen ihr Verlauf durch Medikamente verlangsamen. Bei der Entstehung der Eiweißplaques sind auch im Übermaß vorhandene freie Radikale beteiligt. Daher ist es nicht verwunderlich, dass sich die erhöhte Aufnahme von antioxidativ wirkenden Substanzen **(› Antioxidanzien)** im Tierversuch ebenfalls als Alzheimer-Bremse erwiesen hat.

Antioxidanzien

Antioxidativ wirkende Substanzen gelten als Allzweckwaffe gegen das zerstörerische Werk überflüssiger freier Radikale. Die hohe chemische Reaktionsbereitschaft der Radikale beruht auf einer instabilen Konfiguration ihrer Elektronen; sie haben entweder eines zu viel oder eines zu wenig. Um einen stabilen Zustand zu erreichen, reagieren sie mit anderen, meist größeren Molekülen. Durchaus auch im Dienst der Körperzelle, zur oxidativen Energieproduktion oder zur Gefahrenabwehr, durch das Abtöten von Bakterien. Die schädliche Oxidation organischer Moleküle, der Zellmembran oder Zellorganellen, durch überschüssige freie Radikale wird für eine Vielzahl von Erkrankungen mitverantwortlich gemacht. Antioxidanzien sollen ihre Aktivität blockieren. Verschiedenen Vitaminen, Enzymen, Polyphenolen (› **Polyphenole** und **Vitamine**) wie Anthozyanen und Flavonoiden und weiteren Substanzen wird eine antioxidative Wirkung zugesprochen. All diese »Antioxidanzien« sind reichlich in frischem Obst und Gemüse enthalten.

Ascorbinsäure

Vitamin C

Aspartam

Der Süßstoff Aspartam begünstigt nach Ansicht einiger Wissenschaftler die Entstehung von Hirntumoren, und das in Aspartam enthaltene Aspartat (Asparaginsäure) schädigt möglicherweise als Exzitotoxin (› auch **Glutamat**) die Nervenzellen des Gehirns. Wie Glutamat spielt auch Aspartat eine wichtige Rolle als Neurotransmitter im Gehirn, der normalerweise vom körpereigenen Stoffwechsel bereitgestellt wird. Verschiedene Tierversuche belegen, dass hohe Dosen Aspartat, die in Form von Aspartam über die Nahrung aufgenommen werden, als Exzitotoxin die Nervenzellen des Gehirns schädigen können und alzheimerähnliche Symptome hervorrufen (› **Alzheimer**). Andere Studien stellen einen direkten Zusammenhang zwischen dem steigenden Aspartamkonsum und einer gestiegenen Rate von Hirntumoren her. Auch bei anderen Krebsarten soll Aspartam nach Ansicht von Wissenschaftlern etwa des italienischen Ramazzini-Instituts eine Rolle spielen. Dokumentiert sind zahlreiche Fälle, in denen hoher Aspartamkonsum zu ähnlichen Symptomen wie beim China-Restaurant-Syndrom führte, das durch den Geschmacksverstärker Glutamat (› **Glutamat**) verursacht wird. Andere Studien stellen solche kritischen Ergebnisse jedoch in Frage, und auch die Zulassungsbehörden ließen sich bislang nicht von einem möglichen Gefährdungspotenzial überzeugen. Daher ist Aspartam nach wie vor als Zusatzstoff in Nahrungsmitteln zugelassen. Zahlreiche »Diet«- und »Light«-Getränke enthalten den Süßstoff Aspartam, zuckerfreie Süßwaren und Desserts, Kaugummis und Diätlebensmittel. Hinter Etikettbeschriftungen wie »NutraSweet«, »Canderel« oder »Senecta« verbirgt sich Aspartam. Außerdem müssen Nahrungsmittel, die Aspartam enthalten, auf dem Etikett einen Hinweis darauf vorweisen, dass Phenylalanin enthalten ist. Die Aminosäure Phenylalanin ist neben der Asparaginsäure der zweite Bestandteil des Aspartams und stellt für an der seltenen Phenylketonurie Erkrankte eine ernsthafte Gefahr dar (› **Phenylalanin**). Vor allem in der Schwangerschaft könnte Aspartam riskant sein, weil sich im Hirn des Fötus das Phenylalanin anreichert, was zu irreparablen Hirnschäden und Entwicklungsstörungen führen kann.

Autismus

Autismus ist eine kindliche Entwicklungsstörung, die sich innerhalb der ersten drei Lebensjahre manifestiert. Von 10 000 Kindern leiden etwa vier bis fünf an dieser Erkrankung. Die Wahrnehmung der Kinder ist in allen Sinnesbereichen gestört. Obwohl die Sinnesorgane vollkommen intakt sind, haben sie Schwierigkeiten damit, Sinnesreize wahrzunehmen oder richtig zu verarbeiten. Besonders auffällig ist ihre Unfähigkeit, soziale Zusammenhänge einzuordnen und mit Sprache umzugehen. Die Ausprägung dieser Störung kann sehr vielfältig sein. Autistische Kinder sind zum Beispiel oft ruhig und in sich gekehrt, spielen scheinbar selbstzufrieden mit unendlicher Geduld das immer gleiche Spiel. Wenn sie sprechen, wiederholen sie häufig für längere Zeit bestimmte Worte, scheinbar zusammenhanglos. Sie wehren sich oft gegen Körper- und Blickkontakt. Sie scheinen in einer eigenen Welt gefangen, die sich dem Außenstehenden nicht erschließt. Andere Erkrankungen mit teilweise autistischen Symptomen sind die Asperger-Krankheit und das Rett-Syndrom. Als Ursache für Autismus wird eine biologische Störung der Gehirnfunktionen angenommen, die entweder durch äußere schädigende Einflüsse während der Schwangerschaft oder auch genetisch bedingt sein könnte. Nahrungsmittelunverträglichkeiten, verschiedene Stoffwechselstörungen, eine sehr durchlässige Darm-Blut-Schranke und die dadurch bedingte Aufnahme wahrnehmungsbeeinflussender Substanzen sind für einige Forscher Hinweise darauf, dass die Ursache für autistische Störungen im Gehirn eher im Magen-Darm-Trakt und in der Ernährung zu suchen sei. Offensichtlich wirkt sich eine gluten- und kaseinfreie Diät, die sogenannte Reichelt-Diät, positiv auf die Krankheitssymptome aus. Reichelts Theorie besagt, dass durch einen gestörten Eiweißstoffwechsel und die durchlässige Darmschleimhaut beim Autisten unvollständig abgebaute Produkte der Eiweiße Gluten (aus Getreide) und Kasein (aus

Milch) mit opiumähnlicher Wirkung über die Blutbahn ins Gehirn gelangen und dort Wahrnehmungsstörungen verursachen. In vielen Erfahrungsberichten von Eltern betroffener Kinder wird die Wirksamkeit dieser Diät beschrieben. Mittlerweile haben auch andere Forscher in verschiedenen Ländern diätische Therapien entwickelt.

Bananen
Frühstück und Serotonin

Beeren
Beerenfrüchte wie Blaubeeren und Erdbeeren enthalten große Mengen antioxidativer Substanzen (› **Antioxidanzien)** und schützen so das Gehirn. Eine Tierstudie bewies, dass die antioxidative Kraft der Blaubeeren sogar in der Lage ist, altersbedingte Schäden an Nervenzellen rückgängig zu machen. Die Aktivität der Nervenzellen und die Gedächtnisleistungen altersschwacher Ratten stiegen nach einer täglichen Zusatzfütterung mit Blaubeeren nach acht Monaten nachweisbar an, und altersbedingte Schäden an den Nervenzellen wurden offensichtlich behoben. Forscher hoffen, dass eine tägliche Extraportion Blaubeeren auch die Gedächtnisleistungen von Alzheimer-Patienten positiv beeinflusst. Anthozyane und andere Flavonoide (› **Polyphenole)** sind die verjüngenden antioxidativen Inhaltsstoffe in den Beeren, die auch in vielen Obst- und Gemüsesorten vorkommen.

Beta-Karotin
Karotinoide

Bewegung
Körperliche Bewegung, ob regelmäßiger Sport oder das tägliche Treppensteigen, dient nicht nur der körperlichen, sondern auch der geistigen Fitness.
Gedächtnisleistung und Konzentrationsvermögen sind bei Sportlern nachweisbar höher als bei Menschen, die keinen Sport treiben. Bei verschiedenen Studien, an denen ältere Menschen mit bestehenden Gedächtnisstörungen teilnahmen, zeigte sich sogar, dass schon kurze Fitnesseinheiten, dreimal wöchentlich, die Gedächtnisleistung erheblich verbessern können. Der Grund dafür liegt vermutlich in einer verbesserten Hirndurchblutung durch den kreislaufanregenden Sport.

Biotin
Biotin ist unverzichtbar für zahlreiche biochemische Abläufe im menschlichen Körper, der selbst nicht in der Lage ist, dieses wasserlösliche Vitamin zu bilden. Es spielt eine wichtige Rolle bei der Proteinsynthese, der Bereitstellung von Glukose (› **Glukose)** für den Zellstoffwechsel und bei der Bildung des Neurotransmitters Azetylcholin. Eine biotinfreie Diät verursachte bei Tierversuchen schwere Hautentzündungen und Haarausfall. Deshalb wurde Biotin früher als wesentlicher Hautschutzfaktor angesehen und auch als Vitamin H bezeichnet. Heute werden verschiedene Erschöpfungszustände, Nervenstörungen, Muskelschmerzen und auch Depressionen ebenfalls mit einem Biotinmangel in Zusammenhang

gebracht. Biotin wird im gesunden Körper in ausreichender Menge von Bakterien der Darmflora gebildet. Mangelerscheinungen sind daher sehr selten und wurden in extremer Ausprägung nur bei Menschen beobachtet, die sich über einen längeren Zeitraum ausschließlich mit rohen Eiern ernährten. Der darin enthaltene Stoff Avidin bindet im Darm große Biotinmengen. Ist die Darmflora durch Erkrankung oder durch eine Antibiotikatherapie zerstört, kann es ebenfalls zu Mangelzuständen kommen. Biotin ist jedoch auch in vielen Nahrungsmitteln enthalten. Meist an Proteine gebunden, in Hefe, Fleisch, Innereien und Pflanzensaat, oder in Milch, Gemüse und Früchten, in Form von Biocytin, einer Verbindung mit der Aminosäure Lysin. Da Biotin wasserlöslich ist und unverändert über die Nieren ausgeschieden werden kann, ist eine Überdosierung nahezu unmöglich.

Blei

Blei schädigt das Gehirn, insbesondere das von Kindern, da sie im Vergleich zum Erwachsenen größere Bleimengen aufnehmen. Über die Nahrung, Trinkwasser und Atemluft aufgenommen, kann das Kinderhirn schwere Schäden durch eine sogenannte Bleienzephalopathie davontragen. Über den Kreislauf der Mutter aufgenommen, ist Blei bereits für ungeborene Kinder gefährlich. Chronische Bleivergiftungen erzeugen bei Erwachsenen das gleiche Krankheitsbild, das mit deutlichen Intelligenzdefiziten einhergeht. Für den Bleigehalt im Trinkwasser, früher die Hauptquelle für Kontaminationen, gelten deshalb strenge Grenzwerte. Die hohe Belastung der Luft mit bleihaltigen Stäuben macht es unmöglich, das Gift vollständig zu meiden. 80 Prozent der Bleimenge gelangen über kontaminierte Nahrungsmittel in den Körper. Im Darm wird Blei resorbiert und lagert sich bevorzugt in weichem

Organgewebe wie zum Beispiel im Gehirn ab. Gegen bleihaltige Nahrung ist der Mensch meist machtlos, etwa beim Blei im Trinkwasser, das aus alten Rohren stammt. Allerdings hängt die Aufnahme des Schwermetalls auch von anderen Lebensmitteln ab: Die Aufnahme wird durch Nahrungsmittel wie den Lebensmittelzusatzstoff Zitronensäure begünstigt (› **Zitronensäure**). Kalzium- und Phosphatverbindungen in der Nahrung verringern hingegen die Bioverfügbarkeit. Die Giftigkeit von Blei war bereits im Altertum bekannt. Der veraltete medizinische Begriff Saturnismus für Bleivergiftung leitet sich von Saturnus ab, dem alchimistischen Namen für das weiche Schwermetall. In der Bildersprache der mittelalterlichen Alchimisten symbolisiert sinnigerweise der Sensenmann, Saturnus, das giftige Blei.

Cadmium

Chronische Vergiftungen mit dem Schwermetall Cadmium schädigen Nieren, Gehirn, Nervensystem und Leber. Eine japanische Studie berichtet von einem 64 Jahre alten Mann, der nach einer akuten Vergiftung mit Cadmium ein Multiorganversagen erlitt und innerhalb von drei Monaten schwere Parkinson-Symptome zeigte. Das deutet darauf hin, dass eine Cadmiumvergiftung für die Zerstörung der bei Parkinson-Patienten geschädigten Basalganglien im Gehirn mit verantwortlich sein könnte (› **Parkinson**), in denen alle willkürlichen Bewegungsabläufe gesteuert werden. Cadmium wird bei zahlreichen industriellen Fertigungsprozessen freigesetzt und gehört genau wie Blei seit Beginn der Industrialisierung zu den überall vorhandenen Umweltgiften, die unsere Gesundheit unausweichlich belasten. Cadmium gelangt vor allem über kontaminierte pflanzliche Nahrungsmittel in den Körper, die das Schwermetall über die Wurzeln aufnehmen und in allen Pflanzenteilen speichern. Klärschlammdüngung auf Feldern und der Anbau in mit Industrieabwässern belasteten Gegenden werden als hauptsächliche Cadmiumquelle bei Pflanzen vermutet. Fische aus schwermetallbelasteten Gewässern weisen ebenfalls einen hohen Cadmiumgehalt auf. In manchen Nahrungsmitteln wie Mangold, Kopfsalat, Spinat, Sellerie und Rhabarber reichert sich Cadmium besonders gut an.

Carrageen

Das Verdickungsmittel Carrageen (E-Nummer 407) dient bei der Herstellung von Nahrungsmitteln zum Beispiel der Stabilisierung von Eiscreme und Sahne oder der Verhinderung von Flüssigkeitsabscheidungen bei Frischkäseprodukten. Carrageen steckt in so gut wie jeder Supermarktsahne und sorgt dafür, dass sich oben das Fett nicht absetzt. Biosahne hingegen enthält diesen Zusatz nicht. Carrageen ist ein Gemisch verschiedener Polysaccharide, das sind komplexe Zuckermoleküle, die vom Körper im Darm nicht verarbeitet werden können. Die gelartige Substanz wird aus der Rotalge gewonnen. Kleine, sogenannte degradierte Carrageenmoleküle können von der Darmschleimhaut aufgenommen werden und lösen entzündliche Prozesse aus, welche die Darmwand zerstören, durchlässig für Schadstoffe machen und die Funktion des Darmhirns beeinträchtigen. Joanne Tobacman von der Universität des US-Staates Illinois in Chicago glaubt, dass degradiertes Carrageen in der Nahrung Magen- und Darmgeschwüre verursacht. Sie macht über die Darmschleimhaut aufgenommenes Carrageen sogar für die Entstehung von Brustkrebs mitverantwortlich und konnte in einer Studie nachweisen, dass die Zahl der Brustkrebserkrankungen in Nordamerika sich parallel zum Einsatz von Carrageen in Nahrungsmitteln sprunghaft steigerte. Carrageen ist trotzdem nach wie vor in zahlreichen industriell gefertigten Nahrungsmitteln, etwa in konventionell hergestellter Sahne enthalten.

Cholin

Cholin ist ein unverzichtbarer Baustein für die Gedächtnisfunktion des Gehirns. Aus der fettähnlichen Substanz wird der Neurotransmitter Azetylcholin gebildet. Cholin ist außerdem unentbehrlich für zahlreiche Stoffwechselvorgänge in den Zellen und für die Entgiftungsfunktion und den Fettstoffwechsel in der Leber. In Tierversuchen beeinträchtigte ein Cholinmangel bei Laborratten die Lern- und Gedächtnisfunktionen erheblich. Bei Studien mit altersdementen Patienten, die während ihrer Behandlung mit Infusionen ernährt wurden, zeigte sich bei einem höheren Cholingehalt in der Nährstoffversorgung eine Verbesserung der Gedächtnisleistungen. Das zusätzliche Cholinangebot erhöht offensichtlich die Produktion von Azetylcholin, dessen Konzentration im Gehirn bei an Alzheimer Erkrankten (**› Alzheimer**) erniedrigt ist. Cholin wird in geringen Mengen zwar vom Körper selbst hergestellt, doch eine ausreichende Zufuhr ist nur mit einer cholinhaltigen Ernährung gewährleistet. Empfohlen werden 0,4 bis 0,5 Gramm Cholin am Tag. Cholin findet sich in Form von Lezithin (Phosphatidylcholin) in zahlreichen Nahrungsmitteln, und ein Cholinmangel ist bei gesunder Ernährung unwahrscheinlich. Rinderleber, Eier und Erdnüsse enthalten hohe Mengen Cholin. Schon zwei Eier decken den Tagesbedarf. Bei chronischen Erkrankungen, hohem Alkoholkonsum und während der Schwangerschaft und Stillzeit erhöht sich der Cholinbedarf, was durch eine Nahrungsumstellung oder -ergänzung durch Lezithinpräparate ausgeglichen werden kann. Selten beobachtete Auswirkungen einer Überdosierung (mehr als 20 Gramm pro Tag) sind Übelkeit, Erbrechen, eine fischig riechende Körperausdünstung und sehr selten auch Depressionen.

Chrom

Ein Chrommangel führt zu einer Glukoseunterversorgung **(› Glukose)** des Gehirns. Außerdem wirkt Chrom antidepressiv, indem es die Verfügbarkeit von Serotonin im Gehirn erhöht **(› Serotonin)**. Zahlreiche Forschungen aus den 1990er Jahren belegen, dass Chrom einen regulierenden Einfluss auf den Blutzuckerspiegel ausübt. Ein Chrommangel bewirkt eine Verschlechterung der Glukosetoleranz und eine Verringerung der Insulinrezeptoren, mit der Folge, dass nicht ausreichend Glukose als Nährstoff bereitgestellt wird, der für das Gehirn unverzichtbar ist. Eine Studie kommt zu dem Schluss, dass Chrom, in Form von Chrompicolinat der Nahrung zugesetzt, den Serotoninspiegel im Gehirn erhöht und eine antidepressive Wirkung hat. Bei einer stark zuckerhaltigen Ernährung und bei an Diabetes Erkrankten erhöht sich der tägliche Bedarf des Spurenelements Chrom beträchtlich. Das Schwermetall reduziert zudem den Gesamtcholesterolspiegel und erhöht den Anteil des »guten« HDL-Cholesterins. Auf der anderen Seite wirkt die industriell verarbeitete Sonderform des »hexavalenten« Chroms krebserregend und schädigt das Immunsystem des Körpers bei chronischer Vergiftung. Der geschätzte Tagesbedarf für das Spurenelement Chrom liegt bei etwa 150 Mikrogramm (Millionstel Gramm). Bei gesunder Ernährung wird ausreichend Chrom über Vollkornbrot, verschiedene Gemüse- und Obstsorten, Hefe und Hühnerfleisch aufgenommen. Weizenkeimlinge weisen einen besonders hohen Chromgehalt auf. Bei der therapeutischen Anwendung von Chrom wurden auch bei einer täglichen Dosis von 1000 Mikrogramm (Millionstel Gramm) keinerlei Nebenwirkungen beobachtet.

Coenzym Q10

Das Coenzym Q10 spielt eine wichtige Rolle bei der Energieversorgung menschlicher Körperzellen und schützt sie vor oxidativer Zerstörung durch freie Radikale (› **Antioxidanzien)**. Gehirn- und Herzmuskelzellen reagieren besonders anfällig auf einen Coenzym-Q10-Mangel. Die schlechtere Energieversorgung und oxidativer Stress beeinträchtigen die Zellfunktion und verursachen einen verfrühten Zelltod. Eine Studie aus Kalifornien ergab, dass sich durch hohe Coenzym-Q10-Einnahmen (300 bis 1000 Milligramm pro Tag) die Entwicklung der Krankheitssymptome von Parkinson-Kranken (› **Parkinson)** im Frühstadium erheblich verzögern lässt. Das ist ein deutlicher Hinweis darauf, dass eine ausreichende Versorgung mit dem auch Ubiquinon genannten Coenzym Q10 vor degenerativen Hirnerkrankungen schützen könnte. Es wird als körpereigene Substanz vom Menschen selbst hergestellt, die Konzentration in den Zellen verringert sich jedoch mit steigendem Alter. Einige Medikamente und Erkrankungen reduzieren die Konzentration zusätzlich. Der geschätzte Tagesbedarf eines gesunden Menschen liegt bei etwa 30 Milligramm. Sardinen, Rindfleisch, Schweinefleisch, Geflügel, Olivenöl und gekochter Brokkoli enthalten Coenzym Q10 und die Coenzyme Q1 bis Q9, die in der Leber zu Coenzym Q10 umgebaut werden können. Für therapeutische Anwendungen stehen unterschiedliche Nahrungsergänzungspräparate zur Verfügung.

Cola
   Koffein

Cystein
   Glutathion

Darmhirn

Das weitverzweigte Nervengeflecht im Darmsystem wird auch als Darmhirn bezeichnet. Seine vielfältigen Funktionen sind erst seit wenigen Jahren bekannt. Der Darm spielt eine große Rolle im Gefühlsleben (»Bauchgefühle«), aber auch bei rationalen Entscheidungen. Er ist darüber hinaus auch eine hochintelligente Steuerungszentrale, die ihre inneren Angelegenheiten weitgehend selbsttätig regelt. Und es gibt viel zu regeln: Der Darm hat überraschenderweise den meisten Kontakt mit der Außenwelt. Die Oberfläche des Darms ist mit 250 bis 400 Quadratmetern mehr als doppelt so groß wie die Lunge und 100-mal größer als die Hautoberfläche. Und weil die Außenwelt sehr bedrohlich sein kann, muss der Verdauungskanal in erhöhtem Maße abwehrbereit sein. Der Darm ist deshalb das größte Immunorgan des Körpers: Dort sitzen bis zu 75 Prozent aller Abwehrzellen. Über 500 Bakterienarten leben dort, insgesamt 100 Billionen Keime mit einem Gesamtgewicht von 1,5 Kilo. Viele von ihnen sind potenzielle Killer, könnten einen Menschen umbringen, wenn sie die Oberhand gewinnen würden.

Der Darm muss daher ständig Daten erheben, aus einer unglaublichen Vielzahl von Informationen auswählen, Entscheidungen fällen, sich an vergangene Maßnahmen erinnern. Überraschenderweise hat der Mensch im Bauch die gleichen Nervenzellen (»Neuronen«) wie im Hirn – und zwar in großer Zahl: 100 Millionen Neuronen enthält der Darm, die größte Ansammlung von grauen Zellen außerhalb des Kopfes.

Der Darmkanal wird denn auch in mehreren Schichten von Nerven umhüllt, die den Strang wie dünne Netzstrümpfe überziehen. Dort sitzen nicht nur die gleichen Nervenzellen wie im Hirn, dort wirken auch die gleichen Neurotransmitter, die gleichen Neuromodulatoren, laufen die gleichen synaptischen Verbindungen ab wie im großen Hirn. All jene Chemikalien also, die im Kopf fürs Denken, Erinnern, Planen sorgen, all jene Substanzen finden sich auch im Bauch.

95 Prozent des Serotonins etwa, des »Glückshormons«, befinden sich im Darm. Darm- und Kopfhirn sind durch Nervenleitungen verbunden – wobei 90 Prozent der Informationen von unten nach oben laufen. Die Tätigkeit des Darmhirns ist steter Gefahr durch Fremdstoffe und aggressive Eindringlinge in der Nahrung ausgesetzt: Bakterien, Viren, aber auch chemische Lebensmittelzusatzstoffe, die die Darmwand angreifen können, darunter sogenannte Emulgatoren und Verdickungsmittel wie etwa Carrageen **(› Carrageen)** oder Konservierungsstoffe wie die sogenannten Sulfite **(› Sulfite)**.

Docosahexaensäure DHA
Omega-3-Fettsäuren

Eisen

Eisenmangel beeinträchtigt die Funktion bestimmter Enzyme und Neurotransmitter, die wichtig für Lernprozesse sind, und kann Ursache für eine Sauerstoffunterversorgung des Gehirns sein. Eisen ist Bestandteil des Hämoglobins in den roten Blutkörperchen, mit dem der Sauerstoff im Körper transportiert wird. Eine Studie, bei der die mathematischen Fähigkeiten von Kindern zwischen sechs und 16 Jahren untersucht wurden, belegte, dass Kinder mit guten Eisenwerten besser rechnen können. Von Mangel betroffen waren in der Studie in der Mehrzahl Mädchen, bei denen Menstruation und unausgewogene Ernährung während der Pubertät eine erhöhte Eisenzufuhr erfordern. Eisenmangel kann auch schon in den ersten Lebensjahren auftreten, wenn die Kleinen vorwiegend mit Fertigkost aus Gläschen ernährt werden: Die Konserven enthalten häufig zu wenig Fleisch, was den Eisenmangel begünstigt. Chronischer schwerer Eisenmangel während der Kindheit und die damit verbundene Einschränkung der Leistungsfähigkeit des Gehirns wirkten sich in einer Langzeitstudie auch zehn Jahre danach, trotz zwischenzeitlicher Behandlung des Eisenmangels, noch negativ auf die Gedächtnisleistungen und Verhaltensentwicklung aus. Eine ausgewogene Ernährung mit Fleisch, grünem Blattgemüse, Obst und Vollkornprodukten sichert eine ausreichende Eisenversorgung. Vitamin C **(› Vitamin C)** erhöht dabei die Verwertbarkeit des in Pflanzen gebundenen Eisens.

Erregungsgifte

Aspartam und Glutamat

Exzitotoxine
Aspartam und Glutamat

Fette
Omega-3-Fettsäuren

Fischöl
Omega-3-Fettsäuren

Flavonoide
Polyphenole

Folsäure

Das B-Vitamin Folsäure ist in jedem Lebensalter unerlässlich für die Funktion des Nervensystems. Ein Mangel während der Schwangerschaft schädigt schon das Nervensystem des Embryos und kann zu embryonalen Missbildungen führen, sogenannten Neuralrohrdefekten. Zu wenig Folsäure in der Kindernahrung schädigt die Hirnentwicklung nachhaltig, Folsäuremangel im Erwachsenenalter spielt eine zentrale Rolle beim Entstehen von Demenzerkrankungen wie Alzheimer, ist häufig Ursache für Depressionen und kann die Entstehung von Neuropathien, schmerzhaften Nervenerkrankungen, begünstigen. In zahlreichen Studien wird ein durch Folsäure- und Vitamin-B-Mangel verursachter zu hoher Homocysteinspiegel dafür verantwortlich gemacht (› **Homocystein**). Folsäure ist in Vollkornprodukten, Backwaren, Leber und grünem Blattgemüse enthalten. Der Gehalt des wasserlöslichen B-Vitamins in Lebensmitteln ist stark abhängig von der Zubereitung. Salat- und Gemüseblätter sollten daher nur im Ganzen gewaschen, am besten roh verzehrt oder vitaminschonend gedünstet und unter Verwendung des Kochwassers zubereitet werden. In den USA und anderen Ländern wird vielen industriell hergestellten Lebensmitteln mittlerweile nachträglich Folsäure beigemischt, da die natürlich enthaltenen Vitamine den Produktionsprozess nicht überstehen. Eine gesunde Ernährung mit Vollkornbrot und frischem Gemüse deckt den Tagesbedarf von 400 Mikrogramm (Millionstel Gramm) in der Regel ab. Schwangere haben einen erhöhten Bedarf, der in Absprache mit einem Arzt durch Nahrungsmittelzusätze ergänzt werden kann. Bei der therapeutischen Anwendung von Folsäure zur Behandlung von Depressionen und anderen Erkrankungen können unter ärztlicher Kontrolle wesentlich höhere Dosen im Milligrammbereich zum Einsatz kommen. Lange herrschte Einigkeit über die zusätzlichen Folsäuregaben für Schwangere; neuere Studien ziehen allerdings den Nutzen bei der Vermeidung der Neuralrohrdefekte in Zweifel und machen auf mögliche Nebenwirkungen aufmerksam, so etwa vermehrte Zwillingsgeburten sowie ein erhöhtes Risiko für Darmkrebs bei der Mutter und Asthma beim Kind.

Frühstück

Das Frühstück ist die wichtigste Mahlzeit des Tages. Das trifft zumindest für die Menschen zu, die ihrem Gehirn schon in den Morgenstunden Höchstleistungen abverlangen müssen. Schulkinder gehören sicherlich dazu, doch in zahlreichen Umfragen stellte sich heraus, dass durchschnittlich 25 bis 30 Prozent, in vielen Schulen aber bis zu 80 Prozent der Schüler zwischen sieben und 14 Jahren morgens ohne Frühstück das Haus verlassen. Auch das gute alte Pausenbrot ist nur noch in wenigen Schulranzen zu finden. Stattdessen gibt es Taschengeld, das häufig in Chips und Cola investiert wird oder in diverse stark zuckerhaltige Schokoriegel.

Das Gehirn reagiert im Gegensatz zu anderen Organen sehr empfindlich auf Schwankungen bei der Versorgung mit Nährstoffen. Konzentrationsfähigkeit, Gedächtnisleistung und Lernprozesse lassen spürbar nach, sobald der Kohlenhydrat- und Fettsäurennachschub (› **Glukose** und **Fette, Fettsäuren**) zu lange auf sich warten lässt, wie zahlreiche Studien belegen. Bereits eine Schale Müsli, dazu Fruchtsaft und eine Banane enthalten alles, was der Kopf frühmorgens zum Denken benötigt. Das in der Banane enthaltene Serotonin als »Glückshormon« (› **Serotonin**) sorgt außerdem für gute Laune.

In manchen Schulen ist diese Erkenntnis nicht neu, und ein gemeinsames Frühstück in der Schulklasse gehört dort zum Angebot, um das Leistungsvermögen der Schüler zu optimieren. Einige Schulen verbieten zudem den Verkauf von zucker- und fetthaltigen Süßwaren und kalorienreichen Softdrinks auf ihrem Schulgelände.

Glukose

Glukose, ein sogenannter Einfachzucker, ist der ultimative Nährstoff des Gehirns. Nervenzellen sind auf die ständige Verfügbarkeit von Glukose angewiesen. Die Blutglukosekonzentration, der Blutzuckerwert, wird vom Körper so eingestellt, dass jederzeit genügend Glukose das Gehirn erreicht. Ist er zu niedrig, verlangsamen sich die Gehirnfunktionen, Gedächtnis- und Lernleistungen sind vermindert. Starke Schwankungen und zu hohe Blutzuckerwerte sind jedoch genauso schädlich für das Gehirn. Ist die durch insulingesteuerte Blutzuckerregulation gestört, wie dies bei der Zuckerkrankheit Diabetes der Fall ist, schädigen Folgeerkrankungen an den Hirngefäßen das Gehirn nachhaltig, und das Risiko, an Alzheimer zu erkranken, steigt beträchtlich. Glukose wird im Körper aus Kohlenhydraten gebildet. Sogenannte Zweifachzucker wie Saccharose (Haushaltszucker) oder Mehrfachzucker wie Stärke sind Kohlenhydrate, die zu Glukose ab- und umgebaut werden. Schwankungen des Blutzuckerspiegels lassen sich durch eine ausgeglichene Ernährung vermeiden. Entscheidend dabei ist die Form, in der die Kohlenhydrate aufgenommen werden. Schnell verwertbarer Zweifachzucker, wie er in allen zuckerhaltigen Süßigkeiten und Getränken in großen Mengen enthalten ist, führt zu einem schnellen Anstieg des Blutzuckerspiegels, was das Insulinsystem zu Höchstleistungen antreibt. Bei einer einseitigen, stark zuckerhaltigen Ernährung steigt das Risiko für zahlreiche Erkrankungen. Komplexere Kohlenhydrate wie Stärke werden je nach Herkunft erheblich langsamer zu Glukose umgewandelt, und starke Blutzuckerschwankungen bleiben aus.

Glutamat, MSG

Der Geschmacksverstärker Glutamat steht neben dem Süßstoff Aspartam (› **Aspartam**) im Verdacht, in großen Mengen neurotoxisch zu wirken. Glutamat ist in zahlreichen Fertiggerichten, Knabberchips und Wurstwaren enthalten, aber auch in natürlichen Nahrungsmitteln wie etwa Parmesan, Roquefort, Sojasauce. Auch der menschliche Körper enthält Glutamat. Das meiste fest eingebunden in Knochen, aber auch freies Glutamat, vor allem im Gehirn.

Das in den Nervenzellen selbstgebildete Glutamat ist ein wichtiger Neurotransmitter, der eine exzitatorische, also erregende Wirkung auf die Reizweiterleitung im Nervensystem ausübt. Übersteigt die Glutamatkonzentration im Gehirn den normalen Wert, kann es die Nervenzellen irreparabel schädigen und wirkt als »Exzitotoxin« (Erregungsgift). Das über die Nahrung aufgenommene Glutamat erhöht die Glutamatkonzentration im Blutplasma, es kann jedoch nach der vorherrschenden Lehrmeinung die Blut-Hirn-Schranke nicht passieren, was eine exzitotoxische Wirkung des Nahrungsglutamats eigentlich ausschließt. Die Blut-Hirn-Schranke ist jedoch nicht immer gleich stark, auch sind manche Hirnregionen gar nicht von ihr geschützt. Seitdem in den 1960er Jahren mit dem »China-Restaurant-Syndrom« (in der asiatischen Küche wird Glutamat häufig eingesetzt) erstmals Zweifel an der Unbedenklichkeit des Geschmacksverstärkers dokumentiert wurden, bewiesen zahlreiche Studien die neurotoxische Wirkung auch des über die Nahrung aufgenommenen Glutamats. Ebenso viele Studien bewiesen jedoch genau das Gegenteil. Bei Labortieren verursachten große Glutamatmengen schwere Hirnschäden. Bei Studien mit Menschen wurden hingegen keine toxischen Schäden beobachtet. Die Symptome des »China-Restaurant-Syndroms« (Hitzewallungen, Übelkeit und Kopfschmerzen) wurden danach als seltene Überempfindlichkeitsreaktion gewertet, und die Verwendung des Geschmacksverstärkers wird weiterhin als unbedenklich angesehen. Trotzdem zweifeln zahlreiche Wissenschaftler in neueren Studien die generelle Unüberwindbarkeit der Blut-Hirn-Schranke für Exzitotoxine wie Glutamat an und werden nicht müde, vor den Folgen des Geschmacksverstärkers zu warnen. Neue Studien weisen auch auf die übergewichtsfördernde Wirkung des Geschmacksverstärkers hin, der die Mechanismen der Appetitregulierung im Gehirn stören und mithin zu »Gefräßigkeit« führen kann, wie manche Forscher meinen. Offiziell gilt der

Stoff als harmlos, die Glutamatunterstützer unter den Forschern halten gar ein Pfund am Tag für einen Erwachsenen für unbedenklich.

Wer vorsichtshalber seinem Hirn zuliebe auf den zweifelhaften Geschmack verzichten möchte, sollte generell industriell hergestellte Instant- und Fertiggerichte, gewürzte Snacks und Speisewürze meiden. Auf den Lebensmitteletiketten wird Glutamat zum Beispiel als Monosodiumglutamat (MSG), als Glutaminsäure, Natriumglutamat, Kaliumglutamat, Kalziumglutamat, Magnesiumglutamat (E 620–25) deklariert. Bioproduzenten, aber zunehmend auch Konzerne wie Nestlé verwenden als Geschmacksverstärker Hefeextrakt, der seinerseits allerdings von Natur aus Glutamat enthält.

Glutathion, Cystein

Glutathion ist die stärkste antioxidative Waffe des Körpers und schützt die Zellen des Gehirns und andere Körperzellen vor oxidativer Zerstörung durch freie Radikale (› **Antioxidanzien**). Das aus den Aminosäuren Glutaminsäure, Cystein und Glycin gebildete Glutathion entfaltet seine volle antioxidative Wirkung zusammen mit dem selenhaltigen Enzym Glutathionperoxidase (› auch **Selen**). Glutathion ist außerdem dazu in der Lage, bereits oxidiertes Vitamin C und E (› **Vitamin C** und **E**) so aufzubereiten, dass es dem Körper wieder zur Verfügung steht, und hilft in der Leber bei der Entgiftung von Schwermetallen, wie zum Beispiel Cadmium (› **Cadmium**). Die Aminosäure Cystein hat ebenfalls ein antioxidatives Potenzial und spielt zudem eine Rolle beim Aufbau und Erhalt von Zellwänden und bei der Bildung von Myelin, einem wichtigen Baustein für die isolierende Ummantelung von Nervenbahnen. Glutathion ist in vielen Obst- und Gemüsesorten enthalten, zum Beispiel in Wassermelonen, Spargel, Kartoffeln und Orangen. Cystein und dessen Vorläufersubstanz finden sich in großen Mengen in Lachs, Garnelen, Geflügel- und Rindfleisch sowie Sojabohnen. Eine ausreichende Versorgung ist über eine ausgewogene Ernährung sichergestellt. Ein höherer Glutathion- und Cysteinbedarf besteht altersbedingt, wenn die im Körper synthetisierte Menge abnimmt oder wenn chronische Erkrankungen und ein geschwächtes Immunsystem größere Mengen erforderlich machen.

Homocystein

Ein hoher Homocysteinspiegel im Blut stellt einen bislang häufig unterschätzten Risikofaktor für Herz-Kreislauf-Erkrankungen und Demenzerkrankungen des Gehirns dar. In einer holländischen Studie wurde nachgewiesen, dass bei Studienteilnehmern mit hohen Homocysteinwerten bestimmte Hirnbereiche geschrumpft waren. Deutsche Forscher beschrieben zuvor, dass ein hoher Homocysteinspiegel wahrscheinlich mit einem erhöhten Risiko einhergeht, an Altersdemenz, Alzheimer und an Depressionen zu erkranken. Zusätzlich stellt es ein erhöhtes Risiko für die neuronale Entwicklung des Fötus während der Schwangerschaft dar. Homocystein entsteht beim Abbau der lebenswichtigen Aminosäure Methionin und wird unter Mithilfe von B-Vitaminen **(› Vitamin B)** weiter verstoffwechselt. Ein ernährungsbedingter Vitamin-B-Mangel ist offensichtlich der Hauptgrund für hohe Homocysteinspiegel, die bei jedem zweiten über 50-Jährigen gemessen werden. Homocystein wirkt in hoher Konzentration direkt gefäßschädigend und verursacht Herz-Kreislauf-Erkrankungen; es wirkt sich zusätzlich negativ auf den Stoffwechsel der Nervenbotenstoffe und die embryonale Entwicklung aus. Die Beteiligung an der Entstehung von Alzheimer

(› **Alzheimer**) und Altersdemenz ist noch ungeklärt, vermutet wird aber, dass es selbst neurotoxisch wirkt und andere neurotoxische Mechanismen begünstigt. Der Homocysteinspiegel lässt sich mit einer erhöhten Aufnahme von Vitamin B über die Nahrung senken.

Hyperaktivität (ADHS/ADHD)

Das Aufmerksamkeits-Defizit-Hyperaktivitäts-Syndrom (ADHS), das umgangssprachlich mit »Zappelphilipp-Syndrom« sehr treffend bezeichnet wird, ist für Eltern und Lehrer ein zunehmendes Problem. Die neurologischen Ursachen dieses Phänomens sind noch ungeklärt. Manche Forschungsergebnisse legen jedoch einen unmittelbaren Zusammenhang mit der Ernährung des Kindes nahe. Synthetische Lebensmittelfarbstoffe wie zum Beispiel das gelbe Tartrazin (E 102) stehen im Verdacht, ADHS-Symptome wie Reizbarkeit, Unruhe und Schlafstörungen zu verursachen.

Eine Studie der Universität im britischen Southampton zeigte, dass eine Gruppe von Farbstoffen ein besonderes Risiko für ADHS darstellen: Sie sind als »Southampton Six« berühmt geworden: Tartrazin (E 102), Quinolingelb (E 104), Gelborange-S (E 110), Carmoisine (E 122), Ponceau 4R (E 124) und Allurarot AC (E 129). Sie müssen seit 2010 einen Warnhinweis tragen: »Verzehr kann sich nachteilig auf die Aktivität und Konzentration von Kindern auswirken.«

Es ist zwar nicht so einfach, die Ernährung des »Zappelphilipps« völlig frei von synthetischen Farbstoffen zusammenzustellen, doch die Umstellung erzielt nach Studien ähnliche Erfolge wie das bei vielen Ärzten favorisierte Medikament Ritalin. Das Mittel ist nicht unproblematisch, da seine Langzeitwirkung ungeklärt ist – und es zudem von der amerikanischen Rauschgiftbehörde DEA als Droge angesehen und auf eine Stufe mit Kokain gestellt wird.

Kaffee
Koffein

Karotinoide
Karotinoide, in allen Obst- und Gemüsesorten vorkommende Antioxidanzien, schützen Gehirnzellen vor altersbedingten Schäden durch freie Radikale (› **Antioxidanzien**). Sie heißen zum Beispiel Alpha- und Beta-Karotin, Lutein oder Lykopin, und insgesamt sind es mehr als 30 verschiedene Karotinoide, die wir über die tägliche Ernährung aufnehmen. Eine französische Studie kam zu dem Ergebnis, dass die Gedächtnisleistungen älterer Menschen umso besser sind, je höher die Konzentration der Karotinoide im Blut ist. Die Studienteilnehmer mit den höchsten Karotinoid-Werten schnitten bei der Überprüfung des logischen Denkens bis zu 40 Prozent besser ab als die Teilnehmer mit den niedrigsten Werten. Sie gaben an, täglich frisches Obst und Gemüse zu essen. Möhren, Kohl, Spinat, Wassermelonen, Tomaten, rote Grapefruit und Aprikosen sind karotinoidreiche Nahrungsmittel.

Koffein
Koffein schärft das Gedächtnis und erhöht das Reaktionsvermögen. Das in Deutschland am häufigsten konsumierte Alltagsgetränk Kaffee enthält etwa 20 bis 30 Milligramm Koffein pro Tasse, ein Glas Cola etwa vier Milligramm und eine Tasse Tee etwa fünf Milligramm. Eine britische Studie untersuchte die positiven Effekte des Koffeins auf Gedächtnisleistung und Reaktionsvermögen in unterschiedlichen Konzentrationen. Das Ergebnis brachte Erstaunliches zutage. Bei der Wirkung des Koffeins macht es nicht

die Menge. Schon fünf Milligramm Koffein reichen aus, um die Hirnfunktionen frühmorgens anzukurbeln. Eine Tasse Tee am Morgen, am Mittag und am Abend reichen vollkommen aus, um die positiven Effekte des Koffeins zu nutzen. Größere Mengen, bis zu 100 Milligramm oder vier bis fünf Tassen Kaffee, verbesserten die Testergebnisse der Versuchsteilnehmer nicht nennenswert. Menschen, die trotzdem darauf schwören, sich nur mit zwei Litern Kaffee täglich fit zu fühlen, sind nach Ansicht mancher Forscher einfach nur süchtig. Koffein hat ein nicht zu unterschätzendes Suchtpotenzial. Bleibt der »Stoff« aus, kommt es zu Entzugserscheinungen. Das betrifft in zunehmendem Maße auch Kinder. Koffeinhaltige Erfrischungsgetränke wie Cola werden von manchen Kindern in großen Mengen konsumiert, und auch bei ihnen bleiben, ähnlich wie beim »Kaffee-Junkie«, Entzugserscheinungen wie Kopfschmerzen, Depressionen und Müdigkeit nicht aus. Holländische Wissenschaftler mutmaßen in einem Bericht, dass migräneähnliche Symptome bei Kindern vielfach auf Schlafmangel zurückzuführen seien, der durch den hohen Konsum koffeinhaltiger Getränke mit verursacht wird. Koffeinfreie Cola-Getränke wären vor diesem Hintergrund aufgrund des Suchtpotenzials wünschenswert, doch die Hersteller pochen darauf, dass Koffein ein unverzichtbarer Bestandteil des Geschmacks der Getränke und demnach als Geschmacksstoff anzusehen sei. Eine britische Studie belegte jedoch, dass gerade mal acht Prozent einer Gruppe von regelmäßigen Cola-Konsumenten in der Lage waren, den Geschmacksunterschied von Cola mit und ohne Koffein wahrzunehmen.

Konservierungsstoffe
Sulfite

Kupfer

Das Spurenelement Kupfer ist bei zahlreichen Stoffwechselprozessen unverzichtbar, etwa bei der Bildung der Erythrozyten (den sauerstofftransportierenden roten Blutkörperchen). Auch für die Funktionen des Nervensystems ist es von Bedeutung. Bei Tierversuchen verursachte eine kupferfreie Diät schwere Hirnschäden bei neugeborenen Ratten, die auch durch eine Umstellung auf kupferhaltige Nahrung nicht rückgängig gemacht werden konnten. Paracelsus hingegen setzte im 16. Jahrhundert angeblich erfolgreich Kupfer als Medikament gegen verschiedene Geisteserkrankungen und Lungenkrankheiten ein. Dass Kupfermangel ursächlich für Hirnerkrankungen sein könnte, ist jedoch unwahrscheinlich. Zu hohe, toxische Kupferaufnahmen über das in Kupferleitungen transportierte Trinkwasser tragen hingegen nach der Ansicht einiger Wissenschaftler dazu bei, den oxidativen Stress in Nervenzellen zu erhöhen, der für viele degenerative Gehirnerkrankungen ursächlich ist. Kupfermangelzustände werden bei manchen Erkrankungen als Begleitsymptom festgestellt oder kommen auch bei seltenen Erbkrankheiten vor, bei denen der Kupferstoffwechsel gestört ist. Ein gesunder Mensch läuft jedoch keine Gefahr, zu wenig Kupfer aufzunehmen. Kupfer ist in zahlreichen Nahrungsmitteln enthalten, und der geschätzte Tagesbedarf von etwa zwei Milligramm wird auch bei einem weniger gesunden Ernährungsverhalten problemlos erreicht. Schon eine Tafel Schokolade (› **Schokolade**) enthält etwa zwölf Milligramm Kupfer.

Lithium

Das Spurenelement Lithium wird therapeutisch zur Behandlung von Depressionen und anderen psychischen Erkrankungen eingesetzt. In verschiedenen Studien wurde festgestellt, dass Lithium ebenfalls einen schützenden Effekt auf die Nervenzellen des Gehirns bei Alzheimer-Erkrankten (› **Alzheimer**) hat. Ein Lithiummangel könnte an der Entstehung von Depressionen beteiligt sein und das Fortschreiten der Alzheimer-Erkrankung fördern. Die Lithiumaufnahme über die Nahrung kann je nach Ernährung schwanken, überschreitet jedoch drei Milligramm pro Tag nicht. Der Mindesttagesbedarf ist umstritten, denn klare Anhaltspunkte für einen Mangel gibt es nicht. In Studien wurden bei zehn Milligramm täglich keinerlei Nebenwirkungen beobachtet, eine Überdosis ausschließlich über die Nahrung gilt als ausgeschlossen. Anders verhält es sich beim therapeutischen Einsatz von Lithium, wobei unter ärztlicher Kontrolle auch weitaus mehr als zehn Milligramm eingesetzt werden. Teilweise schwere Nebenwirkungen können die Folge sein. In einer neuseeländischen Studie wird von einer chronischen Lithiumvergiftung berichtet, bei der ein 71-jähriger Mann nach neun Jahren Lithiumbehandlung akute parkinsonähnliche Symptome (› **Parkinson**) ausbildete. Das Spurenelement Lithium ist reichlich in Milch, Fleisch, Eiern, Kartoffeln, Gemüse und in einigen Gegenden auch im Trinkwasser enthalten.

Mangan

Das für den Aufbau zahlreicher Enzyme und Körpersubstanzen notwendige Spurenelement Mangan wirkt in hohen Dosen als Gift fürs Gehirn und verursacht parkinsonähnliche (› **Parkinson**) Krankheitsbilder. Gefährdet sind Berufsgruppen, die am Arbeitsplatz hohen Manganoxidstäuben ausgesetzt sind. Eine Vergiftung über das in Nahrungsmitteln vorkommende Mangan ist nahezu ausgeschlossen. Doch die weltweit zunehmende Verwendung von manganhaltigen Kraftstoffzusätzen als Antiklopfmittel birgt nach Ansicht einiger Forscher in der Zukunft die Gefahr, dass chronische Manganvergiftungen über die Atemluft und Nahrungskette zunehmen werden. Manganmangelerscheinungen wurden bisher nur in experimentellen Tierstudien nachgewiesen. Manganmangel führt demnach zu Störungen des Zucker- und Fettstoffwechsels und zu Schäden an Haut, Haaren und Nägeln. Einige Wissenschaftler bringen dennoch psychische Störungen wie Depressionen und Demenz in Zusammenhang mit einem Manganmangel. Mangan ist in Getreideprodukten, Hülsenfrüchten, Reis und grünem Blattgemüse reichlich enthalten, und der geschätzte Tagesbedarf von zwei bis drei Milligramm wird bei ausgewogener Ernährung problemlos gedeckt.

Molybdän

Das Schwermetall und Spurenelement Molybdän ist ein wichtiger Kofaktor für zahlreiche Enzyme, die an Stoffwechselprozessen beteiligt sind. Die Symptome bei Molybdänmangel sind vielfältig und können gravierend sein. Zu ihnen gehören Übelkeit, Durchfälle, Atembeschwerden und Stimmungsschwankungen. Bei gesunden Menschen ist ein Mangel äußerst unwahrscheinlich, doch bei vielen chronischen Magen-Darm-Erkrankungen wurden schwere Fälle von Molybdänmangel dokumentiert. Wird der Tagesbedarf von etwa 80 Mikrogramm (Millionstel Gramm) erheblich überschritten, kann Molybdän das Gehirn schädigen. Kroatische Wissenschaftler stellten eine Fallstudie vor, bei der sich ein Mann innerhalb von 18 Tagen eine wirksame Gesamtdosis von 13,5 Milligramm Molybdän in Form eines Nahrungsergänzungsmittels verabreicht hatte. Er erlitt eine akute Psychose mit Halluzinationen und zahlreiche epileptische Anfälle. Nachfolgende Untersuchungen zeigten schwere Schäden im Vorderhirn, und noch ein Jahr später wies der Mann Anzeichen einer toxischen Hirnentzündung auf, zeigte verminderte Gedächtnisleistungen und litt an schweren Depressionen. Eine Nahrungsergänzung mit Molybdänpräparaten ist daher nur bei einem nachgewiesenen krankheitsbedingten Molybdänmangel und unter ärztlicher Aufsicht ratsam. Gesunde Menschen nehmen ausreichend Molybdän über die Ernährung auf, zum Beispiel mit Hülsenfrüchten, Petersilie, Schnittlauch, Innereien und Eiern.

Müsli
Frühstück

Muttermilch
Muttermilch macht Kinder schlau. Zahlreiche Langzeitstudien haben eindeutig belegt, dass Kinder, die in ihrer frühen Kindheit längere Zeit gestillt wurden, oft intelligenter sind als Kinder, die mit Babynahrung ernährt wurden. Dafür werden die Inhaltsstoffe der Muttermilch verantwortlich gemacht. Der hohe Gehalt an Omega-3-Fettsäuren **(› Omega-3-Fettsäuren)**, insbesondere die Docosahexaensäure (DHA), scheint ein wichtiger Faktor für die Entwicklung des kindlichen Gehirns zu sein. Da die Muttermilch im Prinzip nur die essenziellen Nährstoffe enthalten kann, welche die Mutter selbst zu sich nimmt, empfehlen Experten für stillende Mütter eine Ernährung mit einem hohen DHA-Anteil und anderen mehrfach ungesättigten Fettsäuren, etwa aus Leinöl. Empfohlen werden 300 Milligramm DHA täglich, eine Menge, die in etwa 30 Gramm Fisch mit hohem DHA-Gehalt enthalten ist, wie zum Beispiel bei Sardinen.

Omega-3-Fettsäuren

Fettsäuren und Fette sind für das Gehirn unverzichtbar, da bis zu 60 Prozent des Gehirns aus verschiedenen fettartigen Substanzen, auch Lipide genannt, bestehen. Fette sind die Grundbausteine der Membranen aller Körperzellen. Unterschiedliche Fettmoleküle bilden im Gehirn das Gerüst der Nervenzelle, ihre Fortsätze, die sogenannten Axone, und die Signalübertragungsstellen (Synapsen); zusätzlich dienen sie als Bausteine für zahlreiche Signalsubstanzen, die Neurotransmitter. Das Wachstum der Nervenzellen währt ein Leben lang. Zur Aufrechterhaltung aller Funktionen ist das Hirn auf ständigen Nachschub an geeigneten Fettsäuren als Baustein und Brennstoff angewiesen. Bleiben diese aus oder ist ein Überangebot an ungeeigneten und eher schädlichen Fettsäuren vorhanden, kann das Hirn dauerhafte Schäden davontragen. Ungeeignet sind sogenannte »gesättigte Fettsäuren«, die hauptsächlich über tierische Fette in der Nahrung aufgenommen werden. Das Hirn benötigt überwiegend »mehrfach ungesättigte Fettsäuren«, die auch PUFA genannt werden, abgekürzt nach dem englischen Begriff »poly-unsaturated fatty acids«. Zu den PUFA-Fettsäuren gehören auch die Omega-3-Fettsäuren Docosahexaensäure (DHA) und Alpha-Linolensäure (ALA), die der Körper nicht selbst herstellen kann und die ausreichend über die Nahrung zugeführt werden müssen. Omega-3-Fettsäuren sind in Fisch, Meeresfrüchten, grünem Blattgemüse, Nüssen, Leinsamen und vor allem Leinöl enthalten.

Parkinson-Krankheit

Die Parkinson-Krankheit (Morbus Parkinson) ist eine fortschreitende Erkrankung des Gehirns, bei der es zu einem Verlust bestimmter Nervenzellen kommt, die den Neurotransmitter Dopamin produzieren und für die Bewegungskoordination zuständig sind. Die Folge sind Muskelsteifheit, Zittern der Gliedmaßen, verlangsamte Bewegungen und eine eingeschränkte Mimik. Die Ursache für diese Erkrankung ist ungeklärt. Neben genetischen Ursachen werden verschiedene äußere Ursachen diskutiert. Dazu gehören Vergiftungen, Hirnentzündungen und häufig eine Traumatisierung des Schädels, wie es bei Boxern der Fall ist. Seit einigen Jahren wird in der Forschung auch die Möglichkeit einer ernährungsbedingten Ursache in Betracht gezogen. Agrargifte gelten als krankheitsförderlich, außerdem Vitaminmangel und Schwermetalle in der Nahrung.

Phenylalanin

Die Aminosäure Phenylalanin ist neben Aspartat ein Inhaltsstoff des Süßstoffs Aspartam (› **Aspartam**). Die Substanz ist ein notwendiger Baustein für Proteine und einige Botenstoffe des Gehirns. Ist sie dort im Übermaß vorhanden, wirkt sie sich äußerst schädlich aus. Menschen mit einer Krankheit namens Phenylketonurie (PKU) können den Stoff nicht angemessen abbauen. Es bilden sich zu hohe Konzentrationen im Gehirn, was zu schweren körperlichen und geistigen Entwicklungsverzögerungen führen kann, dem »Phenylbrenztraubensäure-Schwachsinn«, bei dem es zu vermehrter Bildung sogenannter Phenylbrenztraubensäure kommt, erkennbar am mäuseartigen Geruch des Urins der Betroffenen.

Problematisch könnte der Stoff während der Schwangerschaft sein: Denn Phenylalanin reichert sich in der Plazenta und im Gehirn des Ungeborenen um ein Vielfaches an – und könnte daher das Risiko für geistige Störungen beim Kind erhöhen. Das kann besonders prekär bei jenen zwei Prozent der Bevölkerung sein, die einen PKU-Gendefekt haben, ohne es zu wissen.

Hohe Phenylalaninspiegel können nach Ansicht von US-Forschern in einem frühen Entwicklungsstadium des Gehirns irreversible Schäden anrichten. Bei Neugeborenen könnte dadurch eine »Mikroenzephalie« auftreten, eine Fehlentwicklung, bei der das Hirn zu klein bleibt. Die Kinder bleiben dadurch zeitlebens geistig zurück oder leiden an anderen Geburtsdefekten. Wenn eine schwangere Frau aspartamhaltige Light-Getränke oder Süßstoffe zu sich nimmt, verdoppelt sich nach Berechnungen amerikanischer Forscher ihre Phenylalaninkonzentration in der Plazenta. Im Gehirn des Fötus wird sie sich noch einmal um das Doppelte bis Vierfache anreichern – einer Konzentration, die Nervenzellen töten kann, wie bei Laborversuchen nachgewiesen wurde.

Selbst bei Erwachsenen hatte sich bei solchen Konzentrationen eine verlangsamte Hirntätigkeit gezeigt, ablesbar an den Gehirnströmen auf dem Elektroenzephalogramm (EEG); außerdem hatten die Versuchspersonen länger für kognitive Tests gebraucht.

Auf solche »potenziell nachteiligen Effekte für die Gehirnfunktion der Erwachsenen« durch Phenylalanin hatte selbst der Wissenschaftliche Lebensmittelausschuss der Europäischen Union hingewiesen – der Zulassung aber dennoch zugestimmt, weil bei normaler Aufnahme »kein signifikantes Risiko« eines neurotoxischen Effektes bestehe.

Phospholipide

Das Phospholipid Phosphatidylserin (PS) ist einer der wichtigsten Bausteine der Zellmembranen von Nervenzellen im Gehirn. Das in die Membran eingebettete Phosphat-Fett-Molekül unterstützt den Zellstoffwechsel der Nervenzellen und beeinflusst die Kommunikation zwischen den Zellen. Phosphatidylserin wird aus der Aminosäure Serin, Phosphat und Fettsäuren (**› Omega-3-Fettsäuren**) im

Körper gebildet. Im Alter nachlassende Gehirnfunktionen könnten mit einer mangelnden Synthese von Phosphatidylserin zusammenhängen. In verschiedenen Studien wurde nachgewiesen, dass eine Nahrungsergänzung mit Phosphatidylserin bei alten Ratten eine Verbesserung des Auf- und Abbaus von Neurotransmittern bewirkte und den altersbedingten Verlust von Nervenzellstrukturen stoppen konnte. Bei Versuchen mit Alzheimer-Patienten (› **Alzheimer**) bewirkte Phosphatidylserin eine höhere Verfügbarkeit von Glukose (› **Glukose**) im Gehirn, dem wichtigsten Energielieferanten der Nervenzellen, und verbesserte Gedächtnisleistung und kognitive Fähigkeiten. Studien zur Behandlung von Depressionen mit Phosphatidylserin zeigten ebenfalls positive Ergebnisse. Phosphatidylserin und andere Phospholipide können auch über die Ernährung aufgenommen werden. Sie finden sich allerdings in Nahrungsmitteln, die heute bei vielen Konsumenten verpönt sind: in Hühnerherzen, Hühnerleber und Hühnereigelb, auch in Rinderhirn, Schweineleber, Schweinenieren, des Weiteren in Entenei, Makrelen, Hering. Therapeutisch wirksame Dosen, wie in den Studien bei Kranken angewendet, müssen dem Körper über Nahrungsergänzungsmittel zugeführt werden, die Phosphatidylserin enthalten, welches aus großen Mengen Soja gewonnen wird.

Polyphenole

Flavonoide und Anthocyane gehören zur Gruppe der Polyphenole, den sekundären Pflanzenstoffen, die der Pflanze Geruch, Geschmack oder Farbe verleihen. Ihnen wird eine starke antioxidative Wirkung nachgesagt, die alle Körperzellen vor freien Radikalen schützt (› **Antioxidanzien**), insbesondere auch die im Alter vermehrt oxidativer Zerstörung ausgesetzten Nervenzellen des Gehirns. Tee, grüner Tee, Rotwein und Beerenfrüchte (› **Beeren**) enthalten viele Flavonoide und Anthocyane, deren schützender Effekt auf das Herz-Kreislauf-System und auf die Nervenzellen des Gehirns schon häufig in Studien nachgewiesen werden konnte. Die noch ungeklärte Wirkung zahlreicher weiterer Polyphenole, die in Obst und Gemüse stecken, könnte einer der Hauptgründe für den gesundheitsfördernden Aspekt einer Ernährung mit viel frischem Obst und Gemüse sein.

PS
Phospholipide

Quecksilber

Das Schwermetall Quecksilber und alle Quecksilberverbindungen sind Gift für den menschlichen Körper und das Gehirn. Vergiftungen mit dem schon bei Raumtemperatur flüssig werdenden Metall werden auch »Merkurialismus« genannt. Merkur war der alchimistische Name für das silbrige Schwermetall. Bei einer Quecksilbervergiftung reichert sich das Metall in Organgeweben bis hin zu einer tödlichen Konzentration an, verursacht toxische Reaktionen wie Kopfschmerzen, Zittern, Entzündungen und Gedächtnisverlust. Hauptaufnahmequelle für Quecksilberverbindungen ist die Nahrung, eine minimale Aufnahme ist auch durch quecksilberhaltige Amalgamplomben in den Zähnen möglich. Durch industrielle Prozesse freigesetztes Quecksilber gelangt über Wasser und Luft in die Nahrungsmittelkette. Als besonders hoch belastet gelten Seefisch und Meeresfrüchte aus bestimmten Fanggebieten, zum Beispiel an Flussmündungen oder anderen hochbelasteten Gewässern. Durch Arbeitsprozesse, bei denen Quecksilber eingesetzt wird, sind manche Berufsgruppen zusätzlich gefährdet. Der englische Spruch »mad as a hatter« (»Dumm wie ein Hutmacher«) geht wahrscheinlich auf den traditionellen Einsatz von Quecksilber zur Imprägnierung von Filzhüten zurück.

Riboflavin
   Vitamin B$_2$

Ritalin
Ritalin ist das bekannteste Medikament, das gegen das sogenannte Zappelphilipp-Syndrom eingesetzt wird, auch Hyperaktivität oder Aufmerksamkeits-Defizit-Hyperaktivitäts-Syndrom **(› ADHS)**. Das Medikament enthält das Amphetamin Methylphenidat. Die genaue Wirkweise ist unbekannt. Ritalin fällt in Deutschland unter das Betäubungsmittelgesetz. Die US-Rauschgiftbehörde DEA setzt Ritalin auf eine Stufe mit Kokain, die amerikanischen Drogenexperten sind besorgt über den wachsenden Ritalin-Missbrauch. Denn immer mehr Jugendliche konsumieren die Droge des Schweizer Herstellers Novartis wie Kokain, schnupfen es pulverisiert durch die Nase oder spritzen es sogar wie Heroin. Für viele Eltern und auch Lehrer ist das Medikament ein Segen, weil es die zappeligen Kinder beruhigt. Kritiker bemängeln hingegen das Fehlen von Langzeitstudien zu den Spätfolgen des Mittels. Als einfache Alternative gelten Diäten, bei denen bestimmte Nahrungsmittel, aber auch Lebensmittelzusatzstoffe vermieden werden.

Rotwein
Polyphenole und Alkohol

Schokolade

Schokolade ist Hirnnahrung. Und Schokolade macht glücklich. Sie enthält das gefäßerweiternde Theobromin, Koffein (› **Koffein**), Phenylethylamin und Anandamid, psychoaktive Substanzen, die auch in Haschisch und Morphium enthalten sind, sowie Salsolinol, eine Substanz, die sich an Dopaminrezeptoren bindet und die Endorphinausschüttung fördert. Hinzu kommt ein hoher Anteil antioxidativ wirkender Polyphenole (› **Polyphenole** und **Antioxidanzien**), vor allem in dunkler Schokolade. Je bitterer, desto mehr. Der beliebten Ausrede vieler Schokoladenliebhaber zum Trotz reichen die geringen Mengen psychoaktiver Substanzen vermutlich nicht aus, um eine »Schokoladensucht« zu verursachen. Zahlreiche Studien, die das Suchtpotenzial von Schokolade untersuchten, widerlegen die Selbsteinschätzung der »Schokoladensüchtigen«. Belgische Rechtsmediziner berichteten von einem Fall, bei dem ein festgenommener Haschischraucher zu seiner Entlastung angab, sehr große Mengen Schokolade gegessen zu haben, und das enthaltene Anandamid könne die Ursache für seinen positiven Urintest bei der Kontrolle seines Haschischkonsums gewesen sein. Mit einem speziellen Testverfahren konnte dies jedoch widerlegt werden. Der Verzehr von mehr als einem Kilogramm Schokolade erscheint zudem auch wenig glaubhaft. Der hohe Fett- und Zuckeranteil macht Schokoladengenuss nämlich zu einer wahren Kalorienbombe. Der stimmungshebende, serotoninsteigernde Effekt des Zuckers (› **Glukose** und **Serotonin**) ergänzt den glücklich machenden Effekt der psychoaktiven Substanzen. Ob die amerikanischen Azteken um diese Wirkungen ihres »Göttertrunkes« wussten, ist unklar. Tatsache ist jedoch, dass Schokolade schon seit langer Zeit auf dem Speiseplan amerikanischer Ureinwohner steht. Wissenschaftler berichteten, dass sogar in Keramikgefäßen früher Mayakulturen aus der Zeit um 600 v.Chr. Schokoladenspuren nachgewiesen wurden, also lange bevor die Azteken ihren »Göttertrunk« brauten. Dass vor allem Frauen gern Schokolade naschen, liegt daran, dass sie damit ihren geschlechtsbedingt periodisch abfallenden Serotoninspiegel erhöhen können.

Selen

Das lebenswichtige Spurenelement Selen schützt Zellen vor oxidativer Zerstörung, und es reduziert die hirntoxische Wirkung von Schwermetallen wie Quecksilber, Blei und Cadmium (› **Quecksilber, Blei** und **Cadmium)**. Selen ist ein wichtiger Bestandteil des antioxidativ wirkenden Enzyms Glutathionperoxidase, das in allen Körperzellen vorkommt. Die Selenkonzentration im Gehirn beeinflusst zudem die Verfügbarkeit von Hormonen und Neurotransmittern. Bei verschiedenen Studien wurde festgestellt, dass Selenmangel einen negativen Einfluss auf die Psyche hat, der sich durch Selengaben beheben ließ. Indische Forscher zeigten im Tierversuch die Wirksamkeit von Selen bei der Behandlung von an Parkinson erkrankten Ratten (› **Parkinson)**. Selen stoppte die oxidative Zerstörung der Nervenzellen und erhöhte die Dopaminfreisetzung im Rattenhirn. Der tägliche Bedarf an Selen, das über die Nahrung aufgenommen werden muss, liegt nach unterschiedlichen Schätzungen etwa bei 80 bis 150 Mikrogramm (Millionstel Gramm). Tatsächlich aufgenommen werden jedoch im Durchschnitt nur 50 bis 80 Mikrogramm (Millionstel Gramm).
Der Selengehalt in der Nahrung hängt vom Selenvorkommen in landwirtschaftlich genutzten Böden ab. In Deutschland und der

Schweiz sind die Böden eher selenarm, was zumindest bei einem Teil der Bevölkerung zu einer Unterversorgung führen könnte. Mangelerkrankungen sind trotzdem sehr selten. Bei chronisch Erkrankten, bei Immunschwäche, Rheuma, bei Schwangeren und stillenden Müttern und bei starken Rauchern kann eine Nahrungsergänzung mit Selenpräparaten oder eine gezielte Ernährung mit selenreicher Kost sinnvoll sein. Selenreiche Nahrungsmittel sind Paranüsse, Leber, Rindfleisch, Eigelb, Fisch, Huhn und Roggenbrot. Paranüsse zum Beispiel enthalten je nach Anbaugebiet etwa 150 bis 250 Mikrogramm (Millionstel Gramm) pro 100 Gramm.

Serotonin

Ohne den Neurotransmitter Serotonin funktioniert im Gehirn gar nichts. Serotonin gilt als das »Glückshormon«. Es regelt den Informationsaustausch zwischen den Nervenzellen. Außer im Gehirn kommt es noch im Nervengewebe des Darms, im sogenannten Darmhirn, vor. Ein Serotoninmangel löst Depressionen aus, der meist auf die Fehlfunktion eines Enzyms zurückzuführen ist, das an der Synthese von Serotonin beteiligt ist. Die Serotoninsynthese steigt, wenn dem Körper Kohlenhydrate zugeführt werden **(› Glukose)**. Die Kohlenhydrate aus Nudeln zum Beispiel oder Schokolade **(› Schokolade)** erhöhen die Insulinproduktion in der Bauchspeicheldrüse. Insulin wiederum erhöht den Tryptophanspiegel im Gehirn, eine Vorläufersubstanz des Serotonins. Das »glücklich machende« Serotonin reguliert wichtige Hirnfunktionen, die Schlaf, Hunger und die psychische Befindlichkeit steuern. Leider lässt sich die Serotoninkonzentration nicht über die direkte Einnahme von Serotonin oder den Vorläuferstoff Tryptophan über die Ernährung erhöhen. Das funktioniert nur kurzfristig durch die Erhöhung der Kohlenhydrataufnahme. Eine Portion Spaghetti, eine halbe Tafel Schokolade oder Bananen wirken bei schlechter Laune oft Wunder. Eine übermäßige Serotoninerhöhung ist auch nicht ratsam, die nämlich könnte zum Tod führen: Wenn die körperlichen Glückszustände – Herzklopfen, Erröten, Pulserhöhung – zu sehr intensiviert werden, könnte der Exitus die Folge sein.

Sulfite

Sulfite (E-Nummern 220 bis 228) sind Schwefelverbindungen, die als Konservierungsstoffe zahlreichen Nahrungsmitteln zugesetzt werden. Derart konservierte Produkte können Sulfit-Asthma auslösen und im Extremfall sogar zum Tod führen. Wein, getrocknete Früchte, Kartoffelpüree aus der Tüte und andere geschwefelte Nahrungsmittel führen dabei zu mitunter lebensbedrohlicher Atemnot. In Europa sind Sulfite als Zusatzstoff für 61 Lebensmittelproduktgruppen zugelassen. Bei sulfitreicher Ernährung wird der Wert für die akzeptable tägliche Höchstdosis (ADI-Wert), vor allem von Kindern, bei weitem überschritten – nach einer Studie der EU-Kommission bis zum Zwölffachen der akzeptablen Menge. Das kann auch im Darm verheerende gesundheitliche Folgen haben. Bei Patienten, die an entzündlichen Darmerkrankungen leiden, werden große Mengen sogenannter Desulfovibrio-Bakterien gefunden. Diese Bakterien ernähren sich von Schwefel und sind so aggressiv, dass sie bei Ölbohranlagen die Pipelines zerfressen. Im menschlichen Darm vermehren sie sich bei einem Überangebot an Schwefelverbindungen und durchlöchern sozusagen die Darmwand, machen sie durchlässig für Schadstoffe und beeinträchtigen die Funktion des Darmhirns. Für Forscher, wie den Briten John Cummings, sind diese auch mit den Sulfiten aus Nahrungsmittelzusatzstoffen herangezüchteten aggressiven Mikroben möglicherweise der Hauptgrund für zahlreiche Darmerkrankungen.

Tee
Koffein und Polyphenole

Thiamin
Vitamin B$_1$

Tryptophan
Serotonin

Verdickungsmittel
Carrageen

Vitamin A
Karotinoide

Vitamin B$_1$

Vitamin B$_1$, auch Thiamin genannt, gehört zu den lebenswichtigen wasserlöslichen Vitaminen. Ein Thiaminmangel verursacht, neben schwerwiegenden Stoffwechselstörungen, Funktionsstörungen und Zerstörungen an den Nervenzellen des Gehirns. In einer britischen Studie, bei der der Vitaminstatus von 172 Patienten in einer geschlossenen Psychiatrie untersucht wurde, war sehr auffällig, dass nahezu alle Patienten einen Vitamin-B-Mangel aufwiesen, den größten jedoch beim Vitamin B_1, Thiamin. Besonders hoch war der Mangel bei schizophrenen und alkoholabhängigen Patienten. Eine Studie legt dar, dass bei den durch Alkoholismus bedingten Hirnschäden des Korsakow-Syndroms ein gestörter Thiaminstoffwechsel die entscheidende Rolle spielt. Thiaminmangel verursacht im Hirn Funktionsstörungen von Enzymen, die auf das Vitamin angewiesen sind. Die Folge sind oxidative Prozesse, wie sie bei zahlreichen Demenzerkrankungen ebenfalls dokumentiert sind. Am Ende steht der Niedergang der Nervenzelle. Eine ausreichende Versorgung mit Vitamin B_1 wird durch einen hohen Anteil an Getreideprodukten erreicht. Es ist ebenso in Schweinefleisch enthalten, und auch der regelmäßige Verzehr von Kartoffeln ist geeignet, den Tagesbedarf von etwa 1,2 Milligramm zu decken.

Vitamin B_2

Viele Stoffwechselprozesse sind auf das B_2-Vitamin Riboflavin angewiesen. Auch Aufbau und Funktion der Nervenzellen des Gehirns sind von Riboflavin abhängig. Es beeinflusst den Fettsäurestoffwechsel im Gehirn **(› Omega-3-Fettsäuren)** und ist nach Ansicht mancher Forscher zusammen mit Folsäure am Abbau der hirnschädigenden Substanz Homocystein **(› Folsäure** und **Homocystein)** beteiligt. Ein Mangel führte bei einer japanischen Studie mit jungen Ratten zu einem um 20 Prozent geringeren Gehirngewicht im Vergleich zu ausreichend mit Riboflavin versorgten Tieren. Das geringere Gewicht wurde auf die sehr dünn ausgebildete Myelinschicht, die isolierende Ummantelung der Nervenbahnen im Gehirn, zurückgeführt. Der durch Riboflavinmangel gestörte Fettstoffwechsel trägt möglicherweise dazu bei, dass die für den Aufbau der Myelinummantelung benötigten Fette fehlen.

Vitamin B_2 wird von gesunden Menschen ausreichend über Nahrungsmittel wie Milch, Milchprodukte, Fleisch und Leber aufgenommen. Eine gute Quelle ist auch Hefe, die jedoch weniger häufig verzehrt wird. Bei Schwangeren und alten Menschen erhöht sich der tägliche Bedarf von etwa 1,2 Milligramm auf 1,5 bis 1,7 Milligramm. Bei Vegetariern und Menschen, die keine Milchprodukte vertragen, besteht am ehesten die Gefahr einer Unterversorgung.

Vitamin B_{12}

Vitamin B_{12} wird, häufig in Kombination mit Folsäure (› **Folsäure**), für zahlreiche Funktionen im Körper benötigt. Es ist unter anderem an der Blutbildung, am Eiweiß- und Aminosäurenstoffwechsel und an der Bildung von Cholin (› **Cholin**) beteiligt. Als Bestandteil eines Enzyms, das Homocystein umwandelt, trägt es dazu bei, den Homocysteinspiegel zu senken (› **Homocystein**), der als Risikofaktor für Herz-Kreislauf-Erkrankungen und Demenzerkrankungen des Gehirns gilt. Vitamin B_{12} wird über die Nahrung aufgenommen und von Darmbakterien hergestellt. Zur Aufnahme im Darm wird ein Helferstoff benötigt, der im Magen produziert wird, »Intrinsic Factor« genannt. Ein Vitamin-B_{12}-Mangel ist bei gesunden Menschen extrem selten, doch bei vielen Magen-Darm-Erkrankungen ist er ein Begleitsymptom, das sich in Störungen des Nervensystems äußert und Gedächtnisstörungen und Demenz verursachen kann.

Tschechische Forscher schilderten einen Fall, bei dem das 13 Monate alte Kind einer strikten Vegetarierin einen schwerwiegenden Vitamin-B_{12}-Mangel und zahlreiche Symptome einer neurologischen Fehlentwicklung aufwies. Die Mutter hatte das Kind neun Monate gestillt und danach ausschließlich pflanzliche Kost gefüttert. Die Vitamin-B_{12}-Versorgung wird bei Kleinkindern offensichtlich durch eine rein pflanzliche Ernährung nicht gewährleistet. Der Tagesbedarf für Vitamin B_{12} ist normalerweise sehr gering, zwischen ein und zwei Mikrogramm (Millionstel Gramm). Im Laufe eines ganzen Lebens beträgt die vom Körper aufgenommene Menge dieses »Mikronährstoffes« nur etwa ein Gramm. In der Schwangerschaft und Stillzeit, bei Veganern, bei Kindern und Jugendlichen und im Alter liegt der Bedarf höher, bei etwa zwei bis vier Mikrogramm (Millionstel Gramm). Leber, Fisch, Hartkäse und Rindfleisch sind gute Vitamin-B_{12}-Quellen.

Vitamin C

Vitamin C, auch Ascorbinsäure genannt, ist eines der wichtigsten Antioxidanzien im menschlichen Körper (**› Antioxidanzien**). Vitamin C schützt die sogenannten Lipoproteine der Nervenzellen vor oxidativer Zerstörung. Sie wird als eine der Hauptursachen für den Hirnzelltod bei degenerativen Hirnerkrankungen wie Parkinson und Alzheimer angesehen. Es spielt wahrscheinlich eine wichtige Rolle bei der Infektabwehr durch das Immunsystem und hemmt krebserregende Nitrosamine. Vitamin C wird vom menschlichen Körper nicht selbst hergestellt und muss über die Nahrung zugeführt werden. Wie hoch der tägliche Bedarf ist, ist sehr umstritten. Empfohlen werden allgemein 100 Milligramm pro Tag. Für Raucher sind es täglich 150 Milligramm. Der Chemiker, Nobelpreisträger und Vitaminforscher Linus Pauling empfahl zu Lebzeiten weit über 1000 Milligramm Tagesdosis und propagierte den vorbeugenden Effekt hoher Vitamindosen. Er wurde so immerhin 93 Jahre alt und blieb bis zum Lebensende von Altersdemenz verschont. Gegner solch hoher Vitamin-C-Einnahmen weisen auf die Gefahr schwerwiegender Nebenwirkungen und der Bildung von Nierensteinen hin. Vitamin C ist in allen frischen Obst- und

Gemüsesorten enthalten. Hohe Vitamin-C-Konzentrationen stecken in Sanddorn, Hagebutte, Johannisbeeren, Kiwi, Petersilie, Weißkohl, Blumenkohl und Paprika. Die vitaminreichste Schicht befindet sich direkt unter der Schale. Langes Kochen verringert den Vitamingehalt erheblich, auch enthalten Industrieprodukte wie etwa Kartoffelpüree aus der Tüte erheblich weniger Vitamin C als Selbstgekochtes. Die Kartoffel ist von der Verzehrsmenge her die wichtigste Vitamin-C-Quelle und gilt daher als die »Zitrone des Nordens«.

Vitamin E

Das fettlösliche Vitamin E ist ein essenzieller, lebensnotwendiger Nährstoff. Seine antioxidative Wirkung im Fettstoffwechsel macht es zum wichtigsten Antioxidans (**› Antioxidanzien**) zum Schutz der Nervenzellen im Gehirn. In einer Studie wurde festgestellt, dass bei Alzheimer-Kranken die Alpha-Tocopherolkonzentration (Vitamin E) in der Hirnflüssigkeit im Vergleich zu Gesunden sehr niedrig ist. Es gibt bereits einige Studienbelege für die vorbeugende und therapeutische Wirkung von Vitamin E bei Alzheimer-Krankheit und ähnlichen Demenzerkrankungen.

Extragaben können allerdings auch unangenehme Nebenwirkungen haben: Dosierungen von 200 Milligramm Vitamin E können zu Übelkeit, Muskelschwäche, Kopfschmerzen und Müdigkeit führen. Ab 300 Milligramm kann es zu Bluthochdruck, verzögerten Wundheilungen und eingeschränkter Schilddrüsentätigkeit kommen. Mehrere internationale Studien kamen zu dem Schluss, dass weder Beta-Karotin-Pillen noch die Vitamine A, C und E, als Pulver oder Pillen genommen, vor Krebs und Herzinfarkt schützen. Sie können sogar das Leben verkürzen. Vor Überdosierung schützt der Konsum des Vitamins in natürlicher Nahrung.

Das Vitamin-E-Tocopherol ist in Pflanzenölen wie Oliven-, Distel-, Weizenkeim-, Sonnenblumenöl und frischem Gemüse wie Spargel, Bohnen und Soja enthalten. Die Aufnahme von Vitamin E im Körper ist im Darm an die Aufnahme mehrfach ungesättigter Fettsäuren (PUFA) gekoppelt (› **Omega-3-Fettsäuren)**. Der Tagesbedarf beträgt beim Gesunden etwa 14 Milligramm und wird über eine ausgewogene Ernährung mit ausreichendem PUFA-Fettsäurenanteil abgedeckt. Schwangere und stillende Mütter haben einen erhöhten Bedarf.

Zink

Das Spurenelement Zink übernimmt im Körper zahllose Funktionen. Es spielt eine wichtige Rolle beim Aufbau der DNS (Desoxyribonukleinsäure) und der Proteine, bei der Speicherung von Insulin, beim Stoffwechsel der Neurotransmitter und Hormone und ist an der Funktion von weit mehr als 100 Enzymen beteiligt. Es beeinflusst die Sinnesfunktionen Riechen, Hören, Schmecken und Sehen und reguliert viele Funktionen des Immunsystems. Ein Zinkmangel könnte ursächlich an der Entstehung des Tinnitus beteiligt sein, wie eine japanische Studie vermuten lässt. Israelische Forscher brachten 2002 einen Zinkmangel mit der Magersuchterkrankung in Zusammenhang. Der Einfluss von Zink auf die Entwicklung von Hirnerkrankungen wird sehr kontrovers diskutiert. Angesichts der zahlreichen Körperfunktionen, die durch Zink beeinflusst werden, und seiner wichtigen Rolle beim Schutz von Zellmembranen wäre ein positiver Effekt auf den Verlauf von Alzheimer (› **Alzheimer)** und anderer degenerativer Hirnerkrankungen naheliegend.

Das Spurenelement wird hauptsächlich über tierische Nahrung aufgenommen. Bei einer ausgewogenen Ernährung wird der empfohlene Tagesbedarf von 15 bis 20 Milligramm meist problemlos erreicht. Vegetarier laufen am ehesten Gefahr, einen Mangel zu erleiden. Bei Immunschwäche, depressiven Erkrankungen und bei Hautkrankheiten kann der Tagesbedarf für Zink höher liegen, und es kann eine zusätzliche Einnahme in Form von Tabletten erforderlich sein. Experten halten aber die zusätzliche Gabe von solchen Metallen für problematisch, da es durch komplizierte Wechselwirkungen zu Überdosierung oder auch einem Mangel bei anderen Metallen kommen kann.

Zitronensäure

Die natürlicherweise in Zitrusfrüchten vorkommende Zitronensäure ist als künstlich produzierter Konservierungsstoff in zahlreichen industriell verarbeiteten Nahrungsmitteln enthalten. Die als unbedenklich angesehene tägliche Aufnahme von Zitronensäure wird, abhängig vom Ernährungsverhalten, manchmal deutlich überschritten. Zitronensäure fördert die Aufnahme von Metallen wie Aluminium und Blei und spielt eine Rolle beim Transport der Metalle über die Blut-Hirn-Schranke. Einige Demenzerkrankungen werden mit der Anreicherung dieser Metalle im Gehirn in Verbindung gebracht. Hohe Zitronensäureaufnahmen könnten möglicherweise diesen Prozess fördern und einen Risikofaktor für Demenzerkrankungen darstellen.

Zucker
Glukose

12. LITERATURVERZEICHNIS

BÜCHER

Aust-Claus, E., Hammer, P. M.: Das ADS-Buch. Oberstebrink 1999

Bericht der Kommission über die Aufnahme von Lebensmittelzusatzstoffen in der Europäischen Union. Brüssel 2001

Blaylock, R. L.: Excitotoxins. The Taste that Kills. How Monosodium Glutamate, Aspartame (NutraSweet), and similar substances can cause harm to the brain, and nervous system and their relationship to neurodegenerative diseases such as Alzheimer's, Lou Gehrig's Disease (ALS) and others. Santa Fe 1997

Block, M. A.: No More Ritalin. Treating ADHD Without Drugs. New York 1996

Carper, J.: Wundernahrung fürs Gehirn. München 2000

Center for Science in the Public Interest: Diet, ADHD and Behavior. A Quarter-Century-Review. Washington D.C. 1999

Christaller, T., et al.: Robotik: Perspektiven für menschliches Handeln in einer zukünftigen Gesellschaft. Heidelberg/New York 2001

Damasio, A. R.: Descartes Irrtum. Fühlen, Denken und das menschliche Gehirn. München 2001

Degen, R.: Lexikon der Psycho-Irrtümer. Warum der Mensch sich nicht therapieren, erziehen und beeinflussen lässt. Frankfurt 2000

DeGrandpre, R.: Die Ritalin-Gesellschaft. ADS. Eine Generation wird krankgeschrieben. Weinheim und Basel 2002

Ducasse, A., et al.: Le Grand Livre de Cuisine d'Alain Ducasse. Paris 2001

Gershon, M.: Der kluge Bauch. Die Entdeckung des zweiten Gehirns. München 2001

Giuffre, K., DiGeronimo, T. F.: The Care and Feeding of Your Brain.

How Diet and Environment Affect What You Think and Feel. Franklin Lakes 1999

Gopnik, A., Kuhl, P., Meltzoff, A.: Forschergeist in Windeln. Wie Ihr Kind die Welt begreift. München 2003

Grimm, H. U.: Die Suppe lügt. Die schöne neue Welt des Essens. München 1999

Grimm, H.-U.: Die Kalorienlüge: Über die unheimlichen Dickmacher aus dem Supermarkt. Stuttgart-Bad Cannstatt 2009

Grimm, H.-U., Sabersky, A.: Mund auf, Augen auf. Der Ernährungsberater für Eltern und Kinder. München 2002

Grimm, H.-U., Ubbenhorst, B.: Leinöl macht glücklich: Das blaue Ernährungswunder. Stuttgart-Bad Cannstatt 2009

Grimm, H.-U., Zittlau, J.: Vitaminschock. Die Wahrheit über Vitamine. Wie sie nützen, wann sie schaden. München 2003

Hermanussen, M., Gonder, U.: Der Gefräßig-Macher: Wie uns Glutamat zu Kopfe steigt und warum wir immer dicker werden. Stuttgart 2008

Human Brain Mapping. Hoboken 2010

Jürgs, M.: Alzheimer. Spurensuche im Niemandsland. München 2001

Krug, E. G., et. al. (Hrsg.): WHO World Report on violence and health. Genf 2002

Kurzweil, R.: Homo s@piens. Leben im 21. Jahrhundert. Was bleibt vom Menschen? München 2001

Lombard, J., Germano, C.: The Brain Wellness Plan. Breakthrough Medical, Nutritional and Immune-boosting Therapies. New York 2000

Ratey, J. J.: Das menschliche Gehirn. Eine Gebrauchsanweisung. Düsseldorf, Zürich 2001

Rauland, M.: Chemie der Gefühle. Stuttgart 2001

Perlmutter, D., Colman, C.: The Better Brain Book: The Best Tools for Improving Memory and Sharpness and for Preventing Agining of the Brain. New York 2004

Sacks, O.: Der Mann, der seine Frau mit einem Hut verwechselte. Reinbek 2001

Seroussi, K.: Wir heilten den Autismus unseres Sohnes (We Cured Our Son's Autism/Parents Magazine – February, 2000)

Seroussi, K.: Unraveling the Mystery of Autism and PDD – A Mother's Story of Research and Recovery. New York 2002

Seroussi, K., Lewis, L.: The Encyclopedia of Dietary Interventions. Sarpsborg 2008

Shankle, W. R., Amen, D. G.: Preventing Alzheimer's: Ways to help prevent, delay, detect, and even halt Alzheimer's disease and other forms of memory loss. New York 2004

Shaw, W.: Biologische Behandlungen bei Autismus und PDD. Was passiert? Was können Sie dagegen tun? Walldorf 2002

Silberberg, B.: The Autism & ADHD Diet: A Step-by-Step Guide to Hope and Healing by Living Gluten Free and Casein Free (GFCF) and Other Interventions (Paperback). Naperville 2009

Waterhouse, D.: Frauen brauchen Schokolade. Lustessen: den Signalen des Körpers vertrauen. München 1999

Wilhelmi de Toledo, F.: Buchinger Heilfasten. Ein Erlebnis für Körper und Geist. Stuttgart 2003

Williams, C.: Endstation Gehirn. Die Bedrohung der menschlichen Existenz durch die Vergiftung der Umwelt. Stuttgart 2003

Zehentbauer, J.: Körpereigene Drogen. Die ungenutzten Fähigkeiten unseres Gehirns. Düsseldorf 2001

ARTIKEL AUS FACHZEITSCHRIFTEN

Akbaraly, T. N., Brunner, E. J., Ferrie, J. E. et al.: Dietary pattern and depressive symptoms in middle age. Br J Psychiatry. 2009 Nov; 195(5): 408-13

Alvarez, G., Munoz-Montano, J. R., Satrustegui, J., et al.: Lithium protects cultured neurons against beta-amyloid-induced neurodegeneration. FEBS Lett 1999, 453(3): 260-4

Andreou, A. P., Goadsby, P. J.: Therapeutic potential of novel glutamate receptor antagonists in migraine. Expert Opin Investig Drugs. 2009 Jun; 18(6): 789-803

Associate Parliamentary Food and Health Forum: The Links Between Diet and Behaviour. The influence of nutrition on mental health. Report of an inquiry held by the British Associate Parliamentary Food and Health Forum. January 2008

Attenburrow, M. J., Odontiadis, J., Murray, B. J., et al.: Chromium treatment decreases the sensitivity of 5-HT2A-receptors. Psychopharmacol 2002, 159(4): 432-6

Avena, N. M., Rada, P., Hoebel, B. G.: Evidence for sugar addiction: behavioral and neurochemical effects of intermittent, excessive sugar intake. Neurosci Biobehav Rev. 2008; 32(1): 20-39

Bagchi, D., Stohs, S. J., Downs, B. W., Bagchi, M., Preuss, H. G.: Cytotoxicity and oxidative mechanisms of different forms of chromium. Toxicology 2002, 180(1): 5-22

Bar-Sela, S., Levy, M., Westin, J. B., et al.: Medical findings in nickel-cadmium workers. Isr J Med Sci 1992, 28 (8-9): 578-83

Benton, D.: Selenium intake, mood and other aspects of psychological functioning. Nutr Neurosci 2002, 5(6): 363-74

Bennett, C. P. W., et al.: »The Shipley Project: treating food allergy to prevent criminal behaviour in community settings.« J. Nutr & Environmental Med (1998), 8, 77-83

Beyreuther, K., Biesalski, H. K., Fernstrom, J. D., et al.: Consensus meeting: monosodium glutamate – an update. Eur J Clin Nutr. 2007 Mar; 61(3): 304–13

Biesalski, H. K., Bässler, K. H., Diehl, J. F., et al.: Na-Glutamat. Eine Standortbestimmung. Akt Ern Med 1997; 22: 169–178

Biesalski, H. K.: »Zur Bedeutung von Glutamat in der Ernährung.« In: Ernährungs-Umschau 1998; 45 Heft 7

Bourre, J. M.: Effects of nutrients (in food) on the structure and function of the nervous system: update on dietary requirements for brain. Part 1: micronutrients. J Nutr Health Aging. 2006 Sep-Oct; 10(5): 377–85

Bourre, J. M.: Effects of nutrients (in food) on the structure and function of the nervous system: update on dietary requirements for brain. Part 2 : macronutrients. J Nutr Health Aging. 2006 Sep-Oct; 10(5): 386–99

Brookmeyer, R., Johnson, E., Ziegler-Graham, K., et al.: Forecasting the global burden of Alzheimer's disease. Alzheimers Dement. 2007 Jul; 3(3): 186–91

Butchko, H. H., Stargel, W. W., Comer, C. P., et al.: Aspartame: review of safety. Regul Toxicol Pharmacol. 2002 Apr; 35 (2 Pt 2): 1–93

Carney, M. W., Ravindran, A., Rinsler, M. G., Williams, D. G.: Thiamine, riboflavin and pyridoxine deficiency in psychiatric in-patients. Br J Psychiatry 1982, 141: 271–2

Cavalheiro, E. A., Olney, J. W.: Glutamate antagonists: deadly liaisons with cancer. Proc Natl Acad Sci U S A. 2001; 98(11): 5947–8

Chen, C. J., Liao, S. L.: Neurotrophic and neurotoxic effects of zinc on neonatal cortical neurons. Neurochem Int 2003, 42(6): 471–9

Chen, H., Kimura, M., Itokawa, Y.: Changes in iron, calcium, magnesium, copper, and zinc levels in different tissues of riboflavin-deficient rats. Biol Trace Elem Res 1997, 56(3): 311–9

Collison, K. S., Makhoul, N. J., Inglis, A.: Dietary trans-fat combined with monosodium glutamate induces dyslipidemia and impairs spatial memory. Physiol Behav. 2010 Mar 3; 99(3): 34–42.

Collison, K. S., Makhoul, N. J., Inglis, A.: Dietary trans-fat combined with monosodium glutamate induces dyslipidemia and impairs spatial memory. Physiol Behav. 2010 Mar 3; 99(3): 34–42

Copp, R. P., Wisniewski, T., Hentati, F., Larnaout, A., Ben Hamida, M., Kayden, H. J.: Localization of alpha-tocopherol transfer protein in the brains of patients with ataxia with vitamin E deficiency and other oxidative stress related neurodegenerative disorders. Brain Res 1999, 822(1–2): 80–7

Crawford, M. A., Mouritsen, O. (Hrsg.): A role for lipids as determinants of evolution and hominid brain development: in Poly-unsaturated Fatty Acids (Crawford MA), Neural Function & Mental Health. Biologiske Skrifter 56. Det Kongelige Danske Videnskabernes Selskab 2007. Kopenhagen

Crawford, M. A., Bazinet, R. P., Sinclair, A. J.: Fat intake and CNS functioning: ageing and disease. Ann Nutr Metab. 2009; 55(1–3): 202–28

Cornish, E.: Gluten and casein free diets in autism: a study of the effects on food choice and nutrition. J Hum Nutr Diet. 2002 Aug; 15(4): 261–9

Crook, T.: Food for thought: This supernutrient promises to keep you sharp, focused, and mentally agile. 2008 Feb. Prevention, 131–132

Cuajungco, M. P., Faget, K. Y.: Zinc takes the center stage: its paradoxical role in Alzheimer's disease. Brain Res 2003, 41(1): 44–56

Dawson, R., Pelleymounter, M. A., Millard, W. J., et al.: Attenuation of leptin-mediated effects by monosodium glutamate-induced arcuate nucleus damage. Am J Physiol. 1997 Jul; 273(1 Pt 1): E202–6

De Heijer, T., Vermeer, S. E., Clarke, R., et al.: Homocysteine and brain atrophy on MRI of non-demented elderly. Brain 2003, 126(1): 170–5

de Lau, L. M., Bornebroek, M., Witteman, J. C., et al.: Dietary fatty acids and the risk of Parkinson disease: the Rotterdam study. Neurology. 2005. 28; 64(12): 2040–5

Deschamps, V., Barberger-Gateau, P., Peuchant, E., et al.: Nutritional factors in cerebral aging and dementia: epidemiological arguments for a role of oxidative stress. Neuroepidemiology 2001, 20(1): 7–15

Doraiswamy, P. M.: Non-cholinergic strategies for treating and preventing Alzheimer's disease. CNS Drugs 2002, 16(12): 811–24

Ebert, A. G.: Evidence that MSG does not induce obesity. Obesity (Silver Spring). 2009 Apr; 17(4): 629–30; author reply 630–1

Ecelbarger, C. A., Greger J. L.: Dietary citrate and kidney function affect aluminum, zinc and iron utilization in rats. J Nutr 1991, 121(11): 1755–62

Elder, J. H.: The gluten-free, casein-free diet in autism: an overview with clinical implications. Nutr Clin Pract. 2008 Dec-2009 Jan; 23(6): 583–8

El-Zein, R. A., Abdel-Rahman, S. Z., Hay, M. J., et al.: Cytogenetic effects in children treated with methylphenidate. Cancer Lett. 2005 Dec 18; 230(2): 284–91

Eves, A., Gesch, B.: Food provision and the nutritional implications of food choices made by young adult males, in a young offenders' institution. J Hum Nutr Diet. 2003 Jun; 16(3): 167–79

Fernandez-Tresguerres, Hernández J. A.: [Effect of monosodium glutamate given orally on appetite control (a new theory for the obesity epidemic)] [Article in Spanish]. An R Acad Nac Med (Madr). 2005; 122(2): 341–55; discussion 355–60

Feikema, W. J.: Headache and chronic sleep deprivation: an often missed relationship in children and also in adults. Ned Tijdschr Geneeskd 1999, 143(38): 1897–900

Fernstrom, J. D., Uauy, R., Arroyo, P. (Hrsg): Nutrition and Brain 2001. Nestlé Nutrition Workshop Series Clinical & Performance Program. 5. Basel

Freeman, M.: Reconsidering the effects of monosodium glutamate: a literature review. J Am Acad Nurse Pract. 2006 Oct; 18(10): 482–6

Geha, R. S., Beiser, A., Ren, C., et al.: Review of alleged reaction to monosodium glutamate and outcome of a multicenter double-blind placebo-controlled study. J Nutr. 2000 Apr; 130(4S Suppl): 1058–62

Gómez-Pinilla, F.: Brain foods: the effects of nutrients on brain function. Nat Rev Neurosci. 2008 Jul; 9(7): 568–78

Gonzalez-Gross, M., Marcos, A., Pietrzik, K.: Nutrition and cognitive impairment in the elderly. Br J Nutr 2001, 86(3): 313–21

Granholm, A. C., Bimonte-Nelson, H. A., Moore, A. B., et al.: Effects of a saturated fat and high cholesterol diet on memory and hippocampal morphology in the middle-aged rat. J Alzheimers Dis. 2008 Jun; 14(2): 133–45

Grant, W. B., Campbell, A., Itzhaki, R. F., et al.: The significance of environmental factors in the etiology of Alzheimer's disease. J Alzheimers Dis 2002, 4(3): 179–89

Grantham-McGregor, S., Ani, C.: A review of studies on the effect of iron deficiency on cognitive development in children. J Nutr 2001, 131: 649–68

Griffiths, R. R., Vernotica, E. M.: Is caffeine a flavoring agent in cola soft drinks? Arch Fam Med 2000, 9(8): 727–34

Halterman, J. S., Kaczorowski, J. M., Aligne, C. A., et al.: Iron deficiency and cognitive achievement among school-aged children and adolescents in the US. Pediatrics 2001, 107(6): 1381–6

Heap, L. C., Pratt, O. E., Ward, R. J., et al.: Individual susceptibility to Wernicke-Korsakoff syndrome and alcoholism-induced cognitive deficit: impaired thiamine utilization found in alcoholics and alcohol abusers. Psychiatr Genet 2002, 12(4): 217–24

He, K., Zhao, L., Daviglus, M. L., Dyer, A. R., et al.; INTERMAP Cooperative Research Group: Association of monosodium glutamate intake with overweight in Chinese adults: the INTERMAP Study. Obesity (Silver Spring). 2008 Aug; 16(8): 1875–80

Hendrie, H. C.: Lessons learned from international comparative crosscultural studies on dementia. Am J Geriatr Psychiatry. 2006 Jun; 14(6): 480–8

Hermann, W., Knapp, J. P.: Hyperhomocysteinemia: a new risk factor for degenerative diseases. Clin Lab 2002, 48(9–10): 471–81

Hermanussen, M., García, A. P., Sunder, M., et al.: Obesity, voracity, and short stature: the impact of glutamate on the regulation of appetite. Eur J Clin Nutr. 2006 Jan; 60(1): 25–31

Hermanussen, M., Tresguerres, J. A.: Does high glutamate intake cause obesity? J Pediatr Endocrinol Metab. 2003 Sep; 16(7): 965–8

Hjiej, H., Doyen, C., Couprie, C., et al.: [Substitutive and dietetic approaches in childhood autistic disorder: interests and limits] [Article in French]. Encephale. 2008 Oct; 34(5): 496–503

Holtmann, M., Kaina, B., Poustka, F.: Zytogenetische Veränderungen durch Methylphenidat? Zeitschrift für Kinder- und Jugendpsychiatrie und Psychotherapie 2006, 34 (3), 215–220

Hoyland, A., Dye, L., Lawton, C. L.: A systematic review of the effect of breakfast on the cognitive performance of children and adolescents. Nutr Res Rev. 2009 Dec; 22(2): 220–43

Hsu, P. C., Guo, Y. L.: Antioxidant nutrients and lead toxicity. Toxicology 2002, 180 (1): 33–4

Hsu, C. L., Lin, C. Y., Chen, C. L., et al.: The effects of a gluten and casein-free diet in children with autism: a case report. Chang Gung Med J. 2009 Jul-Aug; 32(4): 459–65

Huether, G., Schmidt, S., Rüther, E.: »Essen, Serotonin und Psyche. Die unbewusste nutritive Manipulation von Stimmungen und Gefühlen.« In: Deutsches Ärzteblatt 9/1998, 477

Humphries, P., Pretorius, E., Naudé, H.: Direct and indirect cellular effects of aspartame on the brain. Eur J Clin Nutr. 2008 Apr; 62(4): 451–62

Hurst, W. J., Tarka, S. M., Powis, T. G., et al.: Cacao usage by the earliest Maya civilization. Nature 2002, 418(6895): 289–90

Illing, R. B.: »Vom Loch im Kopf zum Neuron. Die Ideengeschichte der Gehirnforschung (Teil 1).« In: Gehirn & Geist 1/2002

»International Symposium on Glutamate. Proceedings of a Symposium held October 12–14, 1998, in Bergamo, Italy.« In: The Journal of Nutrition, April 2000, Supplement, Volume 130, Number 4S

Jeejeebhoy, K. N.: The role of chromiun in nutrition and therapeutics and as a potential toxin. Nutr Rev 1999, 57(11): 329–35

Jimenez-Jimenez, F. J., de Bustos, F., Molina, J. A., et al.: Cerebrospinal fluid levels of alpha-tocopherol in patients with multiple sclerosis. Neurosci Lett 1998, 249(1): 65–7

Joseph, J. A., Shukitt-Hale, B., Denisova, N. A., et al.: Reversals of age-related declines in neuronal signal transduction, cognitive and motor behavioral deficits with blueberry, spinach or strawberry dietary supplementation. J Neuro Sci 1999, 19(18): 8114–21

Joseph, J. A., Shukitt-Hale, B., Denisova, N. A., et al.: Long-term dietary strawberry, spinach, or vitamin E supplementation retards the onset of age-related neuronal signal-transduction and cognitive behavioral deficits. J Neuro Sci 1998, 18(19): 8047–55

Jovic, Z., Veselinovic, M., Vasic, K., et al.: Monosodium glutamate induces apoptosis in naive and memory human B cells. Bratisl Lek Listy. 2009; 110(10): 636–40

Karakuła, H., Opolska, A., Kowal, A., et al.: [Does diet affect our mood? The significance of folic acid and homocysteine] [Artikel in Polnisch]. Pol Merkur Lekarski. 2009; 26(152): 136–41

Ke, Z. J., DeGiorgio, L. A., Volpe, B. T., et al.: Reversal of thiamine deficiency-induced neurodegeneration. J Neuropathol Exp Neurol 2003, 62(2): 195–207

Kihira, T., Yoshida, S., Yase, Y., et al.: Chronic low-Ca/Mg high-Al diet induces neuronal loss. Neuropathology 2002, 22(3): 171–9

Kim, J. M., Stewart, R., Kim, S. W., et al.: Changes in folate, vitamin

B-12, and homocysteine associated with incident dementia. J Neurol Neurosurg Psychiatry. 2008 Aug; 79(8): 864–8

King, S., Griffin, S., Hodges, Z., et al.: A systematic review and economic model of the effectiveness and cost-effectiveness of methylphenidate, dexamfetamine and atomoxetine for the treatment of attention deficit hyperactivity disorder in children and adolescents. Health Technol Assess. 2006 Jul; 10(23): iii-iv, xiii-146

Knivsber, A. M., Reichelt, K. L., Nødland, M.: Reports on dietary intervention in autistic disorders. Nutr Neurosci. 2001; 4(1): 25–37

Kontush, A., Mann, U., Arlt, S., et al.: Influence of vitamin E and C supplementation on lipoprotein oxidation in patients with Alzheimer's disease. Free Radic Biol Med 2001, 31(3): 345–54

Krause, K. H., Dresel, S., Krause, J.: Neurobiologie der Aufmerksamkeitsdefizit-/Hyperaktivitätsstörung. Psycho 2000; 26: 199–208

Kumar, S.: Aluminum-induced changes in the rat brain serotonin system. Food Chem Toxicol 2002, 40(12): 1875–80

Lakshmi, A. V.: Riboflavin metabolism-relevance to human nutrition. Indian J Med Res 1998, 108: 182–90

Lecamvasan, D., Synek, B., Moyles, K., et al.: Chronic lithium neurotoxicity presenting as Parkinson's disease. Int Clin Psychopharmacol 1994, 9(2): 127–9

Macht, M., Roth, S., Ellgring, H.: Chocolate eating in healthy men during experimentally induced sadness and joy. Appetite 2002, 39(2): 147–58

Matalon, K. M., Acosta, P. B., Azen, C.: Role of nutrition in pregnancy with phenylketonuria and birth defects. Pediatrics. 2003 Dec; 112(6 Pt 2): 1534–6

Mattson, M. P., Shea, T. B.: Folate and homocysteine metabolism in neural plasticity and neurodegenerative disorders. Trends Neurosci 2003, 26(3): 137–46

McCann, D., Barrett, A., Cooper, A., et al.: Food additives and hyperactive behaviour in 3-year-old and 8/9-year-old children in the community: a randomised, double-blinded, placebo-controlled trial. Lancet. 2007 Nov 3; 370(9598): 1560–7. Erratum in: Lancet. 2007 Nov 3; 370(9598): 1542

McKinley, M. C., McNulty, H., McPartlin, J., et al.: Low-dose vitamin B-6 effectively lowers fasting plasma homocysteine in healthy elderly persons who are folate and riboflavin replete. Am J Clin Nutr 2001, 73(4): 759–64

Melzig, M. F., Putscher, I., Henklein, P., et al.: In vitro pharmacological activity of the tetrahydroisoquinoline salsolinol present in products from Theobroma cacao L. like cocoa and chocolate. J Ethnopharmacol 2000, 73(1–2): 153–9

Minami, A., Takeda, A., Nishibaba, D., Takefuta, S., Oku, N.: Cadmium toxicity in synaptic neurotransmission in the brain. Brain Res 2001, 894(2): 336–9

Moat, S. J., Ashfield-Watt, P. A., Powers, H. J., et al.: Effect of riboflavin status on the homocysteine-lowering effect of folate in relation to the MTHFR (C677T) genotype. Clin Chem 2003, 49(2): 295–302

Momcilovic, B.: A case report of acute human molybden toxicity from a dietary supplement – a new member of the »Lucor metallicum« family. Arh Hig Rada Toksikol 1999, 50(3): 289–97

Morley, J. E.: Nutrition and the brain. Clin Geriatr Med. 2010 Feb; 26(1): 89–98

Morris, M. C., Evans, D. A., Tangney, C. C., et al.: Fish consumption and cognitive decline with age in a large community study. Arch Neurol. 2005 Dec; 62(12): 1849–53

Morris, M. C., Evans, D. A., Bienias, J. L., et al.: Dietary fat intake and 6-year cognitive change in an older biracial community population. Neurology. 2004 May 11; 62(9): 1573–9

Morris, M. D.: Folate, homocysteine and neurological function. Nutr Clin Care 2002, 5(3): 124–32

Mortelmans, L. J., Van Loo, M., De Cauwer, H. G., et al.: Seizures and hyponatremia after excessive intake of diet coke. Eur J Emerg Med. 2008 Feb; 15(1): 51

Munoz, D. G., Feldman, H.: Causes of Alzheimer's disease. CMAJ 2000, 162(1): 65–72

Munoz-Montano, J. R., Moreno, J. F., Avila, J., et al.: Lithium inhibits Alzheimer's disease-like tau protein phosphorylation in neurons. FEBS Lett 1997, 411(2–3): 183–8

Muskiet, F. A. J., Fokkema, M. R., Schaafsma, A., et al.: Is Docosahexaenoic Acid (DHA) Essential? Lessons from DHA Status Regulation, Our Ancient Diet, Epidemiology and Randomized Controlled Trials. J Nutr 2004 Jan; 134: 183–6

Nakamura, A., Suzuki, Y., Umegaki, H., et al.: Dietary restriction of choline reduces hippocampal acetylcholine release in rats: in vivo microdialysis study. Brain Res Bull 2001, 56(6): 593–7

Nayak, P.: Aluminum: impacts and disease. Environ Res 2002, 89(2): 101–15

Nehru, B., Sidhu, P.: Behaviour and neurotoxic consequences of lead on rat brain followed by recovery. Biol Trace Elem Res 2001; 84 (1–3): 113–21

Nicolas, A. S., Vellas, B.: Diet-related prevention of Alzheimer's disease: different hypotheses. Nestle Nutr Workshop Ser Clin Perform Programme. 2001; 5: 219- 27; discussion 228–30

Nolan, C. R., DeGoes, J. J., Alfrey, A. C.: Aluminum and lead absorption from dietary sources in women ingesting calcium citrate. South Med J 1994, 87(9): 894–8

Normandin, L., Panisset, M., Zayed, J.: Manganese neurotoxicity: behavioral, pathological, and biochemical effects following various routes of exposure. Rev Environ Health 2002, 17(3): 189–217

Ochi, K., Kinoshita, H., Kenmochi, M., et al.: Zinc deficiency and tinnitus. Auris Nasus Larynx 2003, 30: 25–8

Ogunleye, A. J., Odutuga, A. A.: The effect of riboflavin deficiency on cerebrum and cerebellum of developing rat brain. J Nutr Sci Vitaminol (Tokyo) 1989, 35(3): 193–7

Okuda, B., Iwamoto, Y., Tachibana, H., et al.: Parkinsonism after acute cadmium poisoning. Clin Neurol Neurosurg 1997, 99(4): 263–5

Ozcaglar, H. U., Agirdir, B., Dinc, O., et al.: Effects of cadmium on the hearing system. Acta Otolaryngol 2001, 121(3): 393–7

Pawels, E. K., Volterrani, D.: Fatty acid facts, Part I. Essential fatty acids as treatment for depression, or food for mood? Drug News Perspect. 2008 Oct; 21(8): 446–51

Phivilay, A., Julien, C., Tremblay, C., et al.: High dietary consumption of trans fatty acids decreases brain docosahexaenoic acid but does not alter amyloid-beta and tau pathologies in the 3xTg-AD model of Alzheimer's disease. Neuroscience. 2009 Mar 3; 159(1): 296–307

Pizzi, W. J., Rode, E. C., Barnhart, J. E.: Differential effects of methylphenidate on the growth of neonatal and adolescent rats. Neurotoxicol Teratol. 1987 Mar-Apr; 9(2): 107–11

Raji, C. A., Ho, A. J., Parikshak, N. N., et al.: Brain structure and obesity. Hum Brain Mapp. 2010 Mar; 31(3): 353–64

Ramakrishna, T.: Vitamins and brain development. Physiol Res 1999, 48(3): 175–87

Ramsbotham, D., Gesch, B.: Crime and Nourishment: Cause for a rethink? Prison Service Journal. Issue 182; 2010

Rao, A. V., Balachandran, B.: Role of oxidative stress and antioxidants in neurodegenerative diseases. Nutr Neurosci 2002, 5(5): 291–309

Reichelt, K. L., Knivsberg, A. M.: The possibility and probability of a gut-to-brain connection in autism. Ann Clin Psychiatry. 2009 Oct-Dec; 21(4): 205–11

Reynolds, E. H.: Folic acid, aging depression and dementia. BMJ 2002 624(6): 1512–5

Rosenberg, I. H., Sastre, A. (Hrsg.): Nutrition and Aging. Nestlé Nutrition Workshop Series Clinical & Performance Program. 2002, 6, I-XVI, Nestec Ltd. Basel

Samuels, A.: Industry data and monosodium glutamate toxicity: badly flawed protocols invariably producing negative results. Mai 2009. URL: http://www.truthinlabeling.org/Proof_Controversy_C.html (Abruf am 29. April 2010)

Sardesai, V. M.: Molybdenum: an essential trace element. Nutr Clin Pract 1993, 8(6): 277–81

Savaskan, N. E., Brauer, A. U., Kuhbacher, M., et al.: Selenium deficiency increases susceptibility to glutamate-induced excitotoxicity. FASEB J 2003, 17(1): 112–4

Schlack, R., Hölling, H., Kurth, B. M., et al. (Robert Koch-Institut, Berlin) Die Prävalenz der Aufmerksamkeitsdefizit-/Hyperaktivitätsstörung ADHS) bei Kindern und Jugendlichen in Deutschland. Erste Ergebnisse aus dem Kinder- und Jugendgesundheitssurvey (KiGGS). Bundesgesundheitsbl – Gesundheitsforsch – Gesundheitsschutz 2007, 50, 827–35

Schwarz, S., Leweling, H.: Multiple sclerosis and nutrition. Mult Scler. 2005 Feb; 11(1): 24–32

Shea, T. B., Lyons-Weiler, J., Rogers, E.: Homocysteine, folate deprivation and Alzheimer's neuropathology. Alzh Dis 2002, 4(4): 261–7

Shirabe, D., Irie, K., Uchida, M.: Autopsy case of aluminum encephalopathy. Neuropathology 2002, 22(3): 206–10

Shults, C. W., Oakes, D., Kieburtz, K., et al.: Effects of coenzyme Q10 in early Parkinson's disease: evidence of slowing the functional decline. Arch Neurol 2002, 59(10): 1541–50

Silfverdal, S. A., Hernell, O.: Food additives can increase hyperactivity in children. Results from a British study confirm the connection. Lakartidningen. 2008 Feb 6–12; 105(6): 354–5

Simopoulos, A. P., De Meester, F. (Hrsg.): Evolutionary Aspects of the Dietary Omega-6: Omega-3 Fatty Acid Ratio: Medical Implications

(Simopoulos, A. P.), in: A Balanced Omega-6/Omega-3 Fatty Acid Ratio, Cholesterol and Coronary Heart Disease. World Rev Nutr Diet. vol 100, pp 1–21 (DOI: 10.1159/000 235 706). Basel 2009

Smit, H. J., Rogers, P. J.: Effects of low doses of caffeine on cognitive performance, mood and thirst in low and high caffeine consumers. Psychopharmacol 2000, 152(2): 167–73

Smolka, V., Bekarek, V., Hlidkova, E., et al.: Metabolic complications and neurologic manifestations of vitamin B12 deficiency in children of vegetarian mothers. Cas Lek Cesk 2001, 140(23): 732–5

Soares Portela, G., Azoubel, R., Batigália, F.: Effects of Aspartame on Maternal-Fetal and Placental Weights, Length of Umbilical Cord and Fetal Liver: A Kariometric Experimental Study. Int. J. Morphol., 2007, 25(3): 549–54

Solfrizzi, V., Capurso, C., D'Introno, A. et al.: Dietary fatty acids, age-related cognitive decline, and mild cognitive impairment. J Nutr Health Aging. 2008 Jun-Jul; 12(6): 382–6

Solfrizzi, V., Panza, F., Capurso, A.: The role of diet in cognitive decline. J Neural Transm 2003, 110(1): 95–110

Spickett, J. T., Bell, R. R., Stawell, J., et al.: The influence of dietary citrate on the absorption and retention of orally ingested lead. Agents Actions 1984, 15(3–4): 459–62

Srinivasan, P.: A review of dietary interventions in autism. Ann Clin Psychiatry. 2009 Oct-Dec; 21(4): 237–47

Stover, J. F., Kempski, O. S.: Glutamate-containing parenteral nutrition doubles plasma glutamate: a risk factor in neurosurgical patients with blood-brain barrier damage? Crit Care Med 1999, 27(10): 2252–6

Takeda, A.: Manganese action in brain function. Brain Res 2003, 41(1): 79–87

Tangney, C. C., Tang, Y., Evans, D. A., et al.: Biochemical indicators of vitamin B12 and folate insufficiency and cognitive decline. Neurology. 2009 Jan 27; 72(4): 361–7

Tannhauser, P. P.: Anorexia nervosa: a multifactorial disease of nutritional origin? Int J Adolesc Med Health 2002, 14(3): 185–91

Tobacman, J. K.: Review of harmful gastrointestinal effects of carrageenan in animal experiments. Enviromental Health Perspectives 2001, 109: 983–94

Tobacman, J. K., Wallace, R. B., Zimmerman, M. B.: Consumption of carrageenan and other water-soluble polymers used as food additives and incidence of mammary carcinoma. Medical Hypothesis 2001, 58: 589–98

Traber, M. G., Sies, H.: Vitamin E in humans: demand and delivery. Annu Rev Nutr 1996, 16: 321–47

Tytgat, J., Van Boven, M., Daenens, P.: Cannabinoid mimics in chocolate utilized as an argument in court. Int J Legal Med 2000, 113(3): 137–9

Walitza, S., Kämpf, K., Artamonov, N., et al.: No elevated genomic damage in children and adolescents with attention deficit/hyperactivity disorder after methylphenidate therapy. Toxicol Lett. 2009 Jan 10; 184(1): 38–43

Walitza, S., Warnke, A.: Methylphenidat in der Behandlung der Aufmerksamkeits-Defizit-Hyperaktivitätsstörung (ADHS). In: Schulte-Markwort M., Warnke A., (Hg.): Metyhlphenidat. Stuttgart: Thieme 2004; 14–33

Warren, S., Patel, S., Kapron, C. M.: The effect of vitamin E exposure on cadmium toxicity in mouse embryo cells in vitro. Toxicology 2000, 142(2): 119–26

Weisburger, J. H.: Lifestyle, health and disease prevention: the underlying mechanisms. Eur J Cancer Prev 2002, Aug11, Suppl 2: 1–7

Whanger P. D.: Selenium and the brain: a review. Nutr Neursci 2001, 4(2): 81–97

White, A. R., Multhaup, G., Maher, F., et al.: The Alzheimer's disease amyloid precursor protein modulates copper-induced toxicity and oxidative stress in primary neuronal cultures. J Neurosci 1999, 19(21): 9170–9

Widaman, K. F.: Phenylketonuria in Children and Mothers: Genes, Environments, Behavior. Curr Dir Psychol Sci. 2009 Feb 1; 18(1): 48–52

Williams, R. S., Harwood, A. J.: Lithium and signal transduction. Trends Pharmacol Sci 2000, 21(2): 61–4

Williams, A. N., Woessner, K. M.: Monosodium glutamate ›allergy‹: menace or myth? Clin Exp Allergy. 2009 May; 39(5): 640–6

Xiong, J. S., Branigan, D., Li, M.: Deciphering the MSG controversy. Int J Clin Exp Med. 2009 Nov 15; 2(4): 329–36

Yallampalli, S., Micci, M. A., Taglialatela, G.: Ascorbic acid prevents beta-amyloid-induced intracellular calcium increase and cell death in PC12 cells. Neurosci Lett 1998, 251(2): 105–8

Zafar, K. S., Siddiqui, A., Sayeed, I., et al.: Dose-dependent protective effect of selenium in rat model of Parkinson's disease: neurobehavioral and neurochemical evidences. J Neurochem 2003, 84(3): 438–46

Zeisel, S. H.: Choline: needed for normal development of memory. J Am Col Nutr 2000, 19(5): 528–31

13. REGISTER

5-Hydroxytryptamin *siehe Serotonin*
5-Minuten-Terrine 15, 27, 59, 63, 228, 280

A

Absinth 147
Acetyl-L-Carnitin (ALC) 261
ADI-Wert (Acceptable Daily Intake) 157, 159
Adrenalin 40, 50, 77, 197, 256
Aggressivität 14, 28, 36, 44, 50, 54, 117, 121, 133, 147, 160, 162, 225, 231
»Agro-Food-Industry High-Tech« 43
Ajinomoto 70, 98 f., 101 f., 107, 109 f., 112, 134
Aldi 15, 131, 165 f., 176 f., 185 f.
Alete 117, 126 f.
Alkohol 146 f., 165, 174 f., 195, 203, 235, 238, 262 f. 274, 305
Allergene 52, 157, 161 f., 225, 231
Alpha-Linolensäure 262, 294
Alpha-Liponsäure 262
Aluminium 29, 92, 132, 134, 177 ff., 263 ff., 310

Alzheimer, Alois 170 f.
Alzheimer-Krankheit *siehe Morbus Alzheimer*
Amygdala 44
Amyotrophe Lateralsklerose (ALS) 19, 169
Anabolikum 146
Anandamide 197, 300
Angst 13 f., 16, 19 f., 37, 39, 45, 48, 50, 77, 90, 93, 121 f., 138 f., 149 f., 152, 211, 218, 234, 251, 255
Antibiotikum 211, 271
Antioxidanzien 259, 265 f., 269, 276, 285, 288, 297, 300, 307 f.
Apoptose (Zelltod) 23, 83, 276, 307
Arbeitskreis Ernährung und Verhalten (AEV) 155, 161
Arnove, Michelle 16
Aroma 63, 122, 242, 255, 257
Arterienverkalkung 173
»Ärztliche Praxis« 93
Ascorbinsäure *siehe Vitamin C*
Aspartam 29, 51, 66, 89–104, 107, 110–116, 132–135, 160, 179 f., 231, 266, 267, 279 f., 283, 295 f.

- Symptome 29, 66, 89, 93, 132
- Zulassung 91 f., 98, 112 ff.

Aspartat 92, 134, 266 f., 295
Asperger-Syndrom 45, 268
Auerbach, Leopold 227
Aufmerksamkeits-Defizit-Hyperaktivitäts-Störung (ADHS) 140, 143, 262, 287, 299
Aufmerksamkeits-Defizit-Störung (ADS) 143, 162 f.
Autismus 19, 33, 35–38, 45–48, 51 f., 55 f., 224, 233, 268
AuxiGro 82
»Aviation Medical Bulletin« 97

B

Babynahrung 79, 248, 293
Bahlsen 63
Bakterie 70, 221, 228 f., 231, 266, 271, 277 f., 303, 306
Banane 17, 204, 236, 246, 269, 282, 303
Barben, Judith 153, 155
Barbiturat 146
BASF 99, 157
Basovit 157
Bässler, Karl-Heinz 106
Bau, Andreas 154 f.
Bauchgefühl *siehe Darmhirn*
Bauchschmerzen 20
Baudelaire, Charles 147
Bayer AG 99, 148

Bayliss, William 227
Becker, Wolfgang 22, 57, 59, 61, 65, 69, 72, 84
Beeren 13, 225, 269, 297, 308
Bellisle, France 81
Bengmark, Stig 126, 224 f., 229
Bennett, Peter 162
Benzodiazepine 223
Benzoesäure 157
Beta-Karotin *siehe Karotinoide*
Bewegung 40, 50, 65, 125, 132, 150, 152, 182, 184, 210 f., 223, 227 f., 233, 259, 270, 272, 295
Bewusstsein 10, 21, 30, 62, 66, 77, 121, 194, 208, 211, 213, 241, 263 f.
Beyreuther, Konrad 9 f., 23, 30, 61, 74 f., 170, 174–177, 179 f., 184 ff., 188, 258
Biesalski, Hans Konrad 29, 74 f., 83, 92, 105 f., 108–112
Biesalski, Ursula 109
Bigelow, Henry 201
Biolebensmittel 63
Biotin 270 f.
Bischoff, Stephan 222
Blähungen 230
Blaylock, Russell L. 66 f., 82, 97, 135, 181
Blei 132, 271 f., 301, 310
Blut-Hirn-Schranke 92, 134 f., 179, 181, 263, 284, 310

Bluthochdruck 173, 308
Blutzuckerspiegel 129, 262, 275, 283
Borenstein-Graves, Amy 173
Botenstoff *siehe Neurotransmitter*
Bourgueil, Jean-Claude 73
Bressler, Jerome 113
Bressler-Report 113
»British Journal of Psychiatry« 27, 161
Brustkrebs 273
BSE 116, 233
Buchinger Klinik 204, 240, 252, 258
Bundesopiumstelle 140
Bundesregierung 120
Burson-Marsteller 114

C

Cade, J. Robert 53
Cadmium 272 f., 285, 301
Canderel 90, 134, 267
Cannabis (Haschisch, Marihuana) 145, 148, 197, 300
Carl-Meyer-Schule Essen 118 f., 135
Carl Pfeiffer Treatment Center 161
Carper, Jean 24 ff., 180, 187, 209, 248
Carrageen 63, 230, 273, 278, 304
Carroll, Jill 114 f.
Carroll, Kyle 114 f.
Carroll, Michael 114 f.
Center for Science in the Public Interest 161
CHADD 143
China-Restaurant-Syndrom 67 f., 72, 89, 104, 110 f., 267, 284
Chio 29, 63
Chlorpyrifos 183
Cholesterinspiegel 173, 275
Cholin 16, 50, 146, 197, 222, 248, 270, 274, 306
Chrom 225, 249, 275
Clusterkopfschmerz 61, 69
Coca-Cola 100 f., 128, 228, 238
Coenzym Q10 248, 276
Cola 15, 51, 87, 92 f., 97, 100 f., 128 f., 156, 160, 179, 228, 238, 277, 282, 288 f.
Columbia University 215 f.
Computerchips 236, 243
Conners, Keith 25
Conrad, Susanne 88 f.
Cook, John 97
Costa, Marcello 218, 234
Crawford, Michael 21 f., 24 f., 27 f., 41 ff.
Crozier-Willi, Gayle 197
Cummings, John 303
Cystein 277, 280 f., 285 ff., 305 f.

D

Dale, Henry 50
Damasio, Antonio R. 44, 192, 194 f., 202, 208, 211 ff., 223, 245
Danone 17, 100 f., 107
Darm 45, 52, 65, 130, 160, 183, 214 f., 218–236, 253, 268, 271, 273, 277 f., 292, 302 f., 306, 309
–, durchlässiger 52
–, löchriger 52 f., 231
–, Serotonin im 202 f., 219, 223, 247
Darmflora 229 f., 271
Darmhirn 219, 223 f., 226 f., 232, 234, 236, 240 f., 146, 258, 273, 277 f., 302 f.
Darmkrebs 220, 229, 250, 281
Davidson, Richard 44
DEA (US-Rauschgiftbehörde) 139, 141, 287, 299
Demenz *siehe Morbus Alzheimer*
Denken 9, 11, 20, 23, 40, 50, 69, 90, 94, 117, 134, 149, 207, 214, 222, 236, 241, 243, 246 f., 256, 258, 278, 282, 288
Depression 14, 19, 27, 39, 41, 43, 48, 92 ff., 112, 122, 130, 150, 162, 185 f., 188, 195, 203 ff., 209 f., 234, 270, 275, 280 f., 286, 289–293, 297, 302

Descartes, René 49
Deter, Auguste 171
Dexedrine 144
Diät-Cola 93, 97
Diehl, Johannes Friedrich 106
Docosahexaensäure (DHA) *siehe Omega-3-Fettsäuren*
Dopamin 40, 50, 145, 182, 197, 204, 206, 222, 294, 300 f.
Dr. Oetker 132
Drogen 18, 25, 32, 34, 36, 40, 47, 50, 52, 55, 129, 137, 139 ff., 144 ff., 148 f., 195, 197, 223, 234, 242, 255, 299
Du Bois-Reymond, Emil 49
Ducasse, Alain 253
Durchfall 34, 93, 111, 152, 230 f., 234, 250, 292

E

Ecstasy 148
Egger, Joseph 160
Eier 42, 64, 71 f., 196, 248, 271, 274, 291, 293
Eisen 22, 127 f., 201 f., 249 f., 252, 256, 279
Eliot, T. S. 235
Elsas, Louis J. 95 f.
Emotionen 25, 37, 40, 77, 121, 129, 154, 193 f., 197, 199, 207 f., 214, 246
Emulgatoren 230, 253, 255, 278

Emulgieren 253
Endorphine 50, 145, 197, 300
Endovalium 50
E-Nummern
- 102 (Tartrazin) 157 f., 287
- 110 (Gelborange) 158
- 127 (Erythrosin) 157
- 173 (Aluminium) 178
- 200 (Sorbinsäure) 157
- 210 (Benzoesäure) 157
- 220-228 (Sulfite) 230
- 220 (Schwefeldioxid) 220
- 223 (Natriumdisulfit) 230
- 250 (Natriumnitrit) 157
- 330 (Zitronensäure) 132
- 407 (Carrageen) 230
- 412 (Guarkernmehl) 230
- 421 (Mannit) 230
- 466-469 (Carboxymethylcellulosen) 230
- 470 (Salze der Speisefettsäuren) 230
- 476 (Emulgator) 230
- 493 (Sorbitanmonolaurat) 230
- 494 (Sorbitanmonooleat) 230
- 520-559 (Aluminiumverbindungen) 178
- 620-625 (Glutamat) 285
- 953 (Isomalt) 230
- 966 (Lactit) 230
Environmental Protection Agency 98

Enzyme 248, 261, 266, 279, 285, 291 f., 301 f., 305 f., 309
Epilepsie 78 f.
Epinephrin 204 f., 222
Equal 90, 134
Erbersdobler, Helmut F. 106
Ernährung 13 f., 21, 24 ff., 28, 31, 35, 39, 41 ff., 51, 53, 74 f., 78, 81, 84, 106, 109, 111, 119 ff., 128, 136, 155 f., 160-163, 166, 172-175, 177, 184, 187 f., 196, 204, 206, 241, 247, 252, 254, 258, 261 f., 264 f., 268, 274 f., 279-310
- Zubreitung 229, 252, 254 ff., 281
Erregungsgifte 66, 82, 135, 279
Essener Tafel 125
Essverhalten 37, 77, 80, 195, 205, 239
EU-Kommission 29, 153, 157, 178, 230, 303
Exorphine 205
Exzitotoxine 82, 135, 180, 266, 267, 280, 284

F

Fanta 29, 50, 117, 126, 128 f., 156, 179, 228
Farbstoffe 13, 30, 156-162, 178, 240, 257, 264, 287
FC Bayern München 220
FDA Bureau of Foods 112

FEP Science Forschungszentrum für Ernährung in Prävention und Therapie GmbH 109
Fernstrom, John D. 74, 249
Fett 22, 28, 33, 41 ff., 51, 127, 185–188, 195, 204, 209, 225, 240, 250 ff., 259, 273, 280, 282, 294, 300, 305
Fettleibigkeit 82
Fettsäuren *siehe Omega-3-Fettsäuren*
Fibrillenbündel 170, 179
Fisch 41 f., 155, 187, 204 f., 232, 248, 252, 259, 265, 273, 275, 293 f., 298, 302, 307
Fischöl 209, 248, 280 *siehe auch Omega-3-Fettsäuren*
Fleisch 42, 63, 65, 71 f., 82, 125, 156, 171, 185, 187, 196, 204 f., 237, 254 f., 261, 271, 275 f., 179, 286, 291, 302, 305 f.
Flemm, Siegfried 238, 240, 247, 257
»Flying Safety« 97
Folsäure 130, 185, 206, 248 f., 280 f., 305 f.
Food and Drug Administration (FDA) 98
Forschungszentrum für Ernährung in Prävention und Therapie Hohenheim GmbH 109
Fortpflanzungsstörung 135

»Frankfurter Allgemeine Zeitung« 62, 181, 245, 253
»Frankfurter Rundschau« 98, 220, 244
Fresslust 82
Freud, Sigmund 35, 207 f.
Freude 106, 163, 182, 191, 197
Freudemangelsyndrom 39
Frisch, Max 240
Frühkindliches Psychoorganisches Syndrom (POS) 145
Frühstück 9–12, 120 ff., 135, 236, 247, 251, 269, 281 f., 293
Functional Food 26, 247
Fürst, Peter 106

G

Gaba 197
Gage, Phineas 25, 44, 191–194, 200 ff., 212 ff.
Galen 48
Gamerschlag, Bert 73
Garen 237, 253 f.
Garner, Joe 206
Gauguin, Paul 147
Gedächtnis 14, 16 f., 25, 27, 49 f., 77, 90, 93 f., 98, 117, 170, 175 f., 183, 207 ff., 226, 244, 261, 264 f., 269 f., 274, 279, 282 f., 288, 293, 297, 298, 306
Gefühle
– im Bauch *siehe Darmhirn*

Gehirn
- Chemie 21, 24, 31, 39 ff., 44 f., 50, 93, 136, 146, 153, 174, 194, 196, 206, 209, 239 f., 246
- Energieverbrauch 11
- Entwicklung 19, 21, 27, 30, 95, 123, 126 ff., 131, 135 f., 141, 149, 153 f., 159, 183, 248, 267 f., 280, 286, 293, 295 f., 306
- Evolution 9, 15, 21, 24, 41 f., 243
- Forschung 14, 21, 35, 109, 168, 170, 180, 207 f., 235, 247
- Gefühlszentrum 20, 25, 35 ff., 43 f., 48
- Glutamat 61 f., 65–82, 90, 92
- Nahrung 13 ff., 18, 24 f., 27, 30, 120, 127
- Wachstum 15, 41, 116, 124 f., 160

Gelborange 158, 287
Gemüse 14, 17, 42, 156, 166, 185, 205 f., 251, 256, 266, 269, 271, 275, 279, 281, 285, 288, 291 f., 294, 298, 308 f.
»Geo« 223, 225
Gerber 112
Germano, Carl 25
Gershon, Michael 216–219, 222, 224, 226 f., 231, 234 f., 258
Geschmack 59, 62, 66, 70 f., 74, 84, 106, 130, 132, 237, 241 f., 257, 285, 289, 297
Geschmacksverstärker *siehe Glutamat*
Gesellschaft für Ernährungsmedizin und Diätetik 128
Getreide 51, 268, 292, 305
Gewalttätigkeit 203
Ginkgo 237, 248, 250
Giuffre, Kenneth 129, 250
Gladwell, Malcolm 148
Glückshormon *siehe Serotonin*
Glukose 11, 92, 135, 184, 262, 270, 275, 282 f., 297, 300, 302, 310
Glukosetoleranz, gestörte 184
Glutamat 22, 29, 59, 61–84, 89–92, 98, 104 ff., 134, 156, 159 ff., 163, 179–182, 231, 240, 242, 254, 257, 265 ff., 279 f., 283 ff.
- Bezeichnungen 63
- Blocker 81, 181
- Konzentration im Blut 96, 284
- , natürliches 72, 254
- Produktion 62, 70 f., 80, 107
- Symptome 61, 66 ff., 83, 111 f., 181
- Verbrauch 62, 71 f., 80
- Zulassung 62, 82
Glutamat-Informationsdienst 83, 107

Glutaminsäure 70, 82, 84, 285
Glutathion 277, 285 f., 301
Gluten 47, 51 f., 70, 268
Gogh, Vincent van 147
Gold, Mark D. 112
Goleman, Daniel 207 f.
Gopnik, Alison 124
Gottstein, Sylvia 54
Green, Cynthia 16
Gross, Adrian 114
Guarkernmehl 230

H

Haislip, Gene R. 141
Halliday, Glenda 182
Hammes, Walter 74, 106
Hanf 255
Haribo 29, 132
Harlow, Dr. 213
Harvard Medical School 43, 122, 193
Harvard University 201
Haschisch *siehe Cannabis*
Hawking, Stephen 19, 169
Hayes, Arthur Hull 114
»Headache« 68
Hefeextrakt 64 f.
Hemingway, Ernest 147
Hendrie, Hugh 172 f.
Heroin 139, 141, 145 f., 148, 234, 242, 299
Herzinfarkt 250, 308

Herz-Kreislauf-Erkrankungen 286, 298, 306
Hildegard von Bingen 255
Hipp 64, 117, 126 f., 129, 132
Hippocampus 37, 194, 207
Hirnanhangsdrüse 77, 113
Hirnatrophischer Prozess 175
Hirnblutung 152, 250
Hirnstamm 77
Hirntumoren 94, 98, 134, 266 f.
Hoffmann, Heinrich 145
Hohenheimer Konsensusgespräch 74, 80, 83 f., 87, 102
Hohler, Hubert 251, 257
Homocystein 280 f., 286 f., 305 f.
Hormone 40 f., 45, 50, 77, 81, 83, 146, 177, 183 f., 191, 195–200, 202, 205, 215, 219, 223, 231, 239, 246 f., 264, 278, 282, 301 f., 309
Hubel, David 123
Hüther, Gerald 153
Hyperaktivität 14, 28, 48, 129, 137, 139 f., 143, 145, 155, 158, 160 f., 177, 231, 262, 264, 287, 299
Hypophyse 77, 113
Hypothalamus 65 f., 76 ff., 83, 134, 135, 231

I

IBM 165, 176
Ikeda, Kikunae 70

Illing, Robert-Benjamin 49
Immunsystem 199, 221 ff., 230, 275, 286, 307, 309
Ingwer 256
Insulin 129, 184, 204, 256, 275, 283, 302, 309
Intellekt 25, 116, 129, 148 f., 193, 239
Intelligenzquotient (IQ) 17, 22, 25, 56, 128 f., 136, 247 f.
International Glutamate Technical Committee (IGTC) 83, 112
IQ plus 247
Isomalt 230

J

Jagger, Bianca 240
Jod 205
Joint Expert Committee for Food Additives (Jecfa) 110
»Journal of Allergy and Clinical Immunology« 68
»Journal of Physiology« 219
»Journal of the American Medical Association« 172, 248
Juhnke, Harald 174 f.
Juhnke, Susanne 175
Jürgs, Michael 172

K

Kaba 128
Kaffee *siehe Koffein*
Kälin, Simon 138 f., 149, 155, 163
Kälin, Vreni 138 f., 150, 155, 161, 163
Kalium 225, 252
Kalzium 156, 180, 264, 272
Kandel, Eric 17
Karg, Nico 45, 51, 54
Karg, Verena 45, 51, 54
Karotinoide 270, 288, 304, 308
Kasein 47, 51 f., 268
Kempski, Oliver 74, 106
Keutel, Käthe 14, 165 f., 168, 176 f., 185, 188 f.
Kippenberger, Susanne 256
Klaveness, Jørgen 55
Klaveness, Suzanne 55
Kleinhirn 37
Knorr 15, 27, 63 f., 69, 107, 132, 256
Koffein 161, 277, 288 f., 300, 304
Kohlenhydrate 129, 184, 195, 204, 225, 256, 283, 302
Kokain 18, 26, 130, 136 f., 139, 141, 146, 196, 242, 287, 299
Konservierungsstoffe 31, 156 f., 160 ff., 257, 278, 289, 303, 310
Kopftrauma 79
Körperbewusstsein 211
Korsakow, Sergej Sergejewitsch 175
Korsakow-Syndrom 175, 305
Kraus, Peter 142

Kruse, Hermann 87–91, 94, 103 ff., 115 f.
Kuhbach, Elli 90
Kuhl, Patricia 124
Kupfer 16, 249 f., 256, 290
Kurzweil, Ray 243 f.
Kuschelhormon 45, 50, 101, 199 f.
Kwok, Robert Ho Man 67

L

Lactit 230
Lagerfeld, Karl 118
Lakritze 198
»Lancet« 10, 42, 91, 248, 258
Landgericht Düsseldorf 115
Lanfray, Jean 147
LCP Milupan 248
Leaky Gut Syndrome 52, 225, 231
Leatherhead Food RA 102
Leinöl 210, 251, 253, 293 f.
Leonardo da Vinci 49
Lernfähigkeit 21, 134, 183
Light-Getränke 51, 87, 92 f., 96 f., 179, 267, 296
Limbisches System 37, 202, 208, 241, 257 f.
Lindemann, Bernd 62, 254
Lithium 290 f.
Loewi, Otto 49, 146
Lombard, Jay 25
LSD 30, 32, 52

M

MacDonald, Virginia 182
Magen-Darm-Erkrankung 45, 268, 292, 306
Maggi 15, 27, 52, 63, 69, 72, 132, 230, 256 f.
Magnesium 225, 250, 256, 264, 285
Magnesiumglutamat 285
Maltodextrin 63
Mandelkern 44, 77, 207
Mangan 250, 291 f.
Mannit 230
Manzi, Matthias 43
Marihuana *siehe Cannabis*
Marjan, Marie-Luise 240
Markowitsch, Hans J. 209
McDonald's 29, 100, 131, 157
McEwen, Bruce 25
McGaugh, James 17
McGill University 206
Meaney, Michael 206
Medikamente 17 f., 40, 68, 96, 140, 168, 170, 181, 195, 209, 264 f., 276
Melatonin 50, 197
Meltzow, Andrew 124
Memory Pharmaceuticals 17
Migräne 68, 93, 160, 203, 234, 289
Mikroenzephalie 95, 296
Milch 17, 33, 42, 46 f., 51 f., 120,

132, 155 f., 204 f., 248, 261, 271, 291, 306
–, künstliche 126
Millstone, Erik 112
Milupa 17, 29, 126, 132, 247 f.
Mineralien 161, 254
Minimal Brain Dysfunction (MBD) 145
Minimale Cerebrale Dysfunktion (MCD) 145
Mitochondrien 261
Molybdän 292 f.
Monosodiumglutamat (MSG) 285
Monsanto 100, 102, 112, 114
Morbus Alzheimer 9, 13–17, 22, 24, 29, 59, 61, 75, 78 f., 81, 92, 128, 132, 134, 165, 168–175, 177, 180, 184 ff., 188, 224, 233, 242 f., 258, 262–265, 267, 269, 274, 280, 283, 286 f., 291 f., 297, 305–310
Morbus Crohn 234
Morbus Korsakow 175, 305
Morbus Parkinson 19, 29, 61, 78 f., 92, 134, 153, 169 f., 181 ff., 185 f., 224, 233, 241, 243, 250, 272, 276, 291, 294, 301, 307
Mörder 44, 239
Morphium 145 f., 148, 234, 300
Mount Sinai Hospital 16
Müller-Spahn, Franz 175

Multiple Sklerose (MS) 19, 61, 92, 134, 169
Murphy, Michael 122
Muskat 255
Muttermilch 17, 65, 71, 126, 205, 248, 293

N

Nahrungsmittelunverträglichkeit 52, 268
Nahrungsmittelzusatzstoffe 103, 110, 281, 303
Napoleon III., Kaiser der Franzosen 147
Natriumdisulfit 230
Natriumglutamat 63, 285
Natriumnitrit 157
»Navy Physiology« 97
Nelkenpulver 255
Nelson, Michael 127
Nervensystem, enterales 219, 226 f.
–, sympathisches 77
Nervenzelle (Neuron) 23, 29, 49, 61, 83, 96, 123 ff., 128, 170, 176, 180, 184, 188, 194, 222, 227, 244, 261–264, 266 f., 269, 278, 282, 284, 286, 290 f., 294, 296 ff., 301 f., 304 f., 307 f.
Nervenzellgift 29, 61
Nesquik 128

Nestlé 17, 26, 64, 74, 100, 112, 174, 197, 250, 285
»Neue Zürcher Zeitung« 43
Neurodegenerative Erkrankungen 29, 79, 169, 180
Neuroendokriner Effekt 67
Neurofibrillen 233
Neurogastroenterologie 226
Neuron *siehe Nervenzelle*
Neuropathie 211, 240, 262, 280
Neuroprothese 243
Neurotoxizität 13, 31, 62, 180
Neurotransmitter (Botenstoff) 40 f., 44, 50, 52, 61, 65, 76, 78, 124 f,. 134, 145 f., 180 ff., 197, 202, 204, 209, 214, 219, 222 f., 228, 231, 237, 239 f., 246, 286, 295
– im Darm 65
»New Scientist« 53, 154, 182, 242
»New York Times« 221, 232
Newton, Isaac 49
Niacin 248
Nicolas, Anne-Sophie 174
Nikotin 145
Noradrenalin 40, 197
Norepinephrin 204, 222
North, Alan 25, 218
Novartis 18, 139, 142 f., 150, 163, 299
Nunn, Peter 134
Nutella 126, 128 f.

NutraSweet 90, 92, 98, 103 f., 112 ff., 116, 132, 134, 267, 311
Nutritional Neuroscience 26

O

Obst 11 f., 14, 17, 119, 130 f., 176, 178, 185, 205, 251, 266, 269, 275, 279, 285, 288, 298, 307
Öl 251 f.
Ölmühle Walz 251
Olney, John 79, 83, 91, 98
Omega-3-Fettsäuren 14, 27 f., 41 ff., 127, 160, 162, 185, 187 f., 195, 204 ff., 209 f., 247 f., 251 ff., 259, 261 f., 265, 278, 280, 282, 293 f., 296, 309
Opiate 52, 223, 231, 234, 255
Opium 26, 129, 140, 269
Organisation für Zusammenarbeit und Entwicklung (OECD) 122
Östrogen 50, 177, 264
Oxidation 186, 266
Oxytozin 45, 50, 199

P

Paracelsus 290
Parin, Paul 146
Parkinson, James 182
Parkinson-Krankheit *siehe Morbus Parkinson*
Parmesan 71 f., 283
Pauling, Linus 307

Paxil 144
Pearsall, Paul 39
Peptide 47, 52
Persönlichkeitsentwicklung 141, 153
Persönlichkeitsstörungen 19, 35, 38, 43 f.
Pestizide 182 f.
Pfanni 52, 215, 228, 230
Phenylalanin 51, 94 ff., 267, 295 f.
Phenylbrenztraubensäure-Schwachsinn 95, 295
Phenylketonurie (PKU) 95, 267, 295
Phosphat 128, 272
Phosphatidylserin (PS) 248, 296 f.
Phospholipide 296 ff.
Piloten 87, 97
PISA-Studie 19, 121 f.
Plaques 170, 172, 179, 233, 265
Platon 48, 215
Polyphenole 266, 269, 280, 297 f., 300, 304
Presbyterian Hospital 216
Pro Seniore Residenz 166
Probiotika 229
Protein 47, 63, 70, 270 f., 295, 305, 309
Prozac 234
»Psychology Today« 25

PUFA (Polyunsaturated Fatty Acids) 43, 294, 309
Pyramidenzelle 182

Q

Quecksilber 298 f., 301

R

Raine, Adrian 44 f., 245
Rama 29, 132
Rantala, Samu 53 f.
Rantala, Teuvo 53 f.
Rapid-Eye-Movement (REM) 233
Rapunzel (Fa.) 64
Ratey, John 37, 77 f., 145, 249
Rauland, Marco 198, 202
Reagan, Ronald 114
Reflex, peristaltischer 223
Reichelt, Karl 47 f., 51, 55 f., 268
Reichelt-Diät 268
Reizdarm 231, 234
Riboflavin *siehe Vitamin B₂*
Ricola 134
Ritalin 18, 136 f., 139–145, 148 ff., 152 ff., 161, 287, 299
– Nebenwirkungen 142, 144, 149 f., 152
Ritthausen, Karl 70
Roberts, H. J. 91, 93
Roboter 244 ff.
Roquefortkäse 71 f., 283
Roth, Gerhard 208, 239

Rotilio, Giuseppe 249
Röttgers, Helga 166
Rush-Institut für Gesundes Altern 185
Rutland & Burlington Railroad 191

S

Sacks, Oliver 210 f., 249
Sahner, Paul 174
Saifi, Gabriele 237, 240 f., 250, 257
Schaff, Christa 155
Schautzer, Max 240
Schemann, Michael 223, 227
Schiffman, Susan 112, 115
Schilddrüsenhormone 77, 197, 205
Schizophrenie 48, 97, 186, 203
Schlafstörung 144, 149 f., 157, 287
Schlaganfall 79, 173
Schleicher, Andreas 121
Schmidt, Harald 220
Schoenthaler, Stephen 162
Schokolade 125, 128 f., 145, 161, 177 f., 185, 191, 196 f., 203 f., 237 f., 246, 255, 290, 300-303
Schulkinder 19, 118 ff., 122, 125, 128, 135 f., 140, 161, 281
– Hunger 19, 118 ff., 125
– Leistungen 19, 118, 120 ff., 128, 135 f.

Schüttellähmung *siehe Morbus Parkinson*
Schwangerschaft 90, 95 f., 267 f., 274, 280, 286, 295, 307
Schwefeldioxid 230
Schweinsberg, Friedrich 115
Schweißabsonderung 212
»Science« 10, 219
»Scientific American« 93
Scott, Sandra 154
Seeberger 230
Selen 225, 248, 285, 301 f.
Senecta 267
Serotonin 40 f., 45, 50, 129, 145, 195 ff., 202-205, 215, 219, 223, 235, 246 f., 256, 269, 275, 278, 282, 300-304
Seroussi, Karyn 33, 35, 46 f., 51 f., 55 f.
Seroussi, »Miles« 33, 35, 46 f., 51 f., 55 f.
Sex 40, 59, 67, 77, 146, 191, 196-199
Sexualhormone 197
Sexualverhalten 77
Shattock, Paul 47
Shaw, William 47
Shaywitz, Bennett A. 158
Shimokata, Hiroshi 258
Shipley-Projekt 162
Siebeck, Wolfram 253
Siesing, Anja 54

Siesing, Martina 54
Simopoulos, Artemis P. 42
Singer, Wolf 244
Skelettwachstumsstörung 135
Smarties 15, 29, 137, 157, 178
Smith, Matthew 141
Softdrinks 15, 107, 121, 128, 157, 162, 282
Somatische Marker 212, 223
Sorbitanmonolaurat 230
Sorbitanmonooleat 230
»Spiegel« 244, 246
Spiers, Paul 93
Spiritus animalis 48 f.
Sport 198, 203, 270
Stabilisatoren 230
Stada Pharm 249
Starling, Ernest 227
Steinhart, Hans 74, 106
»stern« 73
Stiebler, Hartwig 103
Stoll, Andrew 39, 43, 188, 210
Stress 23, 39, 50, 77, 194, 206, 231, 246, 276, 290
»Süddeutsche Zeitung« 26, 36, 175, 207
Sulfite 230, 278, 289, 303
Süßstoffe *siehe Aspartam*
Synapse 78, 124, 128, 207, 294

T

Tannock, Gerald W. 225
Tartrazin 157 f., 287
Taylor, Barbara 133
Taylor, Emily 133
Taylor, Louisa 133
Tee *siehe Koffein*
Testosteron 50, 196 f., 198 f.
»The Guardian« 113, 133
Thiamin *siehe Vitamin B_1*
Thioctsäure 248
Thomas, Sabine 118, 121, 125, 130, 135
Tobacman, Joanne 273
Toulouse-Lautrec, Henri 147
Tourette-Syndrom 48
Transfettsäuren 252
Trauer 137, 194, 197
Traumata 207, 209
Träume 40, 149, 152, 205, 215, 233
Trefz, Friedrich K. 103, 115
Trinken 17, 23 f., 46, 78, 121, 125, 160, 204, 213, 259
Trockenfrüchte 230
Trockenmilcherzeugnis 63
Tryptophan 130, 204 f., 302, 304
Tyrosin 256

U

Übergewicht 21 f., 59, 61, 79, 88–83, 135, 284

Universität Hohenheim 74, 92, 105 f., 108 f., 222
Universität Kiel 87 ff., 103, 105
Universität Lübeck 244
Universität von Kalifornien 21, 44, 68, 206
Universitätskrankenhaus Hamburg-Eppendorf 185

V

Valium 50, 223
Vanille 255
Vargas Llosa, Mario 240
Vellas, Bruno 174
Verbraucherinitiative 128
Verdauung 45, 52 f., 76, 203, 215, 220–225, 227 f., 230–234, 277
Verdickungsmittel 230, 273, 278, 304
Verdrängung 208
Vergesslichkeit 9, 14, 16 f.
Verhaltensstörung 39, 153, 158, 162
Vernunft 20, 136, 191, 193, 201, 211 f., 214, 223, 245 f.
Verrett, Jacqueline 112
Verstand 20, 40, 48, 77, 129, 163, 165, 174, 193 f., 212, 224
Verstopfung 148, 152, 233 f.
Vigean, Philippe 251
Vitamin A 185, 249, 304, 308
Vitamin B 249, 254 f., 280 f., 286 f., 305
Vitamin B_1 (Thiamin) 248, 304 f.
Vitamin B_2 (Riboflavin) 299, 305 f.
Vitamin B_6 51, 185, 211, 248 f.
Vitamin B_{12} 51, 185, 249, 306 f.
Vitamin C 12, 127, 185, 266, 279, 285, 307 f.
Vitamin D 185, 249
Vitamin E 13, 185, 252, 285, 308 f.
Vitamin H *siehe Biotin*
Vitamine 12 f., 22, 51, 127, 160 ff., 175, 185 f., 206, 211, 225, 237, 248 ff., 252, 254 ff., 266, 270, 279, 280 f., 285 ff., 295, 299, 304–309
Vivil 15, 94, 134
Vuong, Monsieur 256

W

Walker, Gordon 156, 160 f.
Walsh, William J. 161
Warnke, Andreas 142, 152
Warren Medical Museum 192
Waters, C. Andrew 142
Weathers, Patricia 144
Weckamin 146
Wein 146 f., 236, 258 f., 262 f., 297, 300, 303
Weiss, Bernard 30
Weizenkeimöl 252

Weizenprotein 63, 70
Welternährungsorganisation (FAO) 120
Weltgesundheitsorganisation (WHO) 28, 38, 110
»Weltwoche« 18, 144
Wenders, Wim 220
Wepper, Fritz 240
Wiesel, Torsten 123
Wilhelmi de Toledo, Françoise 204, 241, 247, 251 ff.
Wille 174, 237, 239, 241, 257
Williams, Christopher 22
Williams, Edward 200
Wingate, David 222
Wojnar, Jan 188
Wood, Jackie 218
Wrigley 92, 134
Wurst 43, 63, 67, 125 ff., 186, 196, 205 f., 225, 283
Wurtman, Richard 24
Wüstenspringmaus 191, 199

Y

Yale-University 158

Z

Zappelphilipp-Syndrom *siehe Hyperaktivität*
Zehentbauer, Josef 40, 50, 182, 197
Zelltod *siehe Apoptose*
Zimmermann, Eliane 255
Zimt 255 f.
Zink 22, 128, 237, 249 f., 309 f.
Zitronensäure 28, 132, 135, 156, 179, 242, 265, 272, 310
Zorn 191, 197
Zucker 11 f., 71, 90, 94, 101, 117, 121 f., 128 ff., 133 f., 156, 160, 178 f., 184, 204, 229, 240, 255, 262, 267, 273, 275, 282 f., 292, 300, 310
Zusatzstoffe 13, 28, 30 f., 53, 57, 65 f., 80, 88 f., 107, 116, 122, 131 f., 156–160, 162, 169, 178 f., 219, 230 f., 242 f., 253, 264, 278, 299, 303 *siehe auch Nahrungsmittelzusatzstoffe*
Zweites Gehirn *siehe Darmhirn*

14. QUELLENHINWEIS

Verwendet wurden folgende Zeitschriften und Zeitungen: Frankfurter Allgemeine Zeitung, Frankfurter Rundschau, Tageszeitung, Neue Zürcher Zeitung, Süddeutsche Zeitung, New York Times, Stern, Der Spiegel, Die Zeit, New Scientist.

Hans-Ulrich Grimm
DIE SUPPE LÜGT
Die schöne neue Welt des Essens

Wie schmecken australische Sägespäne? Was macht das Würstchen unter der Dusche? Und wie wird aus Klärschlamm Gulasch? Ernährungsexperte Hans-Ulrich Grimm deckt auf, was wirklich drin ist in unseren Lebensmitteln.
Sorgfältig recherchiert, anschaulich und mit vielen Beispielen – der Klassiker der Verbraucher-Bücher jetzt aktualisiert und erweitert.

KNAUR TASCHENBUCH VERLAG

Das Handbuch für kritische Verbraucher

Annette Sabersky / Jörg Zittlau
DIE QUALITÄTSLÜGE

Einkaufen mit Nebenwirkungen

Die Industrie gaukelt uns Qualität vor, die keine ist. Die Verpackung zählt mehr als der Inhalt, und wir kaufen ein, was nicht recht, aber billig ist. Das bewährte Autorenduo Annette Sabersky und Jörg Zittlau deckt auf, was tatsächlich drin ist in den Produkten unseres täglichen Lebens, und rechnet ab mit den Marketingstrategien, die dahinterstecken.

Mit großem Service- und Adressenteil,
wie und wo sich noch wirklich gut einkaufen lässt.

KNAUR TASCHENBUCH VERLAG